JN174029

Knocking on Heaven's Door: The Path to a Better Way of Death

Katy Butler

ケイティ・バトラー　布施由紀子=訳

天国の扉をたたくとき

穏やかな最期のためにわたしたちができること

亜紀書房

母、バレリー・ジョイ・ドゥ・ラ・ハープと、父、ジェフリー・アーネスト・バトラーの思い出に捧ぐ

トニ・ペレス＝パルマ、アリス・テンと、有償、無償を問わず、介護してくださったすべてのみなさまに感謝を込めて

わたしは倒れた
知恵があったがために
だが滅びはしなかった
彼女を通って、わたしは大海原に飛び込んだ
そしてその深みでつかんだ
真珠を授けてくれる富を

わたしは下へ下へと潜っていった
夜の荒海で船をつなぎ留める
巨大な鉄の錨のように
そこで手にした明るいランプを掲げ
理解という船へといたる、縄をよじのぼった

暗い海の中でわたしは眠り
溺れることなく夢を見た
わたしの子宮の中で星がきらめく夢を

光に魅せられ、わたしはそれをつかんで
太陽のほうへと差し出した

わたしはそれをしっかり握る
もう二度と離さない

——ジェーン・ハーシュフィールド訳『マケダ、シバの女王』*より

目次

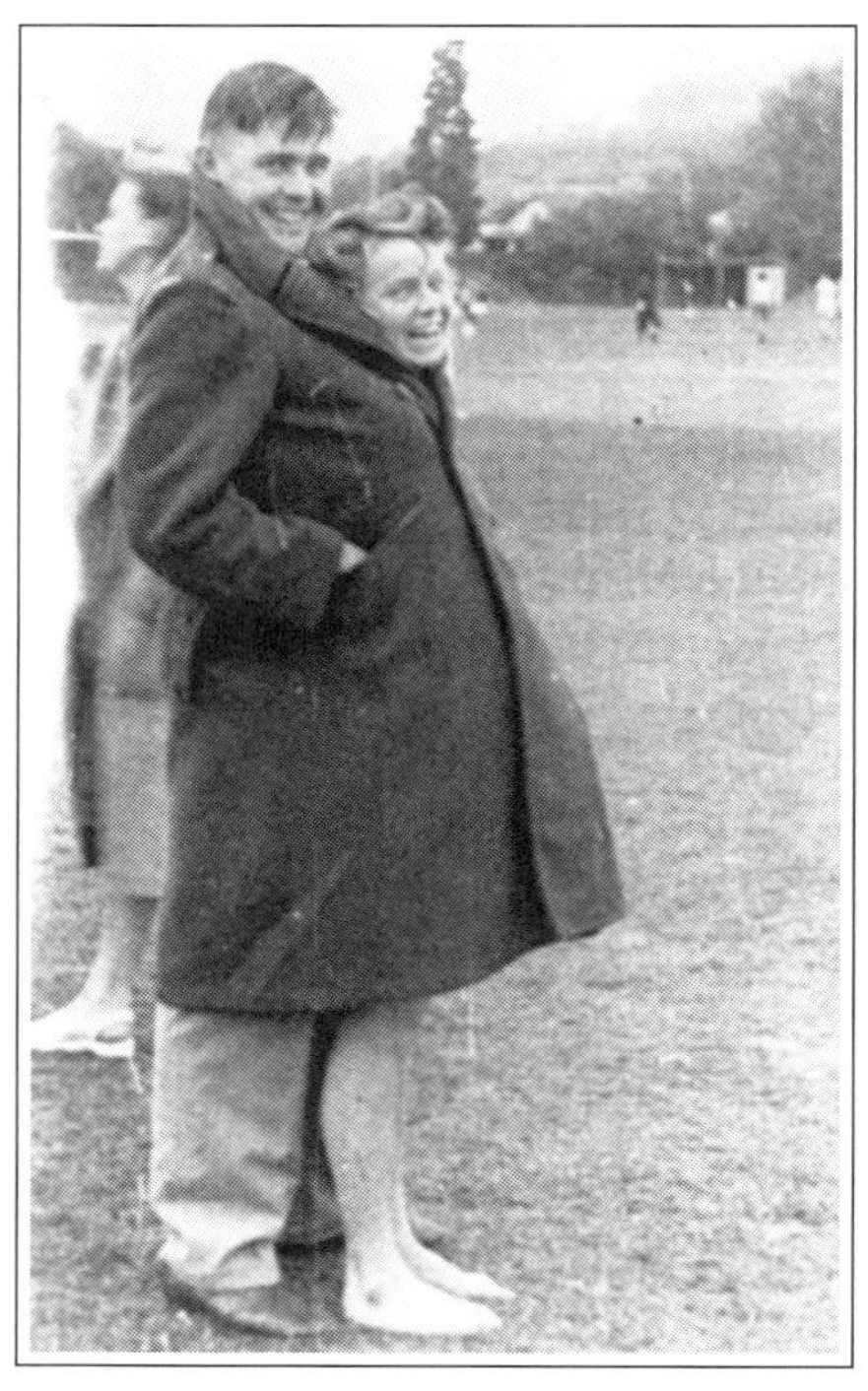

バレリー・ジョイ・ドゥ・ラ・ハープとジェフリー・アーネスト・バトラー。1946年、南アフリカ共和国グレアムタウン、ロード大学にて
Photographer Unknown

天国の扉をたたくとき——穏やかな最期のためにわたしたちができること

プロローグ

二〇〇七年秋、カリフォルニアから実家を訪ねていたわたしは、母にあることを頼まれた。それを聞いて、わたしはぞっとすると同時に、希望をかなえてあげたいとも思った。母はカボチャのような形をした日本製の小さな急須からお茶を注いだところだった。キッチンの窓の外では、母が鳥寄せのために置いた水盤に二羽のショウジョウコウカンチョウが来ていて、コネティカットの弱々しい陽光を浴びながら、水を跳ね散らかしていた。母の白い髪はうなじのところでまとめられていた。母は声を低くし、わたしの腕に手を置いてこう言ったのだ。「お父さんのペースメーカーを停止させたいの。手を貸してくれない？」母と目を合わせた瞬間、わたしの心臓がどきんと打った。

かつて両親が寝室として使っていた二階の部屋では、元ウェスリアン大学教授の八五歳の父、ジェフリーが眠っていた。父は脳梗塞の後遺症をかかえる身で、視力を失いつつあり、認知症も発症している。右の鎖骨の下あたり、皮膚と筋肉から成るふくらみにはペースメーカーが植え込まれていて、心臓が脳より長生きするのを助けてきた。懐中時計のように小さくて光沢のあるこの機器は、それまでおよそ五年にわたり、父の心臓を規則正しく打たせ、自然死にいたる道のひとつを閉ざしていた。

　お茶のあと、母が何をするかは知っていた。狭いベッドから父を助け起こすのだ。マットレスは防水ビニールのカバーで包んであった。父をトイレに連れていき、おむつを替えてから、おぼつかない足取りで歩く父を居間へと誘導する。父はそこでジョイス・キャロル・オーツの短編集を読むふりをする。だがやがて本は膝の上に落ち、父は引き戸式のガラス窓の外をじっと見つめだす。

　老年後期のショックの数々が、父に――そして間接的に母に――何をもたらしたかを書く前に、まず、なんとしても言っておきたいことがある。それは、両親が愛しあっていたこと、わたしがふたりを愛していたことだ。母はウッドデッキの塗装もやってのける人だった。「ヴォーグ」誌の写真を参考にしてシルクのブラウスを縫うことができ、自家製のチキンストックでフランス風の鶏肉の赤ワイン煮を作ることもできた。母の撮影したウェスリアン大学出身の作家の写真が本のジャケットに使われたことも何度かあったし、母の描いた南アフリカの魚の絵が、魚類学者のハンドブックに掲載されたこともある。母が父を無二の親友だと思っていたことも知っておいてほしい。

　それからもうひとつ、父が何ごとにおいても、決して簡単にはあきらめない人であったことも。

父は南アフリカ共和国のグレート・カルー高原で生まれた。南アフリカ軍兵士としてイタリアに出征した二一歳のとき、シエナ付近の丘陵でドイツ軍の砲弾を受けて左腕を失った。わたしの母と結婚したのちには、オックスフォード大学で博士号を取得した。ラグビーのコーチを務め、自宅の居間の床から天井までをぎっしり埋める本棚を作った。また、わたしのふたりの弟をクルーとして従え、愛艇のローズ19を駆ってロングアイランド海峡を帆走した。わたしがたびたび父と衝突した十代のころには、「目を覚ませ、小さき者よ！　杯に注がれた生命の酒が乾かぬうちに！」と、ペルシャの詩人、ウマル・ハイヤームの詩集『ルバーイヤート』の数行を甲高い裏声でそらんじてわたしを起こしにきたものだ。週末の午後には、ステレオでレコードをかけ、オーケストラの指揮をとる真似をしながら、ふんぞり返って居間の中を歩きまわった。夜には、子供部屋の出入口で足を止め、わたしと弟たちにおやすみを言う代わりに、「天使の歌声に包まれて、安らかな眠りにつかれますよう！」と、声をかけた。それは死にゆくハムレットにホレイショが告げる最後の言葉だった〔『ハムレット』松岡和子訳、ちくま文庫〕。

その四〇年後、父がかつて甲高い声で詩を吟じ、肩を怒らせて歩き、たまに雷も落としたこの家で、わたしが父に、靴を履く前にスリッパを脱ぐのよと教えるはめになっていた。

母はカップを置いた。八三歳にしてなお、剣の切っ先のような鋭敏さと知性の輝きを失っていない。わたしにはとうてい望めないほどエレガントに、黒のジーンズと薄手のカシミヤセーターを着こなしていた。母はわたしの腕をつかんだ手に力を込め、「お父さんにはうんざり」と訴え、「彼の、せいで、わたしの人生、台無し」と、言葉を句切って言った。それから足首を組みあわせ、開いた膝のあいだに頭を入れるポーズをとった。それは気を失いそうになったときの対処法だった。新聞のコラムに書いてあったのを母が見つけ、記事を切り抜いて後ろのコルクボードに画鋲(がびょう)で留めていた。母は週に一〇〇時間、父の介護をしていた。

わたしは母を見て、作家であり医師でもあったアントン・チェーホフのことを思い出した。彼は結核にかかり、一九〇四年にわずか四四歳で早世した。彼はこんなことを書いている。「一家のなかに、長わずらいして、なおる見込みのない病人がいると、肉親たちがみな、おずおずと、ひっそりと心の奥で、いっそ死んでしまえばいいのにと思うようなやりきれぬ瞬間があるものだ」*1〔『チェーホフ全集9』所収『百姓たち』松下裕訳、筑摩書房〕彼の死から一〇〇年後、母とわたしは、父の心臓に植え込まれた機械の故障を願うようになった。

わたしたちがそのような心境にいたるまでには、長い道のりがあった。だがここでは、その要点をいくつかあげるにとどめておく。二〇〇一年一一月一三日、外見上は健康そのものだった父が重い脳梗塞に見舞われた。七九歳だった。一年後――重度の後遺症を負ってはいたが、そのことを自覚できる程度にはしっかりしていた――父は、性急な決断を迫られ、望みをかけて、ペースメーカーの植え込み手術を受けた。この装置はそれから約五年のあいだ父の心臓を動かし続けたが、認知症の発症を食い止めてはくれなかった。父は次第に失禁を繰り返しはじめ、やがては失語症に近い状態へと陥って、苦悩と無力感にとらわれるようになった。介護負担は母を押しひしいだ。二〇〇七年一月、父がディナーナプキンの用途を理解できなくなったころ、わたしは、父のペースメーカーを苦痛もなく手術もせずに停止させられること、それによって比較的苦しみの少ない死への扉が開かれることを知った。その一〇カ月後、わたしがキッチンのテーブルにつき、恐れつつも望んだのは、そのような死だった。母が膝から頭を上げ、わたしはその顔を見つめていた。

母の言葉が頭の中に響きわたっていた。お父さんのペースメーカーを停止させたいの。手を貸してくれない？……。母がそのようなことを言い出すのを何カ月も待っていたのに、いざそのときが来てみると、わたしのほうが迷いをかかえていることに気がついた。それは倫理に関わる選択だった。イングランドで過ごした子供時代に心の拠りどころとしていた聖公会の教えも、のちに帰依するようになった仏教も、この決断に立ち向かう準備はしてくれなかった。父のペースメーカーが無効化されるのを見ている場面を想像し、わたしは身震いした。父にこの処置について説明するときのことを考えると、さらに激しく体が震えた。

同時に不安もあった。わたしが何もしなければ、今後も医師たちが父の余命を引き延ばし、いずれは母も共倒れしてしまうかもしれない。この思いには根拠があった。一九八〇年代にサンフランシスコ・クロニクル紙の記者として働いていたころ、わたしはサンフランシスコ総合病院の集中治療室で六週間を過ごし、かつては明瞭だった救命と延命の境界線が消え去るのを目の当たりにしたのだ。そこで見たものをわたしは忘れていなかった。

もし父が肺炎にかかれば――昔は確実にすぐ死ねるというので〝老人の友〟と呼ばれた病気だ――当然、医師は抗生剤を処方する義務を感じるだろう[*2]。もし父が倒れて母が九一一（アメリカの緊急電話番号〕に連絡をとれば、救急医療士（パラメディック）〔準医療従事者で、日本の救急救命士よりも多くの医療行為を担う〕が担架で救急救命室へと運びながら、できるかぎりの蘇生処置を試みるだろう。

もう少し運が悪ければ、父は集中治療室へ運ばれることになる。そのあとは、父の肉体をめぐって死という古来からの現実と近代医学の技術上の責務とが熾烈（しれつ）な戦いを繰り広げ、母とわたしは——そして危篤に陥った父までが——その傍観者となるかもしれない。わたしたちは父にそのような死を迎えてほしくなかったが、家族や本人の希望など、たいした意味を持たないかもしれない。アメリカ人の四分の三が、祖先と同じように自宅で死にたいと思っている。[*3] しかし現在、そうした希望をかなえられるのは高齢者全体の四分の一にすぎず、死亡者の五分の二が病院で最期を迎えているのだ。[*4] 二〇世紀の幕明け以前は、こうした医療機関で死亡するのは貧窮者と路上生活者だけだった。わたしたちのほとんどは「機械につながれた」状態で死にたくないと思っているが、今日のアメリカでは五人にひとりが集中治療室で亡くなっている。[*5] そこでは、無駄な抵抗を一〇日間続けるだけで三二万三〇〇〇ドルもの費用がかかってしまう。[*6] もし母とわたしが進路変更をしなければ、父は故郷を思い起こさせるものも信仰に関わるものもいっさいない部屋で、血球数や酸素レベルは把握していても患者の名前さえ知らない医師や看護師に囲まれ、息を引き取ることになりかねない。

しかしたとえ病院で一命をとりとめて帰宅できたとしても、また別の致死性疾患にかかるかもしれない。わたしはそれも同じように恐れていた。

わたしは父を愛していた——哀れな姿になり果て、脳に深刻な損傷を受け、ほとんどコミュニケーションがとれなくなっていても。そしてわたしは母を愛していた。母には、せめて夫を見送ったあとの気ままなひとり暮らしを楽しむチャンスくらいは手にしてほしかった。わたしは父の死刑執行人になったような気がしていたが、ほかに道はないとも感じていた。

わたしは母の目を見て、いいわよと答えた。

わたしたちがどのような道をたどることになるのかは、見当もつかなかったが、自分が誓いを立てたのだということだけはわかっていた。その後の六カ月間に、わたしはこの誓いの意味や、ペースメーカーと心臓の働き、法と医学と罪について、またお金と倫理について知識を深めていった。そして、親思いの娘に務まるとは夢にも思わなかった役割を演じることになった。結局わたしは、ペースメーカーがまだ正常に作動している状態で、父が惨苦に耐えながら死にゆく姿を見守ったのだ。父が若かったころに少なくとも一度は命を救ってくれた最先端医療が、なぜ最後には、おもに父の苦しみを長引かせることにしか成功しなかったのだろう。父の死後、わたしはそれを理解するまで、心が安まらなかった。

雑誌の記事を書くため、それからこの本を執筆するために調査を進めていくうち、どんな状況でもやみくもに、最大限の〝治療〟をおこなおうとする医療界側のゆがんだ経済的動機——そしてわたしたち家族の無知、不安、希望——についても、いくらか発見するところがあった。医療技術は自然死を阻もうとする戦いで驚くべき成果をおさめ、われわれの祖先がたいせつにしてきた〝よき死〟を追放し、結局は思いもよらぬ事態を招いた。そのことについてもわたしは考えた。こうして苦しみと引き換えに手に入れた知恵で武装し、わたしはのちに母を支えることになった。母は道徳的権限（モラル・オーソリティ）を取り戻して医師たちに対抗し、延命が望める手術を拒み、昔ながらの方法で、みずからの死に正面から向きあったのだ。

　母とわたしはたびたび、自分たちが特殊なケースなのだと思っていたが、いまはそうではなかったことを知っている。近年の医療の進歩が生み出した抗生剤、ワクチン、透析技術、緊急通報システム、空港に常備された自動体外式除細動器（ＡＥＤ）〔心臓に電気ショックを与えて正常な心拍を再開させる装置〕のおかげで、高齢者は、昔なら確実に死につながった危機を何度も切り抜けられるようになった。九〇歳以上の高齢者は、アメリカ国内でもっとも急速に人口増加が進む年齢層とされている。しかし死は狡猾だ。武装兵のような突撃を阻まれたあとには、消耗戦を仕掛けてくる。[*7]目がかすみ、関節が硬くなり、心拍数は減少、血管が詰まって、肺や腸が弱り、筋肉が衰え、腎機能も低下し、脳が萎縮する。八五歳以上のアメリカ人の半数が、服を着る、朝食をとるといった実際的な生命維持活動の少なくともひとつについて支援を必要としている。三分の一近くがなんらかの形の認知症にかかっており、発症する人の数は年々増え続けている。そうした人々の介護負担は多くの場合、老いた妻と中年の娘たちに重くのしかかるが、そうではない場合は、息子や夫、雇用された介護員、支援を提供する居宅介護施設や老人ホームが担っている。

　毎日、全米の介護家族が、虚弱化した愛する人の命を救う――あるいは死なせない――医療処置のことで悩んでいる。どの時点で医師に「けっこうです」「もう十分です」と言えばいいのか、と。医療専門誌やチャットルーム、病院の待合室、友人同士の会話の中で、この疑問はおずおずと顔を出す。どんなに感じのよい言葉を使って尋ねてみても、その回答は――得られた場合も得られなかった場合も――愛する人がいつどのようにして死を迎えるかを具体的に想定したものになる。ひと世代前には、配偶者や子供たちが責任を負わずにすんだ問題だ。わたしたちはいま、地図のない迷路の中にいる。

両親を見送る以前のわたしは、過剰医療は主として経済上の問題だと思っていた。メディケア〔高齢者と障害者を対象とする公的医療保険〕の年間約五兆六〇〇〇億ドルにのぼる支出の四分の一が、死亡前一年間の医療費として使われていたからだ。[*8] しかし父の死後、わたしは、過剰医療による人的コストを理解した。母が亡くなったあとには、別の道もあったことを知った。

わたしたち家族が最初に重大な岐路に立たされたのは、父が亡くなる六年半前の、二〇〇一年秋のことだった。それは家族の危機としてはじまり、遠く離れて暮らす娘が両親に心を開く契機となったが、医療的な決断としてはたいしたものには思えなかった。深刻きわまる脳梗塞を起こしたあとに、わたしたちはペースメーカーの装着を提案されたのである。

第 1 部

脳梗塞

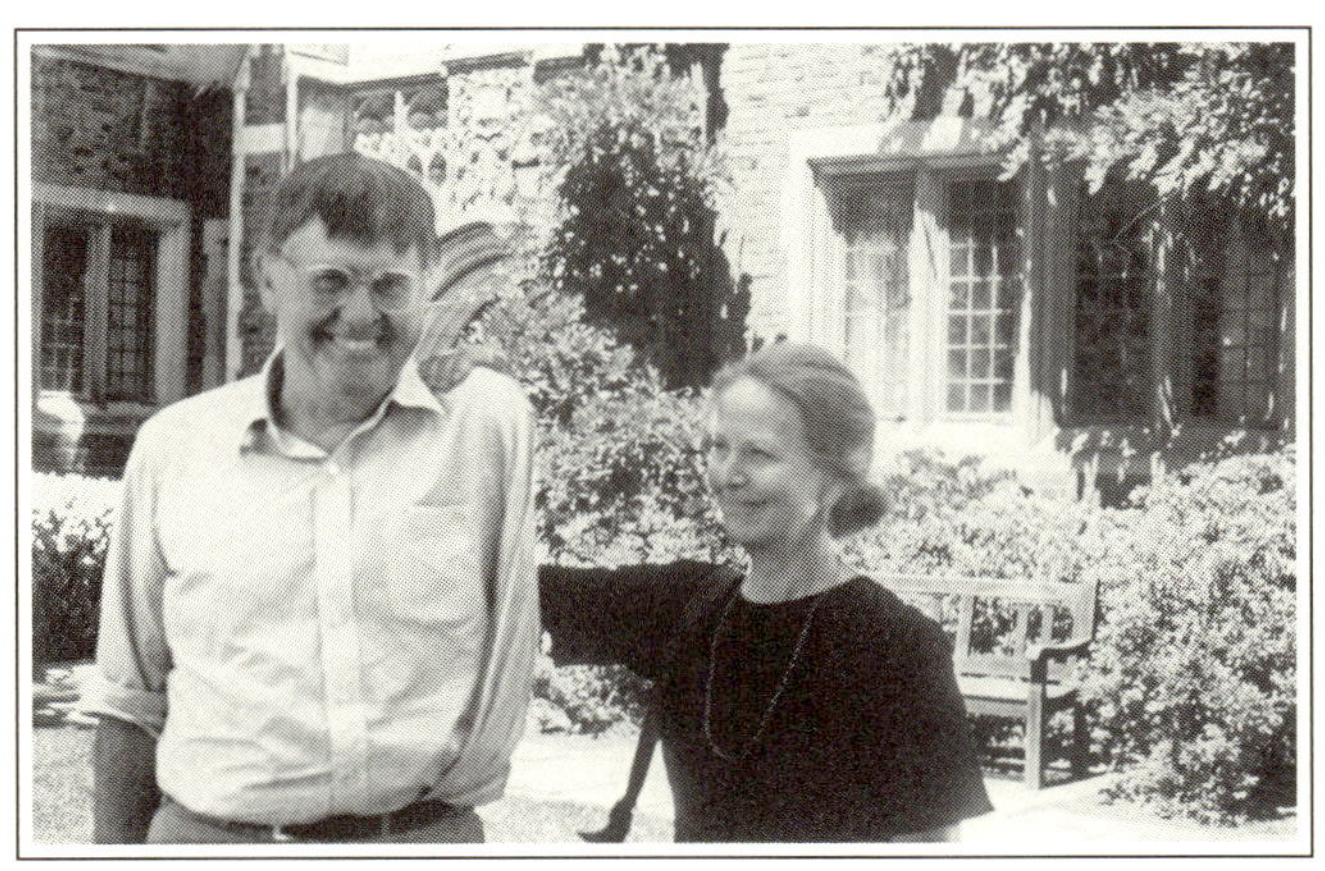

ジェフリー・バトラーと妻のバレリー。
1990年、コネティカット州ニューヘイブン、イェール大学にて
Photograph by Diana Wylie

第1章

クロッグミがやってきた

王さまは部屋でお金を数え
女王さまは居間ではちみつパンを食べている
メイドは庭で洗濯物を干していた
そこへクロッグミがやってきて
メイドの鼻をついばんだ
——イングランドの童謡より

弟たちもわたしもカリフォルニアに長く暮らしていた。両親が七五歳を過ぎるまでは、ふたりがいつまでも元気で活動的な老後を過ごし、最後にはどこか具合を悪くして少しのあいだ床に就いて生涯を閉じるのだろうと思っていた。いや、そんなことを考えてみる機会そのものがあまりなかったのだ。なんとなく、父はいつか急死するのだろうと思っていた。ある日、母の庭でレンタルのブロワバキュームを使って落ち葉を掃き集めたりして、満ち足りた午後を過ごしたあと、突然の旅立ちが訪れるのではないか、と。

　わたしの両親はスリムで活力にあふれていた。運動を日課とし、魚と野菜と果物をたくさん食べていた。ふたりとも、優秀な医師と健康的な生活習慣のおかげで、不公平や無駄のある現代医療でも非常にうまく対応できている幸運な部類に入っていた。メディケアと補完医療保険を利用し、ときどき専門医の診察を受けたり、信頼のおけるかかりつけ内科医、ロバート・フェールズ先生――引き締まった体つきの、眼鏡をかけた四〇歳代後半の医師――のもとへ通ったりしていた。両親は、うちの近所のプールで見かける白髪まじりのトライアスリートのような強靱な肉体を持っていたわけではない。けれども、よく新聞の特集記事や全米退職者協会〔現在の正式名称はＡＡＲＰ〕の機関誌で取り上げられる、不調とは無縁のはつらつとした〝前期高齢者〟として余生を楽しんでいるように見えた。

　ふたりはストイックであり、信仰心は持っているが不可知論者〔神の存在は人知を持って知りえないと考える人々〕であり、過剰医療に疑問を感じていた。すでにリビングウィル〔延命処置に関する希望を記した指示書〕にも、医療に関する永続的委任状にも署名していた。母は癌を克服し、友人たちが癌で亡くなるのを見てきた経験があり、本棚には、下線をたくさん引いた『ファイナル・エグジット――安楽死の方法』〔安楽死協会の設立者、デレック・ハンフリーの著書。邦訳は田口俊樹訳、徳間書店〕という本さえ置いていた。父も母もおおむね、自分の人生の主導権を握ってきたわけで、自分の死に対する主導権を失う日が来ようとは夢にも思っていなかったのだ。
そこへ脳梗塞がやってきた。二〇〇一年一一月一三日の午後に。

その日は朝からすっきり晴れわたっていた。晩秋の火曜日、感謝祭の九日前で、あの九・一一同時多発テロから二カ月ほどたったころだ。母は七七歳になったばかりで、父は七九歳。ふたりは居間で一時間半瞑想をしてから、ウェスリアン大学のキャンパスまで三キロの道のりを早足で歩いていき、裕福な卒業生が資金を出している無料新聞スタンドから、その日のニューヨークタイムズ紙をとってきた。週末の土曜日には夜明け前に獅子座流星群が出現するという話だったので、早起きをして光り輝く星のシャワーを見にいくことにしていた。

父は食器洗い機から皿を取り出すのを手伝った。母はシリアルボウルにミューズリーとオールブラン、戻したプルーン、カシューナッツとアプリコットを入れ、ボウルと対の青と白の受け皿に錠剤を置いた。公益科学センターが推奨するビタミン剤数粒、血圧がやや高い母の利尿剤、それから前立腺肥大の父がのむジェネリック錠。朝食後、母は主寝室のふたりのベッドを整えるため、二階へ上がっていた。父がいびきをかくので、両親はもう同じベッドで寝ていなかった。父はわたしと弟たちが昔使っていた二階のバスルームに入った。彼が自力でシャワーを浴び、ひげを剃ったのはそれが最後になった。

数時間後、わたしはカリフォルニア州ミルバレーで目を覚ました。パートナーのブライアン・ドノヒューとセコイア材の家でいっしょに暮らしはじめてまもないころだった。彼とは一年前、サルサのクラスで知りあった。わたしは当面、自分の書斎として使わせてもらっている部屋——元はブライアンの長男の寝室で、壁には映画『ファイト・クラブ』のポスターが貼られている——で、仏教関係の季刊誌「三輪(トライシクル)」のために書いた原稿に手を入れた。わたしは五二歳で、両親にとっては第一子であり、ただひとりの娘だった。

父はウェスリアン大学教職員クラブで昼食をとり、元同僚によるキューバに関する講演を聴いたあと、車を運転して帰宅し、昼寝をした。二〇年近い歳月を注ぎ込んだ自著の原稿の見直しをしていた父は、しばし手を休めているところだった。南アフリカの生まれ故郷の砂漠の町、クラドックの人種問題とアパルトヘイトをめぐるきめ細かな研究成果をまとめた本だったが、バージニア大学出版会の担当編集者に大幅な削除を求められていた。母は「あのいまいましい本」が定年後の父の生活を台無しにしていると考えていて、あきらめてくれればいいのにと思っていた。

三時四五分、コネティカット州ミドルタウンの草に覆われた斜面の上に立つ、広々としたミッドセンチュリー・モダン様式の家で、陽光の射し込むキッチンにいた父がお茶を入れようとティーケトルを火にかけたとたん、何かぶつぶつと言いながら床に倒れた。父の体内で、加齢によって硬くなり一部が狭まった動脈の内壁から、黄色味を帯びた脂肪分とベビー用アスピリンくらいの大きさの粉っぽい塊が剝がれた。それが血液に運ばれて首の左側をのぼっていき、頸動脈から分岐する血管の一本を詰まらせて、その先の脳の領域から、血液と酸素を奪ったのだ。もっとも大きな損傷を受けたのは、左のこめかみの薄い骨の内側に位置するブローカ野と呼ばれる領域だ。ここには、単語をさがしあてて文を作り、話すのを助ける特殊な機能を持った細胞が集まっている。さらにもう一カ所、頭のてっぺん部分を帯状に走る運動野という領域も損傷を受けた。この領域は片方の耳からもう一方の耳へと、ヘアバンドのようにかかっていて、体の動きをつかさどる。父は右半身が麻痺し、床から起き上がることができなくなっていた。

母が二階からおりてきたときには、父はまだわけのわからないことを言っていた。母は悲鳴をあげ、九一一に通報した。市内のすぐれた非営利医療機関、ミドルセックス・メモリアル病院に救急車が到着したころには、わたしが五〇年間知っていた父の大部分がすでに失われていた。先進的な救命システムがたちまち始動した。ＣＴスキャンがかけられ、検査がおこなわれ、父はすみやかに準集中治療室へ運ばれて、酸素チューブを装着された。ものをのみ込むこともできなかったので、一時的処置として栄養チューブも挿入された。アメリカでは、毎年およそ七〇万人が脳卒中に見舞われる。後期高齢者には予想しうる不運だ。[*1] 七五歳以上の人が発症する確率は、五〇代後半の人の一〇倍にもおよぶ。わたしの両親が親しくしていた隣人で父と同年輩の歴史学者、ウィリアム・マンチェスターも、最近二回、発作を起こしていた。それでも、父が倒れたことは、わたしたちにとってはまさに青天の霹靂(へきれき)だったのだ。

しかしその前年、予兆は現れていた。ただわたしたちは誰もそれを直視したくなかったのだ。父が原因不明のひどい頭痛を訴えていたので、ＣＴスキャンを受けたところ、放射線科医が言うところの「年齢相応の軽度の全般性脳萎縮」が見つかった。わたしが両親といっしょにバージア州にあるトマス・ジェファソンの邸宅、モンティチェロ〔世界文化遺産としても名高い観光名所〕を訪ねる旅に行ったときには、シャーロッツビルで編集者との打ち合わせをしてきた父が、脚注を手直しすることを考えて妙に元気をなくしていた。それからもうひとつ、定期的に受けている大腸内視鏡検査で、消化器科医が心拍数のあまりの少なさに驚いて、心臓専門医を紹介し、ペースメーカーが必要かどうか、診断を受けるようすすめていた。しかしその検査を終える前に脳梗塞が襲いかかったのだ。父は不死身というわたしたちの幻想も、粉々に砕け散った。

　母がわたしに電話をかけてきたのは、何時間もあとに病院から戻ってからのことだった。押し殺したように絞り出された母の弱々しい声を聞いた瞬間、耳にした言葉の意味もまだ理解できないうちに、何か本能的な熱いものがわたしの心をわしづかみにし、ミドルタウンへと引っ張った。「ケイティ！　ジェフが脳梗塞で倒れたの」母は泣き、それからひと息つくと、「来なくていいから」と言った。わたしは母から「あなたが必要なの」と言われた記憶がない。わたしもまた、母に全寮制の学校に放り込まれた一六歳の孤独な少女だったとき以来、めったにそういう言葉を母に言ったことはなかった。

「どうすべきだと思う？」電話を切ったあと、わたしはブライアンにきいた。当時の彼は五一歳。クマのような風貌でやさしくて、歌うときも話すときも美しい声をしていた。手術に使う台や照明器具を販売する仕事をしていて、ギターを弾くこと、詩を暗誦することを楽しみとしていた。「言葉どおりに受け取っちゃだめだ」ブライアンは静かに言ってわたしを抱きしめた。彼はニューヨーク市クィーンズ区の二世帯型住宅（デュプレックス）〔一棟を並立する二戸に分けた住宅〕で、アイルランド系のあたたかい大家族に囲まれて育った。当時もまだその家には、彼の八七歳になるお父さんが、妻の死後、ひとりで暮らしていた。関節炎を患っていたが、毎日来てくれるハウスキーパーや、近所の人たち、いとこたちの手を借りて、どうにかうまくやっていた。

「飛行機のチケットをとるんだ」ブライアンは言った。「それからお母さんに到着時刻を伝えるといい」

弟たちに電話をしてみたが、どちらもすぐに駆けつけようとはしなかった。ふたりとも、子供のころはわたしに比べて父とのあいだに距離があった。わたしたちはまるで別々の家庭に育ったようなものだったのだ。上の弟、マイケルは四八歳だった。体型はスリムで、はっきりとものを言う。生まれついてのものまね名人で、ディナーパーティーではすばらしい客となる。お金がなくても優雅に暮らせる才能があり、北カリフォルニアでわたしの近くに住み、コミュニティ・カレッジに通って即興劇の勉強をしていた。両親との関係はもうかなり前からむずかしいものになっていた。マイケルは遠くの灯台の灯のように、ほんのときたま両親の生活に入ってはまた消えていく、といったことを繰り返していた。それが両親を悩ませていた。ときには何カ月も電話をしなかったり、何年も訪ねなかったりもした。父がいまにも死にそうなわけではないと確信すると、東部へ飛んでいくことにはいっさい関心を示さなかった。

わたしは熱血漢の末弟、ジョナサンに連絡をとった。彼は南カリフォルニアの砂漠地帯の町、レイク・エルシノアで賃貸のシェアハウスに暮らしている。電話をかけたときにはガレージにいた。ジョナサンは租税還付金で生活していた。一八輪のセミトレーラーを運転して各地を走りまわる仕事を少しのあいだ休み、自分のピックアップ——中古の一九八六年式フォードF－150——のエンジンを修理していたのだった。歳は四六歳、快活で、わたしたちの母と同じ失読症(ディスレクシア)。高校以上の教育は受けていない。超がつくほど行動的で、地震やハリケーンのときにそばにいてもらいたいような人だ。リーバイスの上着の背中にアメリカの国旗を刺繍することができ、荷物をいっぱいに積んだセミトレーラーを運転して、テハチャピ山脈のグレープバイン・キャニオンを走り抜けることもできたし、メイン州の岩だらけの沿岸海域でヨットの水先案内をする能力もあったのに、経済的にはぎりぎりの生活を送っていた。彼は以前からずっと、子供のころに勉強のできない子だと父に切り捨てられ、見放されたのだと信じていて、機械いじりの腕前も、一七年かけて苦労の末に禁煙したことも評価されていないと感じていた。だが、これはジョナサンにとって大きな問題ではなかったようだ。何年ものちに、なぜあのとき来なかったのかときくと、彼は「そういうのを何度も見てきたんだよ」と答えた。「誰もが飛行機に飛び乗る。そして救急救命室に駆け込む。そのあとはみんなで何時間も突っ立って過ごすだけだ。自販機で買ってきたくそまずいコーヒーを飲みながらね。みんな罪悪感からそうするけど、結局は本人にとって重荷になる。なんにもならないんだ」

そんなわけで結局、母とわたしだけがミドルセックス・メモリアル病院の父の病室で空いたほうのベッドに座り、わたしたちが熱烈に愛した男性の残骸に向きあうことになった。どんな未来が彼を待ち受けているのかはわからなかった。父は真っ白なワイシャツも上等のツイードの上着も剝ぎ取られ、格調高いオックスフォード式のアクセントも、身長も、みなぎる自信も失って、車椅子に座っていた。カテーテルを挿入され、素っ裸の体に患者用の白っぽいガウンをまとい、社会的階級のない、脳梗塞患者のひとりとして……。

女性の作業療法士〔食事や入浴など、日常生活に必要な機能訓練をする専門職〕が父の右腕――父の唯一の腕――を上方に曲げ、そのままおろさないようにしてくださいと言った。彼女はその腕がどさっと落ちるのを見ていた。次に、自分の腕時計を指さし、これはなんですかときいた。父は声は出せたが、なかなかそれが言葉にならないようだった。作業療法士はメモをとり終えてから、父に、唇をすぼめてふっと吹く練習をするよう提案した。いつか呼気で制御する電動車椅子を操作できるようになるというのだ。

父は唇をすぼめた。

よかったと、わたしは思った。父は言われたことが理解できる。

そして、なんてことだと思った。呼気でコントロールする車椅子だなんて。

父は唇で丸い輪をこしらえ、頬をふくらまして息を吐いた。わたしは五〇年前にもこのしぐさを見たことを思い出した。

わたしは三歳だった。当時はイングランドのオックスフォードに住んでいて、アパートの屋根裏部屋で暮らしていた。父はわたしを膝に座らせ、厳かにパイプをくわえて息を吸い込み、ほっぺたをいっぱいにふくらませた。それから、唇をすぼめ、下顎を小刻みに動かして青白い煙の輪を吹き出してみせてくれた。わたしはそれを感嘆の目で見つめていた。まん丸い輪、楕円の輪、それから、ゆらゆらと揺れる四角い輪が広がり、上へ上へとのぼっていってちりぢりになり、消えていく。お父さんは魔法使いだと思った。母はキッチンにいた。ブロンドの髪を大きな髷に結っていた。当時のわたしはまだひとりっ子だった。

父はオックスフォード大学の学生だった。夜学の教師としての報酬と、障害を負った退役軍人に支給される年金とで、家族の生活費をまかなっていた。年金は毎月、南アフリカ政府の紋章がスタンプされた窓付き封筒で送られてきた。食糧は配給、服も配給。当時のイングランドでは誰も彼もがみな同じ船の乗客だった。

ある日、両親は借りた車を使って、ノース・オックスフォード地区のソーンクリフ・ロードにある煉瓦（れんが）と石でできた小さなテラスハウスに引っ越した。キッチンの窓の外を見ると、洗濯物絞り器の向こうに板石敷きの小道とシャクヤクの茂みと、一本のリンゴの木に立てかけてあるはしごが見えた。地下室には、ふわふわとした羽のような奇妙な白いかびが生えていた。週に二度、フラワーという名の黒い馬がキャベツやリーキを積んだ荷車を引いて通りをパカパカ歩いていった。夜明け前には、玄関口に伏せて置いた赤い素焼きの植木鉢の中に、牛乳が届けられていた。銀色のホイルで瓶に蓋（ふた）がしてあり、そのまわりに白いクリームがついていた。

真冬には、窓の内側に氷のペイズリー模様がぐるぐると描かれた。わたしは父が大学に出かけていくのをそこから見ていた。吐息を霧のように立ちのぼらせ、学部生用の丈の短い黒のガウンをコウモリの翼のようにひるがえし、父は自転車のハンドルの真ん中近くを片手でむんずとつかんでサドルにまたがり、よろよろと進んでから、バランスを取り戻し、走り去っていった。

ある晩、父がキッチンの入口を入ったところに立っていると、天井の漆喰が全部剥がれて落ちてきた。父の髪に白い破片が降りかかった。突然、母が父のほうを向き、目を輝かせて言った。「来るわよ、来るわよ」わたしはいちばん仲のよかった友だちの家に一晩泊めてもらうことになった。翌朝、漆喰は片付けられ、木摺り下地がむき出しになっていた。国民保健サービス〔イギリスの国営医療サービス事業〕の助産師さんが黒い鞄に道具をしまっていた。父がわたしを大きな寝室に連れていき、生まれたばかりの弟、マイケルに会わせてくれた。けれどもわたしは、電気ストーブがあかあかと光を放っていたことと、母がゴムのシーツの上に寝ていたこと、ブロンドの髪が汗で湿り、枕の上に広がっていたことしか覚えていない。マイケルが二歳でまだおむつをあてていたころ、また助産師がやってきて、弟がふたりに増えた。わたしはふたりともいなくなればいいのにと思っていた。

わたしに入浴の仕方を教えてくれたのは、母ではなく父だった。安全のため、最初にまず冷水の蛇口をひねり、温水はそのあとにする。タオルに石けんを塗りつけ、鼻と耳をこする方法、すすぐ方法も実演してくれた。右足を浴槽の縁に乗せて、足の指のあいだを洗う方法も、座ってわきの下など、体のくぼんだところを洗う方法も。

父は自分が育った砂漠地方について話をしてくれた。からからに乾燥していて、あまりに何もないので、隣人が馬に乗ってやってくると、七〇キロも離れたところからでさえ、舞い上がる土煙でそれとわかったという。山麓に広がる岩だらけの丘で、とぐろを巻いてシュウシュウ音を立てていたパフアダーという毒蛇を撃ち殺した話や、クラドックの線路に、音は大きいが無害の手製爆弾を仕掛けた話、それから、業績不振に苦しむ町の新聞社を経営していた祖父が裏庭の梨の木に縄をぶら下げて作ってくれたブランコから落っこちて、両腕を折った話も聞かされた。

本も買ってもらった。『オリバー・ツイスト』や、イギリスの冒険作家、ヘンリー・ライダー・ハガードの手になるアフリカの冒険探検小説。それから、『ブッシュベルドのジョック〔原題 *Jock of the Bushveld* 南アフリカの実話物語〕』も。これは、猟犬と、牛車に乗ったその主人が南アフリカ内陸部の山野を旅して、金鉱やダイヤモンド鉱の採掘キャンプと喜望峰とのあいだを行き来する物語だった。

父はわたしが四歳のときに読み書きを教えた。わたしがオックスフォードでいちばん頭のよい女の子だと確信していた。わたしは父に誇らしく思ってもらえる子になりたかった。

大恐慌時代に五人きょうだいの末っ子として育った父は、自分が子供のころにあこがれたライオネル社の鉄道模型のセット、実物そっくりの模型の蒸気機関車、甲高いモーター音をあげて無線で飛ぶ飛行機などを、わたしへのクリスマスプレゼントに選んだ。父が示してくれた愛は、わたしの心に、骨の髄まで深くしみ込み、意識のはるか下に根をおろした。

夕刻には父とふたりで暖炉の前のカーペットに寝そべり、父の頬とふくらはぎと手の甲の傷痕にさわらせてもらった。父の体を地図に見立て、説明してもらうのが楽しみだった。

「ねえ、聞かせて」と、わたしは言ったものだ。「お父さんが腕をなくしたときのこと」

第二次世界大戦中、父はイタリアで武装偵察任務に志願した。連合軍がイタリア半島を北へ北へと進軍する中、退却していくドイツ軍の取り残された陣地を見つけ出して掃討することを任務としていた。シエナ付近の山中でたこつぼ壕にひそんでいると、頭上で砲弾が炸裂した。破片が頭と両手に突き刺さり、左腕がずたずたになった。意識を取り戻したときには――ここで父は片手を上げ、指を広げて火にかざし――まず最初に銃に手を伸ばそうとした。

「そのときだった」と、父は言う。「わたしが自分は男だと気づいたのは」

父は、屋根に赤い十字の旗が掲げられた農家に運ばれた。左腕が壊疽（えそ）を起こして黒く変色していた。朝まで生きていられるかどうかも危ぶまれる状態だった。と、そのとき、迫撃砲弾が屋根を直撃した。垂木（たるき）から白い粉がざあっと降ってきて顔にかかり、父は気を失った。

医師たちは父の左腕を肩のところで切断し、命を救った。

血流に乗って全身をめぐる病原菌をたたくため、奇跡を起こすと言われた新薬が大量に投与された。この薬は一九二〇年代にロンドンで発見されたが、広く使われるようになったのは、第二次世界大戦中、イリノイ州ピオリアの市場にあった腐りかけのメロンから発見された強力な〝母〟カビを使い、英米の科学者と軍人が協力して大量生産に乗り出してからだ。父はこの奇跡の生還を神にではなく、サー・アレクサンダー・フレミングとペニシリンに感謝していた。[*2]

そしていまわたしたちは、遠い昔の南アフリカ、イングランド、イタリアから何千キロも何十年も離れたところにいる。二一歳のときに父を救った医学の進歩がまたもや威力を発揮した。けれども、奇跡はどこまで続くのだろう。わたしに入浴の方法を教えてくれた父はもう二度と、自分で体を洗うことができない。わたしに言葉と物語に親しむ喜びをを教えてくれた父は、話すこともできなくなったのだ。

看護助手が部屋に入ってきた。髪を少し長く伸ばした五〇代のずんぐりした背の低い男性だった。Vネックの緑の医療スクラブが太鼓腹ではち切れそうになっている。右の上腕には、ぼやけた青い錨の入れ墨が施されていた。彼はシェービングフォームのスプレー缶と、お湯を半分まで満たしたプラスチックの洗面器、使い捨てのカミソリ、タオルを持ってきた。母とわたしに軽く会釈をしてから、プラスチックの椅子を父の車椅子に対して直角に置いて腰をおろし、父の顔を見た。

その人は父をからかったり、見下した態度でしゃべったりもせず、猫なで声を出したりもしなかった。彼は片方のてのひらに白い泡を絞り出すと、父の赤らんだ頬にそれを塗りつけた。父の顎先に手を添え、そっとカミソリを下から上へと頬に滑らせる。世界中の時間を独り占めにしたようにゆっくりと。自分の仕事に細心の注意を払い、このひとときに、この部屋に、神聖としか名付けようのない存在感をもたらした。

病院は、何千ドルもの価値のある、酸素や液体栄養や生理食塩水、X線、栄養チューブ、バリウム検査、カテーテル、それに高度な治療診断技術で父の命を救ってくれた。

だがいまわたしは、誰かがやさしく父に触れる姿を見ていた。

近代的な病院の悪名高い非人間性を恐れたわたしは、わたしたちが父の身を案じていることを看護師に伝えようとして、ベッドの上の壁に家族写真を何枚かテープで貼りつけた。南アフリカで生まれ育った母は、病室に入ってくる人みんなに、父が第二次世界大戦で片腕を失ったことを話し、「民主主義のために戦って」と、皮肉を込め、おおらかなアメリカ英語のアクセントで言い添えていた。そうやって必死に父の尊厳を守ろうとしたのだ。けれどもその看護助手が敬意を持って父に接するには、家族写真も戦争秘話も必要なかったのだ。わたしたちはケアのオアシスにいた。近代の病院がそのような場であろうと切望しながら、めったに果たせずにいるところに。そしてわたしは、この名も知らない入れ墨をした太った男性から、障害を負った無力な父、果てしなく緩慢な死へと向かいつつある父をどのように愛したらよいかを学ぼうとしていた。

母は膝に置いた両手を揉みあわせながら、彼女らしくもなく黙って座っていた。壁に貼った写真の中には、家族のお気に入りの一枚があった。一九四六年に撮ったもので、南アフリカのイースタン・ケープ州にあるローズ大学の運動場に立つ父と母が写っている。母は二二歳、父は二四歳だった。このわずか数カ月後、ふたりはこぼれるような笑みを浮かべ、グレアムズタウンの教会から正装した姿で出てきたのだった。母は白いベールを上げていた。父の黒髪には紙吹雪とお米が載っていた。その二年後、ふたりはゆりかごに眠るわたしを連れて船でイングランドへ旅立った。それから一〇年以上のちには、三人の子の手を引いて大西洋を渡り、夫婦の絆と度胸だけを頼りに、アメリカ移民として成功をおさめ、優雅とさえ言える生活を築き上げたのだった。写真のふたりは、父の軍服の上着にふたりでくるまって前のボタンを留めている。まるで父がカンガルーのお母さんで、母が赤ちゃんのようだ。まだ諍いをしたことも怒鳴りあったこともなく、おたがいを空気のような存在と感じたこともなければ、黙って離婚を考えるとか、相手を失望の目で見て、やがてやさしい気持ちになって現実と折り合いをつけるとか、そういったことも経験していなかった。母は裸足だった。徒競走で一位をとったばかりで、雨が降りだしていた。

看護助手がカミソリをお湯に浸けた。

一九七〇年代のはじめ、わたしはウェスリアン大学を卒業したあと、ルームシェアしていた賃貸アパートを引き払い、車で大陸を横断して、カリフォルニアに行った。ベビーブーム世代の若者が小さな町から東西海岸の都市へ、われもわれもと大移動していた時代だった。わたしもその波に乗り、産業革命以降、代々の中流層の子供がしてきたことをしようとしていた。血は水よりも濃いことを忘れ、後ろを振り返ることなく、成功を求めて旅立ったのだ。父とはかなり以前から疎遠になっていた。幼いころの無条件の親密さは、わたしが宿題をしていないとか、部屋を散らかしているとか、そういったことをめぐる口論や、父の気難しさ、わたしにオールAをとってほしいという――一度もかなわなかった――期待のせいで、長い歳月のうちに次第に失われてしまった。

わたしはどうしてもライターになりたくてサンフランシスコへとやってきた。父が誇りに思ってくれるような成功をおさめたいとひそかに願っていたが、いつもいやがらせのように悲観的な見通しばかり口にする父のそばにいたのでは、絶対に夢はかなわないと思ったのだ。わたしは隔週刊誌に記事を書き、やがて大手朝刊紙、サンフランシスコ・クロニクルの記者となった。一二年後には退社してフリーになり、雑誌の仕事を手がけるようになった。結婚をし、離婚もした。そして自活していた。両親を訪ねるのは年に一度、それさえ果たせないこともたびたびあった。

もちろん、連絡は取りあっていた。わたしがまだ二〇代だったころには、父が後悔のにじむ手紙をくれたことがあった。アメリカに移住してまもなかったころ、「きみにばかげた期待をかけて、愛情を忘れていた」ことを認めた。とげとげしい関係がやわらいだ。わたしがはじめてサンフランシスコに家を買ったとき、父は頭金の半額を貸してくれた。わたしの誕生日には、思いやりにあふれた、ビクトリア風とさえ言えそうな礼を尽くした手紙をくれた。わたしはまだ父親に褒められたがっている高校生のように、自分の書いた記事を年に何度か、父に送っていた。

毎年三月には、ワシントンＤＣで文章講座の講師を務めたあと、アムトラックのアセラ・エクスプレスで北へ行き、両親にニューヘイブンまで車で迎えにきてもらった。あたたかい朝にはウッドデッキに出て、父とふたり、ウマノスズクサの蔓棚の下でたっぷり時間をかけて朝食をとり、母が食器を洗っているあいだも、その日届いたニューヨークタイムズ紙の記事をめぐり、議論を戦わせて楽しんだ。わたしたちは言葉の壁をめぐらし、その陰にさっと頭を引っ込めたり、逃げ込んだりした。父がほんとうは何を考えているのかわからないこともあった。

それ以外のときは、遠くから両親を愛しているだけでわたしは満足していた。

看護助手が父に反対側の頬を向けてくださいと言った。

父が首をまわそうとしたとき、その目がわたしの着ていた赤いシェニール・セーター――古着屋で買ったもの――の光沢刺繍をとらえた。大学教授らしい強力な左脳が無傷だったころは、このような外見的特徴に気を留めることはまずなかった。

脳梗塞は父から言語能力を奪い、同時に、わたしたちが共有していた遠回しの愛情表現の言葉も奪い去ってしまった。これからわたしは、父への愛を言葉ではなく行動で表すのだと思った。父がそれまでかぶっていた古い殻を捨て去ったことで、わたしは自分でも気づかなかった深いところから、大きな愛がこんこんと湧き出てくるのを感じ、胸がいっぱいになった。

脳梗塞を起こしてからはじめて、父が適切な言葉をさぐりあて、こう言った。「きれいだね」

その日遅く、あるいは翌日早く——どちらだったか忘れてしまった——病院の〝退院計画担当者〟とやらが、早急に父を神経疾患専門のリハビリセンターへ移す必要があると言った。なぜそんなに急ぐのかわかったのは、ずっとあとのことだ。病院は毎日、父のおかげで金銭的な損害をこうむっていたのだ。一日あたり二万二二八ドル分のサービスが提供されて請求されるが、このうち、ミドルセックス・メモリアル病院がメディケアから給付を受けられるのは、父の脳梗塞の重症度に応じた一時金、六五五九ドルだけだった（このような損失は寄付金で埋めるか、利益の多い診療科や手厚い保険をかけている患者から得られた収益にコスト転嫁する）。ＤＲＧ（診断関連グループ diagnosis-related group）と呼ばれるこの一時金制度は、医療費が急激に高騰した一九八〇年代に、病院にコストを抑制させる目的で開始された。しかしこれは、早期退院をうながす傾向を助長する結果も招いた。患者はベルトコンベアに載せられた品目と化し、看護と療養と治癒の提供という伝統的な病院の役割が徐々に損なわれていくことになったのだ。

わたしは母を車に乗せて、ニューブリテンという貧しい市にある高層建築のリハビリセンターに向かった。空床のある施設の中では、そこがいちばん近かった。母は動揺し、深く考えずに提案を受け入れてしまったのだ。それは、母が父の医療後見人（メディカル・ガーディアン）という新たな役割を担うことになってはじめて下した即断だった。母はその後も何度となく、このような決断を迫られることになる。わたしたちは父を乗せた救急車に先導されてそこへ行き、看護助手たちが車から父を運び出すのを不安な思いで見守った。なんとなく、父がひび割れたガラスのように砕けてしまうような気がしていた。

この施設をすすめたのは、両親のかかりつけ内科医、フェールズ先生だった。デイルームには一日中テレビの大音量が鳴り響き、自然な世界との接点がまるでない。すでに話す力をいくらか回復していた父は、なんとか言葉をつなぎあわせ、「ここから出してくれ」と激しい口調で母に訴えた。そこでわたしたちは南のウォーリングフォードの郊外にあるゲイロード・リハビリテーションセンターを訪ねてみた。緑の多い環境に、心を引かれた。屋内にはディズニーランドにあるような〝メインストリート〟が設けられ、脳に損傷を受けた人々はここの売店でリンゴや歯みがきを買う練習をしたり、手すりを持ってまっすぐ歩く訓練をしたりできるのだ。一九八九年、投資銀行、ソロモン・ブラザーズ社の若き女性行員——新聞記事ではセントラルパーク・ジョガーとのみ報じられた——は、煉瓦で頭を殴られたあと、ここで六カ月間集中的にリハビリを受けてまた歩けるようになり、話せるようにもなった〔夜間にセントラルパークをジョギング中、五人の少年に襲われてすさまじい暴行を受け、頭蓋骨骨折、左眼球破裂、脳損傷のほか全身に傷を負って瀕死の状態で発見された。被害者はその後、実名を公表し、性犯罪被害者や脳損傷者を支援する活動に従事している〕。

もしかすると父も治るかもしれない。

当時のわたしは、頭がすっかり混乱していた。最初は、ベルリッツの英語漬けプログラムのテープを取り寄せて父を訓練し、英語を話す力、理解する力を取り戻してもらおうかと思った。でもすぐに、もう一度脳梗塞を起こして死ねたらいいのにと思ったりもした。けれどもゲイロードの小冊子には、わたしが考慮しなかったひとつのシナリオ——一般的な経過——が明記されていた。脳梗塞の発症からおよそ一年ほどは急速に症状が改善するが、その後は進歩の度合いが次第に減少していく、と。障害の程度にもよるが、平均余命は七年、と。

ゲイロードには空きベッドがなかった。

わたしはいかにも記者らしく、そして以前の父のように、また、母が必要としていた夫の代役にふさわしく、すぐに行動を起こした。母の名刺ホルダーを繰り、ニューブリテンのリハビリセンターのソーシャルワーカーに相談した。母は友人のひとりに電話をかけた。その人の前のご主人がゲイロードの理事をしていて、お嬢さんが医師として勤めていたのだ。わたしたちは懇願した。そして待った。メディケアでカバーできない費用はすべて支払うと申し出た。とりあえずわたしたちには、何かすることがあった。突破口をさがしているのだと思えた。わたしたちとしては、それが唯一の愛情表現だったのだ。

こうした努力が実ったのか、あるいは単に運がよかっただけなのか、ゲイロードでベッドがひとつ空いた。これで何もかもが、少なくとも一時的には落ち着くだろうと思われた。わたしはほっとして、帰りのフライトを予約した。父が滞りなくゲイロードに転院できるよう、母の親友が手助けをすると約束してくれ、父の元同僚のひとりが車でわたしを空港まで送ってくれた。

数時間後には、わたしを乗せた飛行機がサンフランシスコ湾上空で降下をはじめ、その黒いシルエットが、遅い午後の光を浴びた鋼（はがね）色の水面を横切っていた。湾の南岸で、カーギル社の広大な塩田がわたしを迎えてくれた。その後の八年間にもたびたびそうしてもらうことになった。塩田は、海水にふくまれる藻類の色を映して、区画ごとに黄色、オレンジ色、青緑と、色が異なっている。それはジーズベンドのキルト〔アラバマ州ボイキンのアフリカ系アメリカ人女性が作る独特の図柄のキルト〕のように奇抜で美しかった。わたしははるか後方のコネティカットに、想像もつかないほど深く傷ついた父と、銀行口座の管理さえしたことのない母を残してきたのだった。

シートベルト着用サインが消えた。

わたしは父が死ぬかもしれないとは思っていなかった。〝衰えつつある〟とすら考えていなかった。ただ、思いがけない激しいショックに打ちのめされているのだと思っていた。

ブライアンがゲートで待っているはずだ。わたしはまた元どおり自分の生活に戻る。そして今後は、ジャーナリストとして身につけたスキルを使って両親を助けていく。創意工夫の才とチャレンジ精神の化身だった最強の親たちを。ふたりの意欲とわたしの調査能力と、主治医たちの専門的知識や技術があれば、きっとすべてがうまくいく。そう思って、なんとなく希望をいだいていた。

そのときのわたしは、街灯の前で明かりを頼りに鍵をさがしている酔っ払いのようなものだった。鍵は通りのはるか手前で落としてきたのに。万華鏡のようだったわたしたち家族の生活――身になじんだ役割と階層（ヒエラルキー）と、込み入った同盟関係、隠れた傷と愛と思い出の数々――は、まだわたしが理解していない形でさまざまに変化していた。宝石をちりばめた雪の結晶に見えていたものが、いまでは黒い花になっている。わたしたちは長いあいだ、何かをする人、がんばる人として生きてきた。でもそれからは、何をしてもがんばっても、ただの行き過ぎにしかならなかったのだ。

父は目に見えない門をくぐり、健康な老年期という秋をあとにして、隠れた冬へと足を踏み入れた。そこには死へと向かうゆるやかな長い下り坂が待っていた。*3 わたしがそのことに気づいたのは一年半以上もたってからのことだ。修復すべきときは終わった。ガラスはすでに砕けていた。目に映る景色が一変していた。

第2章 恵みの一年

父はゲイロード・リハビリテーションセンターに三週間いただけで、死からも治癒からもほど遠い状態で帰宅した。母に聞いた話では、ベルトを締めることもシャツを着ることもできず、右足を引きずって歩くのだという。夜間は失禁してベッドを濡らす。父が電話に出たときには、わけのわからないことを口走ったり、どもったりし、言葉をさがしてはまちがえ、話しはじめたかと思ったらふと黙り込み、しばらくすると「もういい」と言って、突然切ってしまう。だが時折、完璧な文をはっきり口にすることもあった。

ある日、父は母にこう言った。「もう自分が誰なのかわからなくなった」

やがてメディケアを利用して、アンジェラという名の言語療法士(スピーチ・セラピスト)に家に来てもらい、字が書けて簡単な計算ができるように訓練してもらうことになった。アンジェラは母に、あきらめてはいけませんと言った。ご主人は少しも変わることなく、まだこの中にいらっしゃるんです、ただはっきりお話しすることができないだけです、と。「毎日ジェフの状態には改善が見られます」と、母は南アフリカに住む父の三人の姉に、明るい調子で手紙を書いた。「考えようによっては、ジェフは一歩先を行っているのです。二一歳のときから片腕だけで生きてきたのですから。わたしが楽観的でいられる理由がおわかりでしょう」

けれども、弟たちやわたしに電話をかけてきたときには、泣いていた。母は父を愛していた。病めるときも健やかなるときもそばにいると誓ったのに、〝病めるとき〟という部分を逃れたいと思ってしまうという。どうしてそんなことを思うのか、ジェフは五〇年もわたしの面倒を見てきてくれた、今度はわたしの番なのに、と。しかし、わたしたちはわかりかけていた。ある意味で、父はもはや母にとって夫ではなくなり、母は父にとって妻ではなくなっていたのだ。

父の脳梗塞は、ふたりの人生をめちゃくちゃにした。その前日までは、母は才能あるアマチュア芸術家にして写真家だった。恐るべき活力の持ち主で、主婦としても有能だった。自分の服を縫い、水色のシェニール糸でリボン・セーターを半分まで編んでいた。気の合う女友だちとハイキングをし、父とその友人たちのために料理の腕をふるい、書店や図書館に行ってたくさんの本を読み、父に小言を言い、楽しそうにからかいあい、掃除をし、庭いじりをし、時間を見つけては日本の書道の稽古をしていた。

脳梗塞のあとは、母は幼い子の世話をするようにして、父の介護をはじめた。朝はベッドから起きるのを助け、歯を磨いてやり、シャワーを浴びさせ、着替えを用意し、分厚い尿取りパッドを下着の中にセットし、父がシャツとズボンを着けて靴下と靴を履くのを手伝った。父のベルトを締め、ボタンをかけ、爪を切り、補聴器を装着させて、上着を羽織らせ、髪をとかし、それから、診察予約をしてある神経内科医、内科医、理学療法士〔運動療法等により、立つ、座るなどの基本動作機能の維持、回復を支援する専門職〕、歯科医、眼科医のところへ連れていく。週に三回以上出かけることもあった。父が昼寝をするときには、手を貸して椅子から立たせ、それからまた手を貸して横たわらせた。父がなかなか単語を思い出せないときは、辛抱強く待った。トイレに行きたがれば、ズボンをおろすのを助けてお尻を拭いた。スーパーマーケットへ買い物に連れていきさえした。ひとりで家に残していくと、気になってしまうからだ。夜にはまた、補聴器装着までの朝の手順を逆にやっていく。そして、以前は来客用の寝室だった部屋のシングルベッドに倒れ込むのだ。壁にはメキシコの女性画家、フリーダ・カーロのポスターが貼られていた。夜中も父が濡らしたシーツを取り替えるため、二、三回、起きることがあった。

　ヨガの教室にも書店にも行かなくなり、人を食事に招待することもなくなり、ひとりで、あるいは友人と散歩をすることもまれになった。そのうち、食事に招かれることもなくなった。ミシンの出番もなくなり、途中まで編んでいたリボン・セーターは六年ものあいだ、籠の中に放り込まれたままとなった。現在、アメリカでは、全人口の九パーセントにあたる二九〇〇万人が七四歳以上の家族を介護している。[*1] 母は七七歳にして、こうした政治的に無力で文化的に姿の見えない、無償介護者の仲間入りをしたのだった。

　あるとき、フェールズ先生のもとへ定期検診に行った母は、途中でわっと泣きだした。「どちらかと言えばストイックな人だが」と、フェールズ先生はカルテに書いた。「バトラーさんの身体的な状況と、肩にのしかかる金銭問題に立ち向かうことに限界を感じ、取り乱しているようだ。頼りになる娘さんがいるので、力になってもらえるだろう」

フェールズ先生は母のために、約束の診察時間を二倍にして、三〇分、話を聞いてくれた。のちに先生はわたしにこう言った。「わたしとあなたのご両親とのあいだには、強い絆があります。誰とでもそういう関係になれるわけではありません。心の底から真摯に、ありのままを話してくれる人のことは理解しやすいのです」

フェールズ先生は母にアンビエンという睡眠薬を処方した。だが、薬や五〇〇〇キロも離れたところに住む〝頼りになる娘〟だけでは十分ではなかった。母には、支援チーム――ソーシャルワーカー、訪問看護師、訪問介護員〔介護員 caregiver は日本のホームヘルパーとちがって無資格者もふくみ、サービス内容も異なる場合がある〕――に助けてもらい、休息をとる必要があったのだ。いや、ほんとうは、家族みんなが精神面での支えを必要としていた。家長としての役割を果たせなくなった父への、言葉にできない混乱した感情。〝無断欠勤〟を決め込んだ弟たちに対するわたしの失望感。家族が判断を迫られるとは思いもしなかった医療上の決定事項。この先も名付けようのない喪失が次々襲ってくるのだと思うたび、胸にこみあげるさびしさ、悲しみ……。もし父が膵臓癌など、確実に死にいたる病に侵されていると診断されていたら、わたしたちはメディケアを利用して、ホスピス・チームの支援が受けられたことだろう。だがメディケアのホスピス・プランは、死ぬとわかっている人のためのものだ。治癒する望みがすべて断たれ、医師によって余命六カ月未満であることを証明された人だけを対象としている。条件があまりに厳しいので[*2]――そして医師も家族も患者の余命についてしばしばあまりに楽観的なため――ホスピスに入った患者がこうしたケアを受けられる期間は非常に短く、半数が一八日以内に亡くなっているのだ。

もし父があのとき脳梗塞で亡くなっていれば、盛大な葬儀をしていたと思う。玄関先には、覆いを掛けたお皿が届けられ、お悔やみ状が配達されてきたことだろう。心やさしい友人たちは母を食事に連れ出し、夫に先立たれた独り身の女性たちは、母が寡婦という社会的アイデンティティを新たに獲得したことを知って、友だちになってくれたことだろう。元の同僚たちは、何をすべきか、何を言うべきか、ある程度はわかっただろう。しかし、脳が完全に破壊されたことを記念する儀式はないし、夫を失い、その専任看護者となった妻のあいまいな立場を表現する共通の言葉もなかったのだ。

のちにわたしは、デニス・マッカラ博士のすばらしい介護手引き書、『スローメディシンのすすめ——年老いていく家族のケアに向き合うあなたへ』〔邦訳は、寺岡暉、レブリング・寺岡朋子監訳、三谷武司訳、勁草書房〕という本を読み、じつはこのときこそ、次々かかってきた電話を利用して、心配してくれる友人や隣人に、何をしてほしいか具体的に頼むべきだったと知った。けれどもわたしは自分の生活費を稼ぐだけで精一杯だったし、自立心旺盛な両親はプライドが高く、わたしに生活の管理を頼もうとはしなかった。独立独歩の完璧主義者であった母にとっては、ある意味、自分自身が最大の敵だったのだ。母は自分に負荷をかけ、すでに十分なことをしているのに、それ以上のことをした。たゆむことなく、倹約しながら効率よく働き、何も求めなかった。母のよく知らない、年下の歴史学科の女性教授が、ご主人のお相手をしますから奥さまは少し休んでくださいと申し出てくれたときも、厚意に甘えなかった。メディケアの適用を受けて、週に二、三時間、在宅医療介護員（ホームヘルス・エイド）〔日本のホームヘルパーと同様のサービスのほか、バイタルサインのチェックや服薬など、ある程度の医療行為もおこなう〕を派遣してもらえることになったが、彼らが父にシャワー浴をさせるため、午後三時という不都合な時間にやってくると、母はもう二度と使わないと決めてしまった。唯一、父の元同僚のひとりが、母の独立独歩の壁を突き破ることに成功した。彼は父に直接電話をかけ、二週間に一度、ランチに連れていく約束を取りつけたのだった。

　母の血圧は上がった。日中はめまいや吐き気があって食事がとれなくなった。夜も眠れなかった。

　わたしはカリフォルニアの自宅で、冬の長雨を窓越しに眺めながら、電話の向こうで母が泣くのをじっと聞いていた。あの支配的でこわかった母が――この五〇年間、めったに涙を見せたことはなく、わたしが泣くのをしょっちゅう聞いていた母が、声を殺して泣いていた。わたしは母の苦しみに縛られていた。まるで長さ五〇〇〇キロメートルの紐でおもちゃのがらがらを結びつけられた犬のような気分だった。わたしも眠れなかった。ガレージセールで買った『医師用医薬品便覧』という本で、アンビエン（母が不眠症のためにのんでいた薬）の項を調べてみると、副作用、〝有害事象〟として、めまい、不安、食欲不振があがっていた。[*3] わたしは電話で母にこれを読んで聞かせた。ほっとしたことに、母はその薬をやめると言ってくれ、実際に服用を中止した。

　わたしは心理療法家のウェイン・ミラーが書いた『安息日』という心を安らかにしてくれる本〔原題 *Sabbath : Finding Rest, Renewal, and Delight in Our Busy Lives*〕を母に送り、それを読んで休む気になってくれることを祈った。イメージを使ったリラックス法のテープも添えた。ヨガの教室に通うことをすすめ、訪問介護員を雇ってはどうかと提案したが、無駄だった。三、四カ月ごとに、母はげっそり痩せたり、眠れなくなったり、泣くことが多くなったりした。すると、わたしは東部へ飛んでいった。

　こうしてわたしは、〝キャリーバッグ族〟——つまり、キャスター付きのスーツケースを転がして、たびたび、だが十分とは言えない頻度で飛行機を乗り降りし、マイレージを貯めていく遠距離介護族——の一員となった。大多数は娘で、少数の息子たちもまじっている。ふだんは遠く離れたところから介護員を雇い、インターネットで治療法や老人ホームに関する情報を集め、そばにいられない代わりに電話をかけ、メールを書き、ウェブカメラさえ使って親を支えようとしている。わたしたちのように、老いつつある親の介護を支援している娘や息子は、全米でおよそ二四〇〇万人——人口の約八パーセント——にのぼる。[*4]

　わたしは両親を助けることができてうれしいと思っていた。自分がそうしたいと思っていることに驚いていた。そして不安も感じていた。

　わたしの知人の女性は、フロリダに住む両親が相次いで深刻な容態に陥ったため、年間二万ドルもの航空運賃を支払うはめになった。ある男性は、あまりに何度も緊急事態が起きて東部へ飛ばなければならなかったので、父親を説得して、カリフォルニアに来てもらい、レッドウッズという地元のすばらしい生活支援型（アシステッド・リビング）高齢者住宅に入れた。父親は友人に会えなくなったさびしさをかこち、食べ物と霧をきらっているらしい。別の女性は仕事を辞めて、アルツハイマー病の父親のもとへ引っ越して介護をしたが、父親の死後、その借金を返済するために家を売却したら、たちまち貧困層に転落して、ホームレスに近い生活を送ることになったという。いくつかのヨーロッパの国々では、介護家族に少額ながら介護手当を給付し、労働要員として時間を割いたことに対する補償として、年金の増額がおこなわれている。[*5] アメリカにはそういう仕組みがない。[*6]

数十年前なら、わたしのとるべき道ははっきりしていただろう。両親の家に引っ越し、ふたりのテーブルで食事をし、古来、女性の義務とされてきた無償の利他的行為を引き受けていたにちがいない。かつて女はそうした役目を果たすために生まれてきた。献身的な妻として、犠牲的精神を持った嫁として、また、不平ひとつ言わずに貧困に甘んじる独身のおばとして生きるために。あるいは、生涯結婚せずに生家で暮らし、二階の寝室にこもって詩を書きながら両親を看取ったエミリー・ディキンソン〔一九世紀アメリカの詩人〕のような娘となるために。

しかし、わたしたちの親の世代は、健康に問題をかかえつつ、過去に例を見なかったほど長生きをしそうなのに、[*7] 息子や娘であるわれわれベビーブーマーは対応できない場合が多い。多くは近くに住んでいないか、大家族で暮らしていない。南アフリカで牧羊業を営んでいるうちの親戚は、親が年をとれば牧場を息子に譲り、小さなコテージに移り住んで、自分たちが助けを必要とする日まで孫たちの面倒を見る。しかしベビーブーマーのアメリカ人女性は、離婚が増加したこともあり、三七パーセントが独身だ。[*8] ほとんどが給与生活者で、多くの人が自分自身の老後の備えも十分ではない。既婚女性も必ずしも経済的余裕があるわけではない。一九五〇年代、一九六〇年代には、労働者階級や中流層の家庭でも、男ひとりが稼ぐだけで、妻たちは家にいるかパートタイムで働くかしながら、子供や祖父母や親や義理の親たちの世話ができたのだが、そんな収入のある人はいまはめったにいない。男性は昔よりよくやるようになったものの、実際の介護のほとんどは女性の肩にかかっている。

わたしは比較的幸運なほうだった。わたしを必要とする子供もいないし、借金もない。家を持っているが、ブライアンのところで暮らしているので、人に貸し、その家賃収入をローン返済にあてている。ブライアンは健康だし、彼のふたりの息子はすでに家を出て大学に行っており、もうすぐ成人しようとしている。フリーランサーとしての仕事は柔軟性があるので、予定を入れさえしなければ——つまり、そのあいだの収入がゼロになることを覚悟すれば——親のために一、二週間くらい空けることはできる。けれどもわたしは、時間的にも金銭的にも、母や祖母たちが経験したことのない無理をしていた。

わたしは人生の半分をカリフォルニアで過ごしてきた。そこは、莫大な住宅ローンと、社会保険のない独立契約の仕事の国であり、表現的個人主義〔個性の実現、私的価値観を強調し、集合的、公的な価値観を否定する個人主義〕と個人の再生が何より重んじられる土地柄だ。〝べき〟という言葉は禁句で、家族への義務は水に書いた契約書のような任意のものと考えられている。わたしがそれまでに持っていた先入観的な〝子の献身〟のイメージはどれひとつとして、道しるべにはならなかった。夜ごとわたしは、抗いがたい自分の血の呼び声に従うべきか、ライターとしての人生をとるべきか、悩みに悩み、引き裂かれるような思いを味わっていた。カリフォルニアにいるときは、両親のことを心配し、いっしょにいてあげたいと強く思った。でもミドルタウンに行っているあいだは、お金と仕事のことが心配になり、ブライアンが恋しくて、一日も早く家に帰りたいと思っていた。自分の人生をあきらめるのと、両親を捨てるのとでは、どちらのほうが後悔が強く残るだろう……。わたしには判断がつかなかった。だから結局は八年ものあいだ、いずれも選ぶことができず、揺れ動くことになったのだ。

父が倒れる前は、電話がかかってきても、自分の気の向いたときだけ出ていた。でも父が倒れてからは、電話が鳴れば必ず受話器をとるようになった。夜明け前、まだブライアンがかたわらで静かに寝息を立てているころに目が覚めてしまい、両親の問題をどう解決したらよいか、考えているうちに眠れなくなると、『慈経(じきょう)』という、いわば仏教のお祈りのような言葉を唱えて、眠り直そうとした。

心が平安に、穏やかになりますように
愛と思いやりに満たされますように
恐怖と危険から解放されますように
幸せになれますように

それでもだめなときには、旧約聖書の詩編二三か、昔サリンジャーの小説『フラニーとゾーイー』で読んだロシア正教の〝イイススの祈り〟を思い出そうとしてみる。その神学上の基礎はわたしにとってはなじみのないものなのだけれど。

主イイスス・ハリストス
神の子よ
罪人となりしわれを憐れみたまえ

父が倒れてから四カ月後の、三月のあるどんよりと曇った朝、わたしは実家で両親といっしょに朝食のテーブルについていた。父は特別なスプーンを使ってゆっくりと食べていた。お皿は、水色のゴムマットに吸盤で固定されている。母が青いチェックのナプキンに黒の平ゴム紐を安全ピンで留めたものをエプロンとして用意し、父は食事前にそれを苦労して頭からかぶり、首に掛けていた。そうやって、食べこぼしでシャツを汚さないようにすると同時に、ビニールのよだれかけをしないことで、ふたりのプライドを守ろうとしていたのだった。食事が終わると、父は真剣そのものの態度でナプキンをたたみ、唯一の手の甲でぽんぽんとたたいて形を整えた。排泄機能は回復していた。もう夜間の紙おむつも昼間の尿取りパッドも使わずにすむようになった。言葉はなかなか出てこず、文を完結するのは困難だった。わたしの知っていたかつての父は、残存能力で対応し、順応し、克服していた。しかしこのころの父が楽にできた意思表示はただひとつ、「できない（アイ・キャント）」だけで、しかもしょっちゅうこの言葉を口にした。

両親はまるで接着剤で貼りあわせたようになっていた。昔から、自分の短気は不治の病のようなものだと言っていた母は、父がしゃべろうとしていることを代わりに言い終えてしまい、父が自力でやってもみないうちに、なんでも代わりにやってしまった。父がスプーンを申し分なく使いこなせているようなのに、朝食後は母が父の歯を磨いていた。それを見ながら、わたしは身もだえしたくなったが、何も言わなかった。母に口出しできる立場ではなかった。

わたしは専門家や自助グループの力を信頼している。ミドルセックス病院〔ミドルセックス・メモリアル病院とは別の医療機関〕に無料の介護者支援グループがあることがわかったので、母をそこへ連れていった。メディケアは、おもに医療スタッフが一対一で患者に対応する場合を給付対象としているので、病院に対しては何も支払われない[*9]。わたしたち家族が受けたもっとも重要でもっとも目につきにくい支援の中には、このように、医療制度の隙間で提供される低報酬、無報酬の変則的なものもあったのだ。

母は、窓のない込みあった部屋でわたしといっしょに、不安そうな面持ちで座っていた。そこに集まっていたのは、夫を介護しているミドルタウンの女性たちだった。連れあいはみな、癌や脳梗塞など、回復の見込みはないもののすぐに命を落とす危険のない病気をかかえている。サークルのリーダーを務める女性は看護師だった。ひとりのメンバーが口を開いた。赤毛をショートカットにしていて、そこそこに物腰のゆったりした人だ。その人は定期的にマッサージを受け、週に一度在宅医療介護員に来てもらい、午後の時間を自由に過ごしているという。携帯電話を持っているので、あまり心配せずに外出できるそうだ。やがて母が限界を感じていると打ち明けた。そこでわたしはさりげなく、母が父の歯を磨いていると言い添えた。すると携帯電話の女性が眉を吊り上げ、それはがんばりすぎでしょうと言った。「ほかの女性がどんなふうにして——腹を立てたり、いらだったり、感情を爆発させたりしながら――病気のご主人に向きあっておられるのか、聞かせていただいただけで、目の覚めるような思いがしました」と、母は父の三人の姉たちに宛てた手紙に書いた。「わたしは自分がジェフのために多くのことをしすぎていることに気づきました。彼が自分の力でがんばれないようにしていたのです」翌朝、母は父の歯を磨くことを拒否し、着替えの服を並べて部屋を出てしまった。父はむっつりした顔で歯を磨き、のちに本人から聞いたところによると「たいへんな難儀をして」着替えをすませたのだった。

わたしがカリフォルニアへ帰る二日ほど前、わたしは母とキッチンのテーブルでお茶を飲みながら、まるで父がそこにいないかのように何気なく、もし母が先に死んだらわたしはどうすればいいか、という話をしていた。父にレッドウッズへ入ってもらおうか、それとも、わたしが引っ越してくるとか、訪問介護員を雇うとかして、ミドルタウンで暮らしていけるようにするか……。父が不安そうにきいた。「なんの話をしてるんだ？」

心の問題となると、何も言えなくなる。わたしはときどき、ハンス・クリスチャン・アンデルセンの『雪の女王』に出てくる男の子のような気分になった。その子の心は、悪意のあるゆがんだ世界観を映し出す鏡のかけらに貫かれて氷のように冷たくなるのだ。わたしは新聞や詩や自己啓発書で読んだ言葉を引用して、ものごとにひねくれた解釈を加えるのが好きだった。

けれども父はもう、長い文を理解することができなくなっている。

わたしは深呼吸をした。これからわたしは、三〇代で口にし、四〇代でご破算にした結婚の誓約よりも深い意味のある、真心のこもった誓いを立てようとしていた。

わたしはまっすぐに父の目を見て、「もしバレリーが死んだらね」と、母をファーストネームで呼んで言った。「わたしがお父さんの世話をするわ」

母はその自助グループの集まりには二度と行かなかった。時間がとれないからだという。アメリカへ移住してから五〇年たってもなお、母は異国で暮らす異邦人のままだった。母には、なぜわたしとふたりの弟たちが、紹介されてもいない相手に自分の人生をさらけ出したがるのか、生涯理解できなかった。わたしは弟のジョナサンに電話をしては感情をぶちまけていたが、実家を訪ねてあげてとは――少なくとも、わたしたちがのちにどちらも望むようになるほど強くは――言わなかった。西海岸に住むわたしの友人たちは一様に、当を得た同情の言葉をかけてくれたが、ほとんどがわたしの両親に会ったこともなかったし、父を映画に連れていって、母を休ませてあげることはできなかった。母に内緒で、父のほかの元同僚にも話をして、定期的に父を昼食に連れ出してもらえないか頼んでみようかとも思ったが、母にばれてしまいそうな気がした。

夜には、母の苦しみを思い、父が鬱血を起こしていないかと心配になった。昼間は、記者として一〇年にわたり、健康や人間の営みに関わる取材をしてきた中で集めた名刺を繰った。やがてつてを頼りに、ミドルタウンの老年医療専門のソーシャルワーカーを見つけ出し、ウエスト・ハートフォードの元医師で、難病患者の家族の相談に乗っている人がいることも突きとめた。わたしは原稿の締め切りを守れなくなり、雑誌社に斬新な記事の企画を出すことがむずかしくなってきた。収入は半減していた。

両親はそのソーシャルワーカーに会いにいったが、あまりいい印象を持たなかったようだ。元医師のほうは家を訪ねてきてくれ、父にアクアビクスに通うことをすすめた。身体的に自立している期間が長ければ長いほど、老人ホームの世話になる時期を遅らせることができるというのだった。母はうなずいて二〇〇ドルの小切手を切り、医師を送り出して扉を閉めた。父をプールへ連れていくことはなかった。母はその日その日を乗り切るだけで精一杯のようだった。だからわたしはまたミドルタウンへ飛んだ。

父が脳梗塞を起こしてから八カ月後の真夏の朝、ミドルタウンのパイン・ストリートにある実家の、非の打ちどころのない居間で、わたしは両親といっしょに、瞑想をしていた。ウッドデッキに通じる引き戸式のガラス扉は開け放たれ、網戸から吹き込む風に、昨夜のひんやりした外気の名残が感じられた。病的なまでにプライバシーを尊ぶ母は、隣の家が目に入らないように工夫をしていた。重なりあうウマノスズクサの葉が陽光を透かす緑の壁となり、ウッドデッキをぐるっと取り囲んでいた。その向こうには、芝生に覆われた長い斜面と、母が四〇年前に植えたカバノキの木立があった。あとは生け垣や木々のところどころから、コネティカット河谷（かこく）のなだらかな丘の連なりが垣間見えるだけだ。

わたしは坐骨の出っ張った部分を坐禅用の正座椅子に乗せ、脛を白いシャギーラグにぴたりとつけて座っていた。父はカウチにぐにゃりと体をあずけていた。膝に乗せた手は指を曲げたまま上を向き、右肩は力なく落ちている。父の人となりにはそぐわない赤いサスペンダーを着け、きれいにあごひげを刈り揃えた姿には、かつてのような、きれいにひげをあたった威厳のある大学人のイメージはなく、まるで引退したヒッピーの時計職人のようだった。母はとうに父から、成人として生活していたあかしのほとんどを剝ぎ取っていた。ベルト、鍵、札入れ、ウェスリアン大学の身分証明書、クレジットカードのほか、わたしにはわからない理由で、伸縮性の金属バンド付きのステンレススチールの腕時計まで取り上げてしまった。母はヨガ用の黒い服を着て、自分の坐禅椅子に腰を据え、過剰なまでに背筋をぴんと伸ばしている。おろした美しい白い髪が肩にかかっていた。

わたしは目を伏せた。一〇年以上前にわたしのベトナム人の禅の先生、ティク・ナット・ハンに教わった言葉を頭の中で繰り返した。**わたしは息を吸い、全身を静かに落ち着かせる。わたしは息を吐き、全身を静かに落ち着かせる……。**両肩から力が抜けた。膝のそばの、二〇分にセットされたキッチンタイマーが、少しゼロのほうへと近づいた。

部屋は清潔で整頓が行き届き、外の眺めもゆったりしていて、まるでどこかの修養所にいるような気がした。カリフォルニアの慌ただしい日常とは似ても似つかない。

わたしは息を吸う……。

西海岸へ移り住んでまもなかったころ、わたしは、両親を訪ねる頻度は年に一度きりとし、三日以上滞在しないほうがよい、と思うようになった。はじめは興奮も手伝い、近況を報告しあうなどして、なかよくおしゃべりを楽しむのだが、そのうち必ず、わたしにとってはくだらないこと――ひとつとはかぎらない――で、母が怒りを爆発させるときが来るのだ。たとえば、わたしが毎日、地下室にタオルを干しておかないこと、余分に毛布をほしがること、高価なマンチェゴチーズ(スペイン産の羊乳を原料とするチーズ〕をわたしが食べすぎること、水切り籠の中にお米を三粒残していたこと、暖房やお湯や、電気、ペーパータオル、石けんを使いすぎること。

母にとってなんでもないことが、わたしの気に障ることもあった。たとえば、ノックをせずにわたしの寝室に入ってきたとか、あと二キロ痩せなさい、太りなさい、もっと中間色の服を着なさいと言われたとか。髪を茶色に染めるのはやめなさい、すてきな白髪になっているはずなんだからと言われたときもがまんができなかった。わたしたちが大声でやりあっていると、まだ倒れる前の元気だった父が、「そのくらいにしておきなさ〜い」と歌うように言ったものだ。すると母がわたしのことをわがままだ、神経過敏だと決めつけ、わたしは二階へ駆け上がって、予定より早いフライトを予約した。母を憎らしく思うと同時に、母の愛を激しく求めていた。

わたしは息を吐き……。

多くの面で、母とわたしはたがいを映す鏡のようだった。ふたりとも、いまは重度の障害を負ってぼうっとしている男を愛しているし、どちらも、ほかの人にはとても対応できない領域で力を発揮することができた。でも鏡像では左右が逆に映るように、正反対の面もあった。母は単語を正しく綴ることができず、家に貯金がいくらあるのかも知らないが、自分が足を踏み入れた部屋は必ずもっときれいにし、精巧なスイス時計のように几帳面に家を切り盛りしていた。わたしは行く先々でものを置き去りにし、自分の住宅ローンは自分で返し、男性に支えてもらったことは一度もなく、イチジクの木以上に繊細な生き物の世話をしたことがなかった。でも母はそうではない娘がほしかったのだ。もっと女らしくてしとやかで、思いやりのある娘が。そしてわたしは、心があたたかくて寛容で、慈愛に満ちた母親がほしかった。母はそのような親であったことは一度もないし、絶対になれっこなかったのだ。

でもこのときのわたしは、両親の家の居間で静かに座っていた。パイン・ストリートの家に戻ってきたのは、過去八カ月間で三度目のことだった。今度もまた、期間を決めずに泊まり込んでいた。

父が咳をし、カウチの上でもぞもぞと身じろぎをした。ハエがブーンと飛んできて、網戸にぶつかり、そこに止まった。ハエは最初に前脚の一本を動かし、それから後ろ脚を一本動かした。わたしは意識的に肩の力を抜いた。

母が腰を浮かしてゴム草履を脱ぎ、それで網戸をぴしゃりとたたいた。**何よ、それ? 二〇分くらいじっと座っていられないの!**

正語（しょうご）〔正しい言葉遣い〕は、釈迦の八正道（はっしょうどう）〔悟りにいたる八つの道〕のひとつだ。わたしは頭の中で適切な表現をさがした。**お母さん、わたしはね……**母はなおもしつこく、バンバンとたたいている。ハエが飛びすさった。わたしはくすくす笑いながら立ち上がると、母の肩にそっと手を置き、瞑想が終わるまで待ってくれない?と耳元でささやいた。母は笑みを返してゴム草履を下に置き、座り直した。一〇分後、タイマーがチンと鳴り、わたしたち三人はキッチンへ朝食を食べにいった。それでおしまい。

たぶん、小さなことだったのだ――喧嘩にならなかったのは。けれども後年わたしは、父の死へといたる長い歳月の最初の一年を振り返り、この穏やかなひとときをなつかしむことになる。瞑想を日課としていたからだろうか。母ががまんしたから？　それとも、非暴力コミュニケーションと呼ばれる、習ったばかりの自助テクニックをわたしが使ってみたからか。わたしたちが驚くほど謙虚でいられたからか。両親がわたしを必要としてくれたからだろうか。ひとつだけわかっているのは、空疎な希望にすがって乗り切ったとも言えるその最初の一年間、わたしたちがふだんよりレベルの高い自分でいられたことだ。わたしたちは心を開いていた。あれは蜜月だった。そしてわたしたちはそうした時間を必要としていたのだ。

わたしは当時、神の存在を信じていなかったし、いまも信じていない。けれども、この恵みの一年に経験したことを説明するとしたら、昔どこかで見て感傷的だと思ったキリスト教のポスターの話をするのが手っ取り早いだろう。濡れた砂浜に点々と残る足跡の写真があり、下にこう書いてあった。「あなたが試練や苦難にあるとき、たった一対の足跡を見たならば、わたしがそこへ連れてきたのだと思いなさい」

朝食後、わたしは車で父をダウンタウンにある赤十字事務所まで連れていき、無料のパラトランジット・バン・サービス〔路線バスの利用が困難な障害者のための乗合バス・システム〕を申し込み、所定の欄に、書き切れないほどたくさんある父の障害を書き連ねていった。家に帰ると、母に頼んで父のウェスリアン大学の身分証明書と札入れをもらい——驚いたことに母は抵抗することなく渡してくれた——父を大学のプールへ送っていき、そこで係員に身分証明書を見せる手伝いをした。中へ入ると、わたしが泳いでプールを何度も往復するあいだ、父は端っこの浅いところで、リハビリのときに理学療法士から習ったとおり、苦労して膝の上げ下げに取り組んでいた。

月曜と火曜は、赤十字のバンに送迎をしてもらってふたりでプールに行った。水曜、木曜は父にひとりでバンに乗ってもらい、わたしは車でプールに行って父と合流し、いっしょに泳いでから、また父だけをバンに乗せ、家で父を迎えた。半袖シャツを着て、水着を入れた巾着袋を提げた父は、デイキャンプから戻ってきた少年のように見えた。わたしは母性本能をくすぐられ、守ってあげたいようなやさしい気持ちになった。

バンが迎えにくる時間に間に合わないといけないから、という口実で、わたしはメインストリートにある〈ペルトンのドラッグストア〉へ父を連れていき、母に取り上げられたステンレススチールの腕時計の代わりに、ハニカム織りの黒いナイロンバンドがついたタイメックスの防水腕時計を買った。翌週の月曜日、わたしが泳いでいると、父が水中ウォーキングをしながら、コースロープごしにこちらを見て、突然、すらすらと——母のいないときのほうがじょうずにしゃべることがあった——こう言った。「これは俄然楽しくなってきたぞ」父は腕時計を見た。「時計を持つのはうれしいものだ」

わたしにとってその瞬間は、過去に書いたどの記事よりもたいせつだった。書棚の上の、わたしの名前が刻まれたトロフィーや分厚いガラスの表彰盾よりもずっと貴重に思えた。自信が大きくふくらみ、無償の愛を与える力も一気に高まった。

わたしが帰り支度を終えるころには、父は週三回、午前中にバンを利用してプールに行き、ひとりでアクアビクスをして、更衣室で知らない人に手伝ってもらってシャツを着て帰ってきた。特別な技術のいらない、小さなありふれた活動――アクアビクス――を入れただけで、次々とよいことが起こり、父はささやかだがほんとうの独自の楽しみに彩られた人生を作り上げることができた。もしそれがわたしの人生なら、長く続いてほしいとは思わなかっただろうが、その人生は父だけのものだった。

わたしが飛行機で帰る日、母は目にいっぱい涙を溜めて、行かないでほしいと言った――それははじめてのことだった。何年ものあいだ、敵同士だったわたしたちが、ついにひとつのチームとして動きだしたのだ。「あなたがもっと近くに住んでいたらどんなにいいでしょう」と、母はキッチンのテーブルでわたしの手を撫でながら言った。「一時間半くらいで来られるところだったら……ボストンに住んでいたら……」

母がそんなふうに話してくれる日を――やさしさを、自分を必要として感謝の気持ちを表してくれるときを――わたしは物心ついたころからずっと待ち望んできた。一瞬、もう帰るのはよそうかと思った。

この五〇年間、わたしは、自分だったらとても引き受けられない役目を母が担うのを見てきた。母を止めるものは何もなかった。南アフリカで知りあった人や愛した人々に別れを告げ、アフリカ人の使用人が毎朝寝室までお盆を運んでくる絶望の国を離れたときも、戦後のイギリスで、おむつを取り替えられない片腕の夫といっしょに三人の子を育てたときも、一九五七年に、二、三個のトランクを携え、一着しか持っていないイエーガーの上等のブルーのスーツを着て、ほとんど友だちのいないアメリカに渡り、ニューヨークの波止場に降り立ったときも。

両親は渡米後、ボストン郊外の湖を見晴らせる場所にミッドセンチュリーモダンの家を建てた。母が玄関扉をターコイズブルーに塗り、その横の細長い窓には、オレンジジュースの缶の蓋をいくつもナイロンの釣り糸につなげたものを吊した。円い蓋が光をとらえ、金色の鱗のようにきらきらと輝いた。ほとんど費用のかかっていない、みごとな芸術作品だった。母は少し後ろに下がり、手を腰にあてて出来映えを確認していた。片方の頬はペンキで汚れ、フレンチツイストに結った金髪が一本、ほつれていた。母はミュージカル『アニーよ、銃をとれ』のお気に入りの一節を歌った。「あなたにできることは、なんでもわたしのほうがじょうずなの！　わたしのほうがうまくできる！」

数十年たっても、わたしは母の前では不器用なティーンエイジャーのような気持ちがしていた。いまやそのティーンエイジャーが自分の親に、親の役目を求められているのだった。わたしは母の手をさすり、家族はこんなに遠く離れて暮らすものじゃないわねと言い、二階へバッグを取りにいった。

数週間後、カリフォルニアに戻っていたわたしのもとへ、ひとりの男性から手紙が届いた。驚いたことに、その人はほとんどしゃべることができないのに、考え、読み、書くことができたのだった。

「きみは自分がすると言ったことを実行しただけではなく、それを颯爽（さっそう）とやってのけました。フランス人が自分たちの美点と考えている才を発揮してね」と、父は書いていた。きっと何時間もパソコンと格闘して書き上げたのだろう。その文章力は、ハートフォード近くの空港でわたしがさようならのキスをした、口ごもることしかできずに微笑んでいる男性の印象とは、信じられないほどかけ離れていた。脳梗塞により、話し言葉を理解して明瞭にしゃべる能力は破壊されたものの、数十年にわたる学究活動のおかげで高度に発達した脳内の領域——ニューロンが視覚データの処理や、読み書き能力の少なくとも一部をつかさどる部分——は難を免れたようだった。

「きみが独創的なアイディアをひねり出し、水泳に通う手はずを整えたこともその一例です」父の手紙はそう続けた。「バンのドライバーたちはきみがいろいろなことに精通していることに感心していました。うまくいかないことがあっても、きみは決してひるまず、何かプランを考えてくれました。きみが帰ってしまうときには悲しみがありましたが、それは避けられないことです。きみはお母さんとわたしをたいそう悲しませましたが、非常に誇らしくも思わせてくれました。わたしたちは不思議な、しかしすばらしい気分で空港をあとにしました。つまり、きみは自分のなすべきことをし、なんの禍根も残さなかったのです。ダーリン、わたしはそれをきみに伝えたい。胸いっぱいの愛をきみに贈ります。もしわたしが過去に恩知らずな態度をとっていたとすれば、その埋めあわせをする努力をしなければなりません」

印字された文章の下に、クモの脚が絡みあったような、ほぼ判読不可能な文字が並んでいた。それは父がみずから書いたファーストネームだった。

第3章 通過儀礼

二〇〇二年の秋、父は静かに八〇歳になった。母が手書きのメッセージを送り、わたしが手紙を書いたほかには、とくにお祝いらしいことはしなかった。父は、わたしも一部受け継いでしまったその頑固さゆえに、ほとんど勝利を得られないままに、数々の喪失を受け入れていた。脳梗塞で倒れてから一年のあいだに、手の届く範囲がかぎられているにもかかわらず、ふたたび自分でベルトを締められるようになり、長い柄のついた特別な櫛を使って髪をとかせるようにもなった。その櫛は、わたしが母の意向に逆らって、身障者向けのカタログから注文したものだ。母はでかでかと〝ハンディキャップ〟と書いてあるのが気に入らなかったらしい。父は週に三回、少し足を引きずりながら、徒歩でプールに通い、アクアビクスに取り組んでいた。赤十字の送迎バンは、母がことわってしまった。ときどき父を後回しにしてほかの乗客を隣町まで送ってくるので帰宅が遅くなるからだという。月に二回、父の元同僚のリチャード・アデルスタインが父を昼食に連れ出してくれた。ほとんどの時間はアデルスタインが話し、父が聞き役にまわっていたようだ。父はまた、言語療法士のアンジェラのすすめで、自分史の執筆に取りかかった。しかしゲイロード・リハビリテーション研究所の冊子に書いてあったとおり、進歩は次第にゆるやかになっていた。やがて父は、八〇歳の高学歴男性にふさわしい記憶と知力と読解力を持つ一方、言葉を話す能力は四、五歳並み、身体的な自立度は六歳児並みという、新しい基準線に落ち着いた。

わたしは二〇〇二年の感謝祭に、マサチューセッツ州西部のブライアンの実家を訪ね、彼ときょうだいのアンとその家族、それにブライアンの八八歳になる父親、ジョンとともに過ごした。ジョンは関節炎が進行し、軽い脳梗塞を経験していた。家の中を移動するときは歩行器を使い、階段を上がるときには専用の昇降機が必要だったので、クィーンズ区の家を引き払い、娘一家のもとへ引っ越してきたのだった（この四カ月後、わたしたちは彼の葬儀のために東海岸へ飛ぶことになった）。わたしとブライアンは、アン夫婦が旅行に出かけている一週間のあいだ、ジョンの世話をしたあと、車でミドルタウンへ行った。そしてはじめてうちの両親に彼を紹介した。

わたしは彼が娘婿として不適格の判定を下されるのではないかと不安だった。じつを言うと、それなりの根拠があったのだ。フォーティナイナーズのロゴ入りトレーナーに野球帽という出で立ちだったし、医療機器販売の仕事をしていて、ときたま、大雨の日に「これはむちゃ降(ぶ)りだ」と言ってみたり、〝入隊検査合格（pass the muster）〟をもじって、「その志願者はマスタードをまわさなかった（didn't pass the mustard）」などというだじゃれを口にしたりするような人だったからだ。うちの両親と心を通いあわせようとした最初の試みも、あまりうまくいかなかったようだ。母に聞いた話では、彼は電話でわたしのことをすばらしい(ワンダフル)と褒めようとして、「いやあ、彼女は手に余ります（ハンドフル）」と言ったらしい。はじめてミドルタウンを訪れたこのときには、みんなでレストランへ昼食をとりにいき、その席でいきなり、お嬢さんと結婚させてくださいと切り出した。すると父がにやりと笑って首を振り、こう言った。「きみではだめだ！」ブライアンをからかったのか、率直に気まずい真実を告げたのかは永遠の謎だ。

でも心配することはなかった。父はブライアンをウェスリアン大学のキャンパスめぐりに連れ出し、ふたりきりの時間を過ごしてきた。最後には、父も母も、何くれとなくあたたかい心遣いを見せるブライアンの人柄にすっかり魅了されてしまった。もっとも、わたしがそのことを知ったのは、ふたりの死後、母が南アフリカの親戚に書いた手紙を読んだときのことだ。母は、ブライアンがわたしを幸せにしてくれていることを夫ともどもうれしく思っていると、熱っぽく報告していたのだった。

ブライアンが帰っていったあと、ある朝、わたしは父といっしょにウェスリアン大学のプールまで歩いていった。監視員は父が来るのを待つようになっていた。介護用リフトが用意され、父はバケットに乗った架線工事の作業員のように、それで運ばれて、水の中に入ったり、引き揚げてもらったりした。パイン・ストリートの家に帰る途中、父は「無期限の休暇」をとっているんだと言った。脳梗塞で倒れるはるか以前から、父は自分の力では変えられない現実——腕を失ったことや、妻の慢性的な不機嫌のせいで息子たちとのあいだに心理的な距離ができてしまったこと——に耐える術（すべ）に長けていた。今度もまたその能力を発揮していた。

母のほうは成長を遂げた。ウェスリアン大学の元数学教授に、小切手帳の仕訳方法を習い、月に一度、それを税理士事務所へ持っていっては、簿記係に手伝ってもらって、合計金額が一、二ドル合わない原因を見つけ出し、修正できるようになった。ソーシャルワーカーをしている近所の人が、介護で困難を感じていることを書き出すようにすすめてくれ、誰か雇ってはどうかと助言してくれた。母はウェスリアン大学の関係者から、アニーという名の品のよい年輩のアフリカ系アメリカ人女性を紹介してもらうことができた。アニーは一回一〇ドルで週三回、午前中に来て、父にシャワー浴をさせてくれるようになった。

けれどもいろいろなことが落ち着いてきたころ、母は、長年、家族ぐるみのつきあいをしてきた弁護士から、家を売って〝終身介護コミュニティ〟に入ってはどうかとの助言を受けた。父の認知機能なり自立度なりが低下して入所資格を失う前に手を打ったほうがいいというのだ。ご主人はよくなりません、状態は悪くなる一方です、と。母は動揺して眠れなくなり、父を連れて生活支援型高齢者住宅をまわった。しかしある施設は、おやつにインスタントのゼリーを出していることとルーテル派の信仰にもとづいて運営されていることが気に入らず、別の施設は、どの町からも遠すぎる点に難があり、さらに別の施設は、ゴルフパンツを履いた共和党支持者が多すぎるというので対象外となった。

母はまだ活力にあふれる初期高齢者で、ひとりでは何もできない父のみじめな境遇からはほど遠い領域にいた。負担はあっても自立した生活を手放す気にはなれなかった。友人や庭や裁縫室に別れを告げ、週に一度メインストリートのミドルセックス果実店でもぎたてのグリーンアップルと新鮮なレッドオークレタスを買う習慣を捨ててまで、母が「鶏小屋」と呼ぶ施設に入り、高額の費用がかかる、暖房の効きすぎた狭苦しい居室で火を通しすぎた料理を食べる毎日を送りたいは思わなかったのだ。けれども母は、生活資金が底をつくことや、予測のつかない破滅的な事態が起こることを恐れていた。そして、父の介護のかたわら、家と数エーカー〔一エーカーは約四〇四七平方メートル〕の敷地と樹木のメンテナンスに追われ、疲れ果てていた。ショッキングなことに、母はすでに不動産業者を呼んで家の価格を査定させていた。わたしたちの家族はあまりに多くのものを失った。あの家まで失いたくはなかった。あれは、わたしと弟たちの過ぎ去りし日々を思い出させてくれる、美と秩序の島だったのだから。

難病専門医に紹介状を書いてもらい、わたしは両親を車に乗せてウエスト・ハートフォードの新しい弁護士のもとへ連れていった。その人は〝高齢者法〟と呼ばれる特殊分野のパイオニアということだった。どこかフェレットに似た四〇代の小柄な男性で、麦わら色の口ひげを生やしていた。ご自身のお父さんが五〇代後半でアルツハイマー病にかかり、老人ホームで亡くなったころには、奥さんとお子さんには何も残らなかったそうだ。

弁護士は、わたしたちを明るい色調の会議用テーブルにつかせると、両親がＩＲＡ〔個人向け退職資金積立制度。いわゆる個人年金〕のほかに保有しているミューチュアルファンドをすべてわたしの名義に変更することを提案した。父が老人ホームに入所する必要が生じた場合は、まずふたりのＩＲＡを「使いきってしまう」。そうすれば、低所得者を対象とする医療保険制度、メディケイドに医療費を肩代わりしてもらえる。国が毎年、長期介護に投じる一三七〇億円以上の資金のうち、四五パーセントがメディケイドに費やされている。[*1] その弁護士によれば、いくらかお金をとっておかないと、母が「貧困配偶者」に陥る恐れがあるという。両親が資産の大半を使ってしまわないかぎり、メディケイドから、父の介護費用の給付を受けることができないのだ。

でも、ある程度の資金を早いうちにわたしの名義にしておけば、母が弱ってきたときにそれを母の介護費用にあてることができるうえ、わたしや弟たちにいくらか遺産として残すことさえできるだろうという。これなら、代替プランとして有望だし、やみくもに支援を受ける生活へ突き進もうとする母を思いとどまらせることができるのではないか。わたしは希望を込めてそう思った。母は、わたしたちにとっては錨とも言うべきこの家で暮らし、手伝ってくれる人をもっと雇って、自立した生活を送ることができる。

「すぐにそうなさるべきです」弁護士は口ひげを撫でながらそう言った。このような手が使いにくくなるよう、法を改正する動きがあるらしい。このプランは違法ではない。親が成人した子供に合法的に資産を譲渡するのはめずらしくないことだし、父がメディケイドの世話になるのは少なくとも三年以上は先のことだろう（実際は五年先になった）から、財産の譲渡をしたからといって、誰も詮索しないはずだ。

父が話すことができたら、きっと「狡猾なやり口」だと言ったことだろう。だが父は従順な声なき証人として椅子に座っていた。

弁護士はサインの必要な書類を一式並べてみせた。両親が何年も前に署名をしたリビングウィルや〝医療に関する永続的委任状〟よりもはるかに広範な内容（そして高額）だった。まずはじめに最新のリビングウィルと新たに作成する〝事前指示書〟――これによって両親は、昏睡状態に陥るか、六カ月以内に死亡すると見込まれた場合は延命処置を望みませんと宣言する（のちにわたしは、そこには、認知症や、ペースメーカーのような植え込み型の小さな延命装置について何も書かれていないことに気がついた）。その次はこれまた新規の〝医療に関する永続的委任状〟。これにサインすれば、家庭医が父にみずからの医療に関わる決断を下す能力がないと判断した場合は、わたしと母が代わって決定することになる。最後に、わたしを母の医療に関する後見人と定める書類、父の金銭上の問題をわたしと母の裁量にゆだねることを確認する書類、それから、母に関しても同じような権限をわたしに与えることを決める書類。

父は署名する場所を母に教えてもらい、新たに身につけた妙にちまちまとした頼りなげな筆跡でサインをした。かつての父は家族の管財人だった。母という、つねに帆に風をはらんで迷走する船を安定させる底荷（バラスト）であり、母を守る岩であり、わたしたち家族を束ねる家長だった。カリフォルニアにいる弟たちがいまだに距離を置いていたので、父が果たせなくなった役割がひとつまたひとつと、母とわたしに降りかかってきたのだ。おおざっぱで明るくて、お人好しの娘に。

女性の公証人が長い法律文書をめくっては、判を押していき、わたしは、新しい世界の訪れを告げる言葉に目を通した。こうした紙のお守りがどれほどあてにならないものか、そのときのわたしたちは知るよしもなかった。

フィデリティ証券に電話をかけ、口座の名義変更手続きの手配をしたあと、わたしは父を、旧クラレンス・ワズワース大佐邸を囲む森へと、散歩に連れ出した〔国家歴史登録財の指定を受け、敷地全体が公園となっている〕。二〇世紀はじめに建てられたウェディングケーキのようなこの屋敷は、少し前にミドルタウンによって改修されたばかりだった。両親とわたしは何十年も前から、小川の流れるこの森を何度となく歩いてきた。ここがカトリックの女子修道会の修養施設だった時代〔一九四九〜九四年〕には、修道女に遠慮することなく散策を楽しんだものだ。わたしに手を引かれ、父は右足を引きずって歩いた。地面は落ち葉に覆われていた。

わたしは、父がまだ人生は生きるに値すると思っているかどうか、きいてみた。「蘇生処置禁止の話かね」父は〝蘇生処置(レサシテート)〟を〝レ・サス・キ・テート〟と発音して尋ねた。わたしはとくにそれを意識していたわけではなかったが、とりあえずうなずいた。

父は、倒れたときにあのまま死んでいたほうがお母さんは幸せだったろうと言った。「お母さんは未亡人として泣くことができただろう」卒中患者特有の聞き取りにくい発音でそう言った。「そして立ち直れたはずだ」

落ち葉を踏みしめてゆっくりと歩きながら、わたしはほとんど記憶にない父方の祖母、アリスのことを考えていた。アリスは一九六二年、八三歳のときに、南アフリカの病院の拘禁病棟で亡くなった。身内で赤の他人に囲まれて息を引き取ったのはアリスがはじめてだった。五年のあいだに重度の脳梗塞を数回起こし、感情を抑制することも筋道を立ててものを考えることもできなくなり、怒りっぽくなって食事を拒みだした。愛情深かった夫のアーネストも彼の未婚の妹メアリも、在宅での介護を断念せざるをえなくなったのだ。

現在に比べれば当時は、こうした過程を経て死ぬことはずっとまれだった。アリスの惨苦が長引いたことで、五人の子供たちの中には、精神的な危機に陥り、なぜ神はこのような罰を科せられたのかと、率直に疑問を口にする者もいた。「彼女の騒ぎ立てる声は、解釈不能である……そして、慈悲深き神に対する、つねに揺らぎどおしのわたしの信仰心を変えてくれることもなかった」南アフリカの著名な詩人であったいまは亡き伯父のガイは、アリスが最悪の状態だった晩年の日々について、回顧録にそう綴っている。臨終の数時間前、ガイはぼう然としている祖父といっしょにアリスのベッドのそばに立ち、何も見ることもなく一点を凝視している祖母の目と、抜け殻となったその姿を見ていた。「それはもはや、かつての母の痛ましいパロディではなかった」と、ガイは書いている。「母は死んでいた。幸いにも、帰らぬ人となり、ついに自由になった。八三歳の肉体の中に言葉や意味をさがし求める苦しみを超越したのだ」

アリスの夫、つまりわたしの祖父アーネストは一九六五年に七九歳で亡くなった。まだ医学が通常は高齢者の死を防ごうとしなかった時代の終わりごろのことだった。祖父はある日、裏庭の木工作業場に行って、作りかけのまま三〇年間放っていた椅子数脚を完成させ、作業台を片付けたあと、心臓発作で倒れ、二日後、ごくふつうの病院のベッドで死亡した。

父のしみだらけのやわらかい手を握りながら、わたしはかなわぬ願いと知りつつ、父も同じように幸運な死を迎えられますようにと祈った。

「う、腕を――失った。うーうー……うーん……それはいい」言語障害という牢獄に囚われた父は、身振り手振りを加えながら言った。わたしは理解した。陸軍野戦病院で自殺したくなるほどの絶望的な思いで一日か二日を過ごし、何カ月もリハビリを続け、幾夜もローズ大学のキャンパスでほかの傷痍軍人と酒を酌み交わしたあと、父は自分を取り戻し、かつての夢だった化学者の道をあきらめ、教育を受け直して歴史家となり、母と出会い、結婚して、幸福な人生を送ったのだ。

「かー……かい……かいせんきん……」父は肩をすくめたが、わたしにはわかった。六〇代のころ、父は回旋筋腱板（かいせんきんけんばん）〔肩甲骨と上腕骨をつなぐ四つの筋肉の腱〕を損傷している。手術を受けたが予後は芳しくなく、テーブルの反対側に腕を伸ばして塩をとることができなくなった。それでも父は適応した。わたしの大好きな父、ジェフでいてくれた。

「しかし……これは……」父はまっすぐにわたしの目を見て言い、困惑と怒りを込めて首を横に振った。これはだめだ。

「これは……」

家に戻ると、わたしは父の上着をドアのそばに掛けた。手の届く範囲が狭まった父には、フックの位置が高すぎるのだが、母は玄関ホールのすっきりしたラインが乱れるからと言って、下に取りつけ直すのをいやがった。わたしは二階の寒い客用寝室に入り、母の装飾書法（カリグラフィー）用の古い机の前に座って、膝にブランケットを掛けた。わたしの心はまだ葛藤に揺れていた。父には自然死を遂げてもらいたかった。できるかぎり機能的で幸福な人生を送ってもらいたいとも思っていた。わたしは、グレーター・ハートフォード地区職業別電話帳の〝理学療法〟の部を開き、掲載された電話番号を指でたどって、クロムウェルの近くで開業している女性理学療法士を見つけ出した。リハビリ用のプールを持っていて、低率の給付金しか出ないメディケアの加入者でも引き受けてくれるという。わたしはその電話番号をインデックスカードに書きとめると、意気揚々と母に手渡した。そしてキャリーバッグに荷物を詰めてカリフォルニアに戻る支度をはじめた。こうしてわたしは、予測のつかない前途多難な旅に出ようとしていたのだった。

第 2 部

ファストメディスン

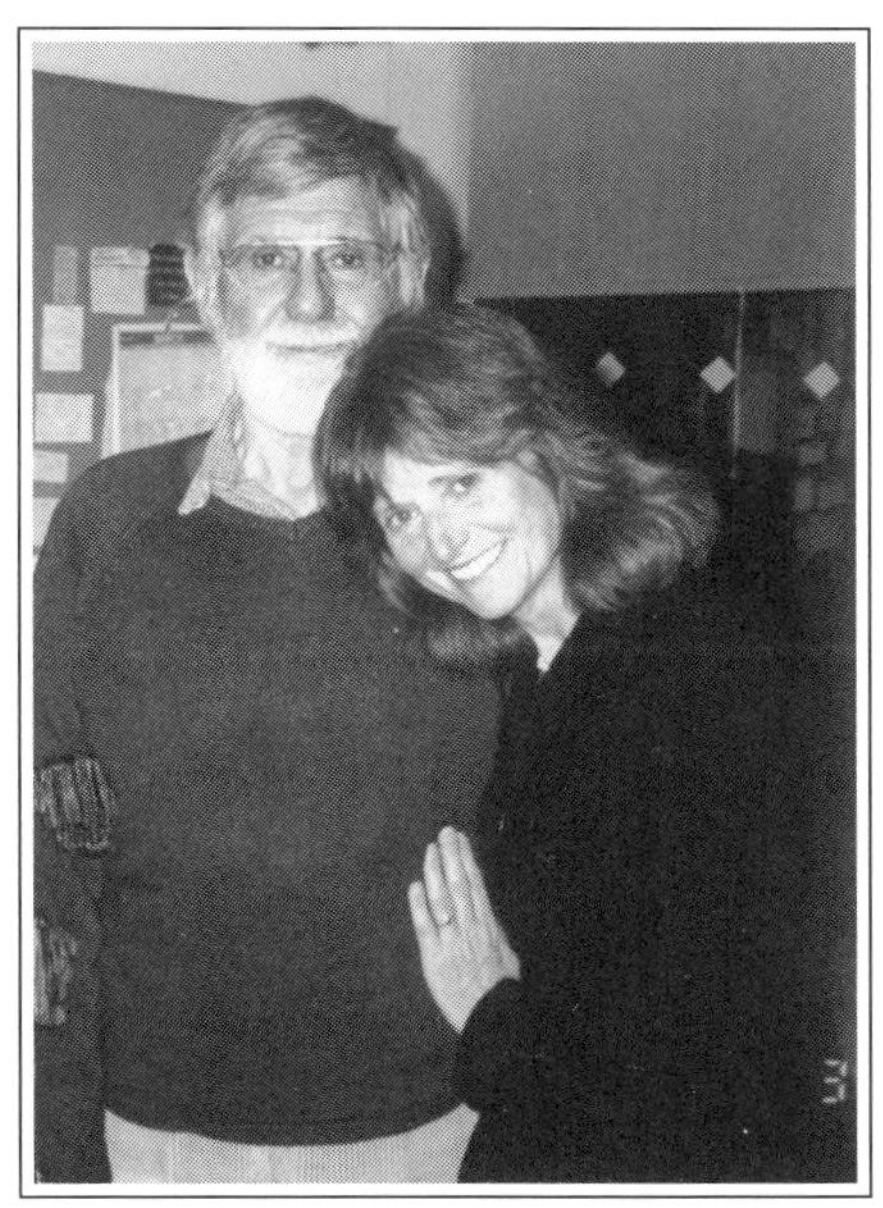

ジェフリーとケイティ・バトラー
Photograph by Valerie Butler

第4章 希望という名の暴君

一二月のはじめ、母が電話をしてきた。理学療法士があまりに熱心にプール・エクササイズを課したため、父の下腹部の平滑筋に二カ所、亀裂が生じたというのだ。この穴から、脂肪や細胞組織がはみ出し、皮膚の下に痛みをともなうふくらみができた。こうしたふくらみ——専門用語では鼠径（そけい）ヘルニアという——は、全身麻酔をかけて最新の腹腔鏡手術をおこなえば容易に治療できる。フェールズ先生は脱腸帯を使って一時的に痛みをやわらげてはどうかとすすめたが、その費用二〇〇ドルがメディケアでカバーされないとわかり、母は躊躇した。時間がものを言う事態だった。手術を受けるか、少なくとも脱腸帯を使用しないと、小腸の一部がループ状にはみ出して腹壁にはさまれ——つまり〝嵌頓（かんとん）〟し——血流が阻害されて壊死にいたることがある。知識のなかったわたしは、ヘルニア修復術は簡単な処置だから、仕事を休んで東部まで行く必要はないと思っていた。虚弱な高齢者にとって、簡単な手術などというものは存在しないことを知ったのは、ずっとのちのことだった。

フェールズ先生は地元の一般外科医〔日本の消化器外科医に相当する〕を紹介してくれた。その医師は、手術前の状態確認のため、心臓専門医の診察を受けてきてほしいと言った。クリスマスの翌日、脳梗塞を起こしてからわずか一年あまりのうちに、母はコネティカットの海岸地区にあるミドルセックス心臓病センターのジョン・ローガン医師に至急の予約をとり、父を車に乗せて連れていった。ローガン先生は五二歳、穏やかな物腰の人で、焦げ茶色の髪の生え際が後退しつつあった。マサチューセッツ大学医学大学院(メディカルスクール)の卒業生でカトリックだという。ローガン先生のカルテには、父は「南アフリカ出身の感じのよい紳士」で、「第二次世界大戦ではイギリスのために戦い、イタリア作戦で砲撃を受けて左腕を失った」と記録されることになった。何年ものち、ローガン先生はわたしに、お父さまのことが大好きでしたと書いたお手紙をくださったのだった。

ローガン先生は、父の現状には何も異常はないと見ていた。しかし心電図をとったところ、安静時の老いつつある心臓が一分間に三五回しか拍動していないことがわかった。健康な若い人の平均値の半分よりほんの少し多いだけだ。専門的には〝無症候性徐脈〟と呼ばれるもので、父には六年以上も前からこの症状があった。非常によくスポーツをする人と、非常に年をとっている人に多い。耐久力のあるオリンピック選手の多くは安静時の心拍数が少ない。これは彼らが効率的な大きな心臓を持っていて、競技中には酸素をふくんだ大量の血をどっと筋肉に送り込むことができるが、安静時には拍動が劇的にゆるやかになるからだ。

父の心拍数が少ないのは、八〇歳だったせいだ。

心臓の拍動のリズムは、コンマの形をした洞房結節と呼ばれる神経線維の束によって調整されている。父の場合は、この自然のペースメーカーの発火力（電気信号を発生させる力）が加齢とともに衰えてきたのだ。洞房結節は、右心房のてっぺん付近にあり、鉛筆についている消しゴムくらいの大きさしかない。人が生まれてから死ぬまで、それは昼も夜も、自動的に小さな電気信号を発しては休み、電位を高めてはまた発火する。送り出された電気信号は、心臓の筋肉や神経線維を伝って、心室――ポンプの役割を果たす下方のふたつの主要な部屋――に達し、血液を動脈へ送り出すよう指令を出す。すると血液が四肢や重要な臓器へと流れていく。七五歳になるころには、この洞房結節の細胞が加齢や細胞の死滅などの自然現象により、九〇パーセントも失われてしまうことがある。[*1] 心臓の刺激伝導系に関わるほかの部位の神経細胞も同様に減少する。

父の心拍が遅いことがはじめてわかったのは、一九九四年、かかりつけ内科医のオフィスで心電図の定期検査を受けたときだ。洞房結節から出た信号が心室に届くまでの速度がときどき、一、二秒遅くなった。拍動の合間に心臓が止まることもあった。ときたま、すっかり心拍が抜けてしまうこともある。これは、心臓専門医がウェンケバッハ・リズム（ウェンケバッハ型房室ブロック）と呼ぶ症状だ。しかし心電図には乱れがあったものの――ローガン先生によれば〝第一度房室ブロック〟〝洞不全症候群〟――父は失神したこともめまいを感じたこともなく、心臓に問題のあることをうかがわせる徴候は、いっさい見られなかった。ただし、ときどき足首がむくむことはあった。ペースメーカーが発明される以前に高齢者になっていれば、心臓病との診断は下されず、ただの老化現象と見なされたことだろう。

ローガン先生は検査結果を見て、ペースメーカーが必要と判断した。〝ペーサー〟をつけないと、全身麻酔のストレスでヘルニアの手術中に心臓が止まってしまうかもしれないという。切迫感と、ほかに道はないのだという思い込み、提案された治療法にマイナス面はないのだろうという推測……。往々にしてそれらが組みあわさり、虚弱化した高齢者に関わる医療上の決断が下されて、のちに後悔を引き起こす。ローガン先生の診察を受けたのはそれが二度目で、ペースメーカーをすすめられたのも二度目だったのだ。

ローガン先生がはじめて父を診察したのは、その一年前の二〇〇一年一一月のことだ。最初の脳梗塞を起こすほんの少し前で、消化器外科医が父の心拍が遅いことに驚いたあとだった。心臓病の治療ガイドラインでは、無症候性徐脈にはペースメーカーの植え込みは推奨されていない。にもかかわらずローガン先生は父に、あなたは〝ペースメーカーの適応〟ですと告げた。のちにローガン先生からわたしに送られてきた手紙には、当時の父の症状は「確かにグレーゾーンであり、ガイドラインにはぴったりあてはまりませんでした。わたしは重大な症状が出てくる前にペーサー植え込みをお考えになるべきだと判断しました。いずれ必要になることはまちがいないと思ったからです」と書かれていた。

そのとき、元気でぴんぴんしていた父は、どうしても必要というわけでなければ、ペースメーカーを入れる気はありませんと答えた。かかりつけ医のフェールズ先生もそれは過剰医療だと考えていた。それでもローガン先生は、一日二四時間、心拍を記録できるベルト装着式のホルター心電計を父に使わせるつもりだった。長時間にわたる検査をすれば、さらなる心拍の異常が見つかり、やはりペースメーカーを入れたほうがよい、という結論が出ていたかもしれない。だがホルター心電図検査がはじまらないうちに、母がローガン先生に電話をかけ、父が最初の脳梗塞を起こしたことを涙ながらに報告する結果となったのだった。

ちょうど父がはじめてローガン先生にペースメーカーをすすめられていたころ、アルベルト・ドラーラというイタリアの心臓専門医が〝スローメディスン〟と名付けた新しい治療方法を広めようとしていた。[*2] 二〇〇二年はじめ、ドラーラはイタリアの権威ある心臓病専門誌に、エッセイを発表して国際的に影響を与えた。その中で彼はこう書いた。ファストメディスンでは、まるでファストフードのように素早く次から次へと、検査や治療方針が決定されていく――これでは治療というより、修理に近い。スローメディスンは、スローフードのように、抑制と平静と、何よりも時間に重きを置く。治療にともなう心理的、身体的コストを測る時間と、新しい方法や技術を評価する時間、そして、死期が近づいたときには、躍起になって何かをしようとするのをやめるための時間、患者とその家族のより広いニーズに対応するための時間をたいせつにするのだ。

ドラーラはのちに「アクタ・カルディオロジカ」誌〔ベルギー心臓病学会発行の専門誌〕に英語で寄稿し、あまりに過剰な熱意を持って行動しようとすれば、「手術のタイミングが早すぎたり、新技術の導入に熱心になりすぎたり、検査を過度に重視したりする結果になりかねない……そして患者のニーズにあまり注意を払わなくなる危険性があるのだ」と書いた。[*3] スローメディスンを実践している彼の同僚のひとり、フランシスコ・フロリスタは、「より多くのことをしたからといって、必ずしもよりよいことができるとはかぎらない」と、別の専門誌に書いている。[*4]

こうしたイタリアの医師たちは、おもに老年医学や緩和ケア、内科医学、家庭医学、ホスピスケアなど、地味で儲からないジャンルから静かに生まれようとしていた医療カウンターカルチャーの担い手だった。この運動に誕生の時期があるとすれば、それはおそらく一九六七年だろう。この年、シシリー・ソンダースという名のイングランド人看護師が、世界初の近代的な緩和ケア病院、セント・クリストファーズ・ホスピスをロンドンに創立したのだ。その目標は、延命をはかることではなく、患者の「苦しみ全体」に向きあうことだった。多くの意味で、スローメディスンは進歩ではなく、古来の医療への回帰をめざしていた。

スローメディスン運動――おおまかに言うと、患者中心のケア、医療上の決断を急がず、〝治療(キュア)〟より〝ケア〟の優先を考える――は静かな広がりを見せてはいたが、より多額の資金が投入されたハイテク医療、劇的な治療効果をあげ、しばしば過剰な希望をいだかせる先進技術の華々しさに押され、影が薄くなりがちだった。イタリアの医師たちは――とりわけ心臓専門医のあいだでは――少数派だったが、異端ではなかった。医療に慎重なわたしの父も同様だった。いくつかの研究によると、緊急を要しない大手術について、患者が利点と欠点、ほかの選択肢をすべて知らされた場合は、医師よりもこれを拒否する傾向が強いという。[*5] だが患者の半数近くはこうした情報を与えられていないと言っている。[*6] ローガン先生は、父の延命をはかることが善であると信じて疑わなかったが、介護の必要な重病患者の三分の一近くはそのように感じていない。一九九七年のアメリカ老年医学会の学会誌に発表された研究によれば、ある病院で重症患者にアンケートをとったところ、三〇パーセントが老人ホームを終（つい）の住処（すみか）とするくらいなら「死んだほうがましだ」と答えたという。[*7] 患者の主治医も近しい親戚もあまり予測のつかなかった回答だった。別の調査では、鬱血性心不全の患者の二八パーセントが、いまの病状で二年生き延びるより、申し分のない健康状態で一日だけ生きて死にたいと答えている。[*8]

二〇〇二年の暮れ、脳梗塞の後遺症をかかえ、ヘルニアの痛みに苦しんでいた父が母とともにローガン先生を訪ねたとき、ふたりは図らずも、道しるべのない岐路に立ってしまった。そういうときには、決まった手順のように見える医療上の決断にさえ、不安をかき立てられ、それが神聖なものに思えてくる。父が健康そのもので活動的であったころ——〝父の命を救う〟ことが、単に死にいたる道を別の道に取り替える以上のことを意味したころ——には、疑問に思ったことのない仮定が揺らぎはじめていた。その日は、治療の時期や方法だけではなく、治療をするかどうかも決めなければならなかったのだ。両親はペースメーカーの装着以上のことを考えていた。もっと長く夫婦いっしょに生きることと引き換えに、どの程度の苦しみに耐えなければならないかを考えていたのだ。だがふたりにはわからなかった。

こうした岐路では、奇跡のような延命技術のひとつひとつが、わたしたちの心の奥にしまい込まれて言葉で表現されてこなかったモラル上の問題を引きずり出し、ハロゲンランプの光にさらすのだ。自分はどれほど、命という贈り物に感謝しているだろうか。延命のためにどんなことに耐える意思があるだろう。時期尚早に死を迎えるのと、なかなか死ねないのとではどちらがよいか。天国の存在を信じる人でさえ、死によって人との絆が断たれたように感じるのはなぜなのだろう。介護者の苦しみに道義的な正当性(モラル・スタンディング)はあるだろうか。娘が父親を死なせるために力を尽くすのは、愛情の表れと言えるのか、あるいはエゴや埋もれた憎しみの表れでしかないのだろうか。

もしあの日、ペースメーカーの植え込みが、必要な処置としてではなく、選択肢として示されていたら、父はなんと言っただろうか。もしローガン先生から、ペースメーカーの電池の寿命が一〇年であることを知らされていたらどうだったろう？　もし先生が母にどのように介護に取り組まれていますかときいていたら、母はなんと答えただろう。もしローガン先生が父に、あなたはいまも人生は生きるに値すると感じていますかと尋ねていたら、どうだったろう。

わからない。ローガン先生は心拍の専門家であって、老年医学や精神科や家庭医療の専門家ではない。先生は確かに、患者のことを気にかけているし、父の病状への対応は、一般に認められている診療行為の範疇におさまっている。彼はただ、父のかかえる問題のうち、治療可能な一部分に焦点を絞っていただけなのだ。もしローガン先生がペースメーカーを提案せず、何か問題が起きていたら、わたしたち家族が、居住地域で〝標準〟とされる治療がおこなわれなかったとして、先生を訴える恐れもあった。それに、ローガン先生には知りようがなかったのだ。彼が紹介された患者の妻――わたしの母――は、体裁を取り繕う術を心得ていた。父はディナーテーブルで活発な会話についていくことさえ困難だった。ましてや、赤の他人も同然の人を相手に、自分がどのように死にたいか、あるいは生きたいかを話せるわけがなかった。それに、両親にとってのわたしは、遠い西海岸に暮らす、自分のことで手一杯の娘にすぎなかった。当時のわたしは、必死で生活費を稼ぎながら、新しい恋人との距離を慎重に縮めようとしているところだった。成人を目前にした彼のふたりの息子たちとの緊張をはらんだ関係にも向きあわなければならなかった。彼らは父親の家を自由に使って暮らす生活に慣れていたからだ。

母は簡単に人の言いなりになる愚かな女性ではなかった。ペースメーカーには気が進まないものを感じていたし、信頼するかかりつけ内科医のフェールズ先生が反対していることも知っていた。けれども、なんとかして父を痛みから解放してもらいたいと思っていた。ハイテク医療に関する専門知識は持っていなかった。母はその歳になるまで、医師に言われたことはほぼすべて信じ、だいたいにおいてそれでうまくやってきた。母の育った時代には、あのイタリア人医師たちがスローメディスンと名付けた治療法が一般的だった。医師は往診をし、患者とおおよそ同等の収入を得て、同じ家族を何十年も診ていた。製薬会社や医療機器メーカーの販売員から贈り物をもらったりしなかったし、自分が間接的に利益を得られる仕組みになっている治療技術を使ったりもしなかった。一九五〇年代、母が三〇代のときに、わたしたちきょうだいはアメリカのウイルス学者、ジョナス・ソークが開発したポリオ・ワクチンの接種を受けた。ソークは人類すべてのために開発したのだとして特許をとらず、何百万人もの命を救った。母はそのときから医学が変わったことを知っていた。母がわたしにこんなことを言ったことがあった。「たった一五分のゲームだったわ。あれはジョークよ、ハニー。医療なんかじゃない!」でも母はウェブサイトの情報のプリントアウトを診察に持っていくようなタイプではなかったのだ。

さらに、制度は〝ノー〟とことわった人、あるいは〝待ってください〟と言った人でさえ、報われない仕組みになっていた。倹約家で知的で、「コンシューマー・レポート」誌を愛読しているわたしの母も例外ではない。メディケアとその補完保険は、ペースメーカー装着に関わる費用については、ほぼ全額を支給してくれる。だが、一時的に脱腸帯を使いながら、十分な情報を得たうえで手術に踏み切るかどうか決断することもできただろうに、脱腸帯については一セントもカバーしてもらえなかったのだ。翌年、母がトヨタのカムリの新車を買ったときのほうが、もっと多くの質問をし、政府に義務づけられている消費者情報をもっとたくさん得られたのだ。

まだある。患者が自分で勉強をして適切な書類にサインをすれば、自分が恐れている不幸な帰結を迎えずにすむと断言する人々もいる。しかし、母は単なる医療消費者ではなかった。苦悶に苛まれ、疲労困憊（こんぱい）し、それでも希望を失わない妻でもあったのだ。母は父に、先に死んでわたしをひとりにしないでと言っていた。彼女の目には、夫の脳梗塞は乗り越えるべき挫折と見えていた。夫を乗せた舟のもやい綱に、はじめてゆるみが出たのだとは夢にも知らず、いずれその舟が母を乗せずに海へ漂い出て沈む運命にあるとも思っていなかったのだ。「あのときは、お父さんが死ぬかもしれないなんてことは考えられなかったの」ずっとのち、その日の決断を後悔するようになった母は、わたしにそう言った。「わたしはまだ、状況を改善できると思っていた。一度脳梗塞で倒れたら、再発の恐れがあるってことも完全には受け入れられていなかった」

フェールズ先生は客観的な立場から見ていた。先生は死よりもつらいことがあるのを知っていた。ご自身のお父さまが少し前に、アルツハイマー病との診断を受けていたのだ。「もしうちの父親だったら、わたしは母に話をして『潮時だよ』と告げたと思います」フェールズ先生は後年、わたしの両親がどちらも亡くなったあとにそう言った。「『ペースメーカーを着けたら、父さんは寿命が延びて、生きている理由がなくなるころまで生き続けるんだ。もうたくさんだよ。自然にまかせよう』とね」

けれどもわたしの母はフェールズ先生に連絡をとらなかった。

肩をすくめて、イエスと答えたのだ。その次の週にペースメーカーの手術を受けることが決まり、母がわたしに電話でそのことを知らせてきた。わたしは唇を噛んだ。父の心臓が止まりますようにとひそかに祈ることと、手術に反対して積極的に死期を早めようとすることは別の問題だ。

これらの決断がその後六年間、影響をおよぼし続け、わたしたちの人生を引き裂いていった。わたしの両親を愛し、ふたりの苦しみをローガン先生よりもずっとよく知っていたフェールズ先生は、ファックスで知らせを受けた。そしてローガン先生に電話をかけたというが、ローガン先生のほうはそれを覚えていない。フェールズ先生はのちにこう言った。「わたしは誰よりもジェフのことをよく知っていましたが、外科医や心臓専門医のほうが数年多く研修を積んでいたので、わたしの意見を重視してくれなかったんです」そのうえ、ヘルニアの手術がさらに遅れて、患部が壊死を起こすことも心配だったという。「そんなことになったらたいへんです。ふたりはジェフを絶体絶命のピンチに追い込んでいました。だからわたしは引き下がったのです」

では、フェールズ先生が引き下がらなかったら、どうなっていただろうか。メディケアが効果的にペナルティを科したことだろう。専門医たちへの電話代は支払われず、フェールズ先生が保険から支給されるのは、両親との一五分間の面談料五四ドルのみとなる〔メディケアでは診療報酬が支払われるのではなく、医師がいったんコストを負担し、そのうち給付対象とされている金額が償還される〕。時間が余分にかかったことを証明する書類を送付しても、わずか二〇ドルから四〇ドルが上乗せされるだけだ。二〇〇九年の医療改革では、このような相談にも二〇〇ドルが支払われるべきだとする提案が出されたが、保守派のシンクタンク、ハドソン研究所のコンサルタントがその内容を曲解し、〝死の判定団(Death Panel)〔誰が死ぬべきかを決める審議会の意。高齢者や障害者に安楽死をすすめる対策と誤解された〕〟に報酬を与えるものだと広く非難され、[*9]法案から外されてしまった〔三年後の改正で終末期医療に関する相談も給付対象となった〕。その結果、ありとあらゆる医師、それもとくに腫瘍科医が、治療効果のほぼ期待できないセカンドライン、サードラインの治療をおこなっても十分な支払いを受けられるのに、延命処置をせずに時間をかけて患者に病状の説明をした場合には、ほとんど何も受け取れなくなった。金銭的な制裁処置に等しいと言っても過言ではない。

ローガン先生もフェールズ先生も、ペースメーカーを植え込まなければ、父はあと二年以上は生きられないだろうと見ていた。[*10]のちにフェールズ先生に聞いたところによると、父の老いつつある心臓は次第に鼓動が遅くなり、不規則になっていったはずだという。運がよければ、ある晩、心臓が止まっている時間が長引いて、二度と動かなくなるときが来ただろう。運が悪ければ、気を失って転倒し、腰か頭の骨を折っていたかもしれない。いずれにせよ、脳や、腎臓などの主要臓器に十分な酸素が届かなくなり、徐々に機能不全に陥っていっただろうという。

「最終的には、心臓が停止していたはずです」と、フェールズ先生は言った。「静かに息を引き取られたことでしょう。しかし昨今では、このような自然な経過をたどるケースは少なくなりました。誰もが機器を装着するようになったからです」ペースメーカーを植え込まなかったら、父が早く楽に死ねていたとはかぎらない。しかし装着したことにより、父はそうした死を迎えられるチャンスを奪われたのだ。

二〇〇三年一月二日の午後、父はミドルタウンのミドルセックス・メモリアル病院でストレッチャーに乗せられ、手術室へと運ばれた。胸部に局所麻酔が施されていた。地元でよく知られた外科医のジョナサン・アラノフ先生は、ボストンのハーバード大学メディカルスクールとベス・イスラエル病院で実地訓練を積んだ腹腔鏡手術のスペシャリストだった。その先生が父の右肩甲骨の斜め下のくぼみに長さ数センチの切り込みを入れ、上腕の皮膚のすぐ下を通って心臓へと続く腕頭静脈を切開した。X線蛍光透視装置――リアルタイムで見られるX線動画のようなもの――の画像を見ながら、アラノフ先生は、リードと呼ばれる、螺旋状の長い導線をその静脈に挿入し、父の心臓下部にあってポンプの働きをする右心室のてっぺんまで送り込んだ。次に、リードをもう一本、同じ静脈に通して、心臓上部の右心房に差し入れた。二本のリードが適切な位置に落ち着くと、それぞれのもう一方の端を、ペースメーカーの平たい金属製のパルス発生器の上の、プラスチック部分に接続した。パルス発生器はジッポのライターのような形をしている。その二週間後、アラノフ先生は、父に全身麻酔をかけ、ヘルニアの手術をした。

メディケアは、四五分のペースメーカー植え込み手術の費用四六一ドルをアラノフ先生に支払い、病院には、一時払い金およそ一万二〇〇〇ドルを支払った――このうち七五〇〇ドルが、ミネソタ州セントポールにあるセント・ジュード・メディカル社の取り分となった。この会社は世界第二位の医療機器メーカーで、ペースメーカーや除細動器など、心拍を整える装置を製造している。[*11]ミネソタ州の〝メディカル・アレー〟と呼ばれる、医療テクノロジー企業集団の中心的存在で、このネットワークには、巨大企業のメドトロニック社も参加していた。

病院がセント・ジュード・メディカル社にいくら支払ったのか、正確なところはわからない。ローガン先生についてもアラノフ先生についても、それは同じだ。病院にきいてみても、セント・ジュード・メディカル社の製品を標準ブランドとしているという回答しか得られなかった。地域の病院協会が交渉して一括購入しているのだという。心臓病専用医療機器メーカーは病院に対し、交渉の結果決まった価格は、装置を処方した医師にさえ非開示とするという同意書への署名を求める。[*12]こうしてオープンな競争からも、需要と供給の法則からも守られたペースメーカーの価格は——その八五パーセントをメディケアが間接的に負担している——この半世紀のあいだに、たとえばデジタルカメラに比べ、ほんのわずかに安くなっただけだ。[*13]価格にも開きがある。二〇一二年に発表された米国会計検査院の調査によると、同じ複雑な心臓ペースメーカーでも、医療機関によって支払額に差があり、ある病院は別の病院より八七二三ドルも多くの金額を払ったという。[*14]

細くて強力な絹糸を使い、アラノフ先生は父の鎖骨の下にこしらえたポケットにペースメーカーを縫い込んだ。外からは見えないが、この電子機器には、小型のリチウム電池、パルス発生器、それから、父の心拍の変化を感知する超小型のコンピュータが内蔵されていた。自然の鼓動が遅くなると、二本目のリードがごく弱い電流刺激を心室に送って心筋を収縮させ、一分間に七五回の規則正しい拍動を続けさせる。この小さな機器はいま、世界中で何百万個もの心臓の中でパルスを発生させている。それが父の体内で昼となく夜となく、一日あたり数十万回もの信号を送りはじめたのだ。この機器は、六〇年以上前に、史上はじめて人間の心拍を継続的に調整することに成功した装置よりも、何千倍も軽くて安全で小さくて、性能もはるかにすぐれていた。

第5章　救命方法の発明と死の変容

ときは一九五二年、場所はボストンのベス・イスラエル病院[*1]。内科医であり研究者でもあったポール・ゾールは、二年前から、電気ショックによって犬の心臓を止めたり動かしたりする実験を病院の研究室で続けてきた。そして研究成果を人体で試してみたいと思っていた。彼にとって初の被験者となった患者は、両方の心室が無秩序に痙攣（けいれん）し、瀕死の状態で救命救急室に運ばれてきた男性だった。ゾールはこの患者の心拍を安定させるため、実験で使用していた装置を胸につないで電気ショックを与えてみた。だがその前に緊急処置としてアドレナリンをじかに心臓に注射した際、冠動脈に穴があき、そこから大量に出血していた。男性は二〇分ほどで死亡した。

ゾールの第二の患者は、医療史上では〝R・A〟とのみ記録されている。六五歳の男性で、心臓病の既往歴があり、心臓が一時停止したかと思うと、突然、不規則な頻脈がはじまるといった症状に繰り返し見舞われていた。ゾールは、市販の実験器具――金属製パンケースほどの大きさと形の機械――をカートに載せてR・Aのベッドのそばまで運んできた。これはグラス社製の電気刺激装置で、機械の前面にスイッチやダイヤルがずらりと並び、厚い絶縁処理を施したコイル状のコードがついていた。このコードは二本に分かれていて、それぞれの先端に電流を通す針が取りつけられていた。古くから病院の実験室で神経や筋肉の細胞がどのように電気刺激に反応するかを研究するのに使われてきた装置で、リズミカルな電気ショックを送ることができた。

ゾールはこの電気刺激装置を壁のコンセントにつなぎ、二本の電極針をR・Aの胸に貼りつけてから、一三〇ボルトの電流を流した。R・Aの胸筋が痙攣し、脈打つ電流が胸壁を貫いて心臓に届いた。R・Aの心臓は刺激が持続しているあいだは、リズミカルに拍動したが、ゾールがダイヤルをまわして電圧を下げようとするたび、停止してしまった。R・Aは六日間、この電気刺激装置によって心臓のペースを調整しながら、食事をし、会話をし、ベッドでラジオを聴いてワールドシリーズの実況放送を楽しむことができた。やがてついに彼の心臓が自律的な拍動を再開した。一分間に四五回というスローペースではあったが、規則正しいリズムを刻みはじめたのだった。ゾールは電極を取り外し、数日後、R・Aは退院して自宅に戻った。それから一〇カ月後、R・Aの病んだ心臓がまたもや不調をきたし、彼は病院外で死亡した。

ゾールはR・Aの症例をまとめ、「ニューイングランド・ジャーナル・オブ・メディスン」誌に発表した。電気刺激装置は決定的な解決手段ではなかった。しかし史上はじめて、胸壁に深くメスを入れる手術を必要とすることなく、電気装置でヒトの心拍を管理することに成功したのである。

その後エレクトロダインという会社がこの電気刺激装置に似た機器を作り、ゾールは三年のあいだに、危篤の患者を何人か死の淵から救った。しかし多くはR・Aのような幸運には恵まれなかった。当時の電気刺激装置は応急用の機器だった。まだ未熟で、大きくて扱いにくく、患者がごく短期の危機を乗り切るための〝橋渡し〟として病院内でのみ使われていた。正常な心拍が戻らなかった患者にとっては、お粗末な生命維持装置でしかなかった。これらのいわば実験台となった人々は、コンセントにつながれてベッドに寝かされ、電気刺激装置から強烈なショックを繰り返し与えられ[*2]、反射的に胸筋が強く収縮する苦痛に、時折、顔をゆがめていた。機器が発火して肌が焼けただれることもあった。この処置を受けた子供は、強力な鎮静剤を打たれていても、大声で泣き叫んでいた。

R・Aの奇跡的な生還から三年ほどたった一九五五年か一九五六年、ベス・イスラエル病院の研修医の一団が、慢性的な心臓病を患っている患者の病室を訪れた。当時はインターンでのちに一流の心臓外科医となった故シーモア・ファーマンの言葉によれば、この患者は「ゾールの体外ペースメーカーを長期にわたって使用していた[*3]」という。「われわれ病院研修医は、その患者を励まそうとして、どんなにすばらしい未来が待ち受けているかをあれこれと話した。わたしたちも本人も、そんなものが来るとは信じていなかった」ファーマンたちが病室を出たあと、その男性は「スイッチを切って自殺を図った」という。今日知られているかぎりでは、患者が延命を目的とする心臓機器を拒否したのはそれがはじめてだった。厳密には自殺ではなかったが、名前のない、倫理を問う比較的新しい行動だったのだ。

しかしこのような話がマスコミで取り上げられることはめったになかったし、声が届いたとしても主流にはならなかった。戦後のアメリカは――新しくやってきたばかりのわたしたち移民家族もふくめて――楽観的で自信にあふれ、因襲をきらい、科学に魅了されていた。合理性と進歩を重んじ、無制限な人体実験さえ正しいことだと信じる考え方は、ルネサンスや啓蒙主義の思想にも比肩する。一九五七年、わたしたち家族がニューヨークの波止場でクィーン・エリザベス号から降船し、わたしのクマのぬいぐるみと父のタイプライターが入ったトランクをさがしていたころの大統領は、第二次世界大戦中に連合軍最高司令官としてノルマンディー作戦を指揮した英雄、ドワイト・アイゼンハワーだった。景気もよかった。アメリカは、戦争によって発展した科学技術を土台として、さらなる成長を遂げようとしていた。イングランドで七年間、耐乏生活を送ってきたわたしたちは、この活気あふれる若い国で、新しいスタートを切ろうとしていた。

父はボストン大学のアフリカ研究学科で教える仕事を見つけてきた。わたしたちは、郊外にセントラルヒーティングを備えた家を借り、はじめて、フェンスのない大きな庭とテレビのある暮らしを手に入れた。教会へ行くのはやめてしまった。中古のビュイックを買い、母はそのソファのような乗り心地の車を運転して、規模を拡大しつつあった連邦政府が建設した新しい高速幹線道路(スーパーハイウェイ)をこわごわ走ってスーパーマーケットに行った。そして煌々と照明のともった巨大な一枚屋根の下で、オレンジジや台所用洗剤や冷凍のチキンを買うことができて、びっくりしてしまった。賃貸生活が三年ほど続いたころ、両親は湖畔に土地を買い、資金面で少々無理をしても、大きなガラス窓のついた超モダンな家を建てようと決めた。

ブルドーザーが整地をし、コンクリートミキサーが灰色の生コンを基礎の型枠に注ぎ込んだ。やがて壁と窓がトラックで運ばれてきた。数日のうちに、ガラスのはまったセコイア材の巨大なパネルが、まるでトランプの家みたいに組み立てられた。要するに、箱の上に三角屋根を載せた構造だったのだ。採光がたっぷりとしていて、引き戸式のガラス戸がたくさんついていて、バスタブはひとつきり。二階には、屋根の真下にうずくまるようにして、小さな寝室が四つ配置されていた。それでも、わたしたちにとっては豪邸だった。この新しい家は〝テックビルト〟〔建築家のカール・コッホが設計したプレハブ住宅〕と呼ばれていた。ユーソニアン住宅〔建築家のフランク・ロイド・ライトが一九三〇年代に設計した手ごろな価格の平屋住宅〕の影響も少し受け、機能を重視するバウハウスの建築理念を庶民の住宅に持ち込もうとした試みで、モジュール建築によって費用を低く抑える工夫が凝らされていた。階下のリビングのスペースには間仕切りがなく、細いラインや職人の手作業による仕上げもなかった。コロニアル復古様式の家に住んでいた近所の人たちはショックを受けた。

両親はお金を節約するため、自分で電気技士や配管技士を雇って工事を頼み、そのほかの作業の多くを自分たちでやってのけた。週末や夜には、ボストンでフルタイムの教師をしながら博士論文の書き直しもしていた父が、母といっしょに壁に石膏ボードを貼り、継ぎ目をパテで埋め、上からペンキを塗った。浴室にタイルを貼る段になると、母がひとりで団地の建設現場へ出かけていき、プロのタイル職人の仕事ぶりを見学しては、家に帰って同じようにした。母にできないことは何もないと思ったものだ。

わたしの寝室の窓からは湖が見えた。夏にはそこで弟たちといっしょに、中古のヨットに乗って遊んだ。大胆なストライプの大三角帆を備えたこのヨットもまた、当時の画期的な技術革新の腸だった。家具を揃えるお金はあまりなかったが、母はちょっと贅沢をして、ケンブリッジにある〈デザイン・リサーチ〉という店で、イサム・ノグチがデザインした提灯——ジグザグ形の紙のシェードがついたランプ——を買い、コルク床を張ったリビングルームの隅に吊り下げた。そのそばには、バタフライチェアが二脚と、ウレタンフォームを詰めた安物の黒いソファ、父と母が家具店でキットを買ってきて組み立てたモザイクのコーヒーテーブルが置かれていた。母はコーヒーメーカーでさえ、モダンで科学的なイメージのするケメックス社製の品を選んだ。真ん中がくびれたビーカーのようなその器具は、まるで化学の実験室から持ち出してきたようだった。

ジョン・ケネディが大統領に選出され、テレビアニメ『宇宙家族ジェットソン』の放映がはじまったころのことだ。NASAがいつか必ず月面に人を立たせると誓い、連邦議会が国立衛生研究所に、人工心臓開発に資金を投じるよう指示していた。

アメリカとヨーロッパの各地では、同じ戦後の高揚感に支えられ、医師や発明家がガレージや板金工場、病院の研究室で、洗濯機や掃除機や飼い葉桶、ガラス管、オレンジジュースの空き缶、ソーセージの皮になる羊腸などを使って、新しい医療機器や手術装置を作り出そうと奮闘していた。ナイロン、テトロン、シリコン、プラスチックなど、第二次世界大戦中に発明されたり軍事用に使われたりした素材が、一般社会で奇跡のような用途を生んでいった。

わたしたちがテックビルトの家に引っ越した一九六〇年、シアトルの若い腎臓専門医がテフロンというつるつるしたプラスチックを使って、詰まりにくいU字形のシャントを作り、患者の血管内に留置できるようにした。[*4] 戦時に開発され、かつては緊急時の救命処置であった人工透析がこの発明によって——高額で患者の体に負担はかかるものの——ごく標準的な治療法になった。同じ年、ボルティモアにあるジョンズ・ホプキンズ病院の医師と研究者三名が、麻酔中に心停止を起こした患者の胸骨を繰り返しリズミカルに圧迫してみたところ、心拍を再開させることに成功したと「アメリカ医師会雑誌」に発表した。[*5] これにより、心肺蘇生法（ＣＰＲ）を広める道が開かれた。

そのころのわたしたちは、人類が経験したことのない質の医療革命の真っ只中にあったのだ。たやすい闘いには勝った。大量の微生物やウイルスに対する勝利はすでにほとんど過去の話となっていた。死との闘いに挑み続けていた医師たちは、新たなフロンティアに目を向けようとしていた。それは、かつて命に関わる神聖不可侵のものとされてきた人間の臓器の修復、再始動、さらには交換だった。

この新医療革命の中心となっていたのは、ピーター・ベント・ブリガム病院だ。ハーバード大学メディカルスクールの基幹教育研究機関で、ボストンのバックベイ地区の父の職場からそう遠くないところにあった。二〇世紀半ば、そこでは貴族的でカリスマ的な外科医長、フランシス・ダニエルズ・ムーア（のちに母の乳癌を手術して、おそらく命を救ってくれた医師）の指揮のもと、医師たちが入念に計画された人体実験に打ち込んでいた。中古のヨットの帆から切り取ったテトロンを滅菌し、それで大動脈瘤を被覆して、破裂を防ごうとした外科医もいた。[*6] 大動脈とは、酸素をふくんだ赤い血を心臓から全身の細い血管に運ぶ血管だ。まだ臓器拒絶反応が理解されていなかった時代に、腎臓移植を試みた医師もいた。だがそのほとんどが成功しなかった。

心臓外科手術のパイオニア、ドワイト・ハーケンは、一九四四年の夏（ほかの医師たちがイタリアでわたしの父の命を救っていたころ）、心臓に外科的侵襲を加えるべきでないとされてきた医学界のタブーを破り、イングランドで一〇〇人以上の負傷兵の鼓動する心臓から、爆弾や弾丸の破片を摘出することに成功した。戦後、彼はこの経験をブリガム病院で生かし、手指とかぎ針のような形状の簡単な器具を使って、小児期にリウマチ熱にかかった若い女性たちの、傷ついて硬直した僧帽弁を開いた。[*7] リウマチ性心炎は連鎖球菌の感染によって引き起こされる。抗生物質が普及していなかった当時にはよく見られた疾患だった。ハーケンの治療を受けた女性たちは、医師から、病気にかかりやすく早死にをするとの宣告を受けていた。ハーケンの成功率は、当初は惨憺たるものだった。ブリガム病院でこの処置をはじめたばかりのころには、一〇人のうち六人の患者が手術の最中かその直後に帰らぬ人となった。[*8] 亡くなった患者の中には、手術をしなければ、制限はあっただろうが何年も生きることができた人もいた。[*9] しかしやがて技術の水準が上がり、ハーケンは多くの命を救うことができた。

ブリガム病院のほかの手術室でも、初期のころの成績はやはり芳しくなかった。危険なまでに高い血圧をコントロールしようとして、その患者の副腎を切除するという無駄な試みをしたり、転移性乳癌の広がりを抑える目的で、女性患者の脳下垂体を切除する手術をおこなったりした[*10]（その女性たちは、死から遠ざかるどころか、さらに脳に損傷を負わされたわけだ）。もちろん、やがてこうした研究が驚くべき勝利へとつながった。フランシス・ムーアの研究が実を結び、免疫抑制剤が発見されて、腎臓移植が何万人もの命を救い、ありとあらゆる手術の術後生存率が飛躍的に高まった。だがその裏では多大な犠牲が払われたのだった。
ブリガム病院で研究活動をしていたハーバード大学の教授たちは、ムーアと同様、上流階級出身で教養の高い男性だった。被験者となった患者たちはたいてい、市内のサウスボストン地区かノースボストン地区に暮らす労働者階級のイタリア系かアイルランド系のアメリカ人で、チャリティケアと呼ばれる低所得者を対象にした医療費援助プログラムの適用を受けていた。そもそもこの病院はチャリティケアを提供するために設立されたのだった。当時は、人間を被験者とする実験に関するガイドラインはなかった。何人かの患者は人類学者のレネー・フォックスに、手術の利点ばかりが過剰に強調されて、相当なリスクがあったのに、それについての説明はなかったと静かに訴えた。若い医師の中には、ブリガム病院でおこなわれていることは〝殺人〟だと言い、それに加担することを断固拒否した者もいた。ある医療倫理の専門家は、「切開と縫合を繰り返してでも、永遠の命をめざしたくなる独善的な誘惑」に負けてはいけないと警告した。[*11]
しかしそれでも実験は続けられ、マスコミにもてはやされた。一九六三年――父がウェスリアン大学で好きな仕事に就くことができて、根無し草だったわたしたち一家がようやく最後の引っ越しをしてミドルタウンで暮らしはじめた年――「タイム」誌がムーアの写真を表紙に載せ、画期的な医療の新時代を象徴する顔と紹介し、広範な研究によって、安全に手術ができる道を切り開いたとして、その功績を称えた。「新しい機器と技能を手に入れたいま、外科医たちは事実上、どんな患者でも助けられることを知っている」と、特集記事には書かれているが、[*12]その年、ブリガム病院で試験的に肝臓移植を受けた九人の患者全員が、長期にわたって苦しんだあげく悲惨な死を遂げたこと、ムーアがひそかに移植を断念するよう命じたことは伝えなかった。[*13]

ムーアはのちにこの時期のことを〝暗黒時代〟と呼んだが、自分とチームの医師がしたことについて責任がないと公言したことはなかった。彼は初の腎臓移植について、「選ばれた患者たちはまもなく死ぬ運命にあった」と書いている。[*14]「この実験はもっとも理想的な望ましい状況下で、ひとつひとつの過程を念入りに記録しておこなわれた。これら初期の研究の妥当性については、四〇年後のいまの道徳観を基準にした批判をさまざまに受けているが、挑戦しなければ何も得るところはない。それは事実である」ムーアの見解は、死にいたる病をかかえた患者に対する見方に革命が起きたことを象徴していた。彼らは旅立ちを迎えようとしている人ではなく、実験台に使える被験者となったのだ。たとえ医療によって彼らの苦しみが引き延ばされようとも、科学的知見が得られれば将来の患者のためになるのだとして、正当化された。

ドワイト・ハーケンは、ブリガム病院の多くの医師と同様、初期に患者を死に追いやったことを、恐怖に近い思いで振り返っていた。その時期に治療した患者のひとりが亡くなったとき、彼は「通常の環境で患者を亡くしたときとは異なる心の痛み」をおぼえたと言っている。「……われわれはなんとかしてそれを運命や造物主である神や、そのような機能不全を引き起こした病気のせいにする。だが患者を死に向かって運ぶ車、破壊へと送り出す橋を作ってしまったときには、また別種の痛みをおぼえる。それはパイオニアの痛みだ」

一方、ミネソタ州ミネアポリスのバラエティ・クラブ心臓病院では、ウォルト・リリハイという名の若い外科医が手術室で実験をおこなっていた。しばしば〝心臓外科手術の父〟と呼ばれるリリハイは、一九五〇年代にはいわゆる〝ブルーベビー〟を専門としていた。こうした子供たちは、生まれつき心房中隔に穴があいていて、酸素をふくんだ赤い血と酸素を失った青い血がまじりあってしまうため、元気がなく、ばち状指が見られ、肌の色が青ざめていた。リリハイは、氷を満たした金属製の飼い葉桶に幼い患者を寝かせて冷やし、冬眠に近い身体状態に導いてから、塩化カリウムをじかに心臓に注射して拍動を止めた。[*15] この薬剤は、従来、死刑囚の処刑に使われてきた三種の薬のうちのひとつだ。リリハイは、発明されてまもない人工心肺（基本的には、複雑な仕組みのポンプ。ガラス製のコイルとビニールチューブに血液を通して通気装置に送り込み、酸素をふくませる）を使って、その子の心肺の機能を果たさせながら、心房中隔の欠損孔を縫合した。その後、湯を張った飼い葉桶で患者の体をあたため、除細動器と呼ばれる、これもまた最新の電子機器で一度だけショックを与えて、心臓の鼓動を再開させた。幸運に恵まれた一部の子供たちは正常な生活を送ることができ、長生きをした。

しかしリリハイの縫合手術は、ときに小さな心臓の繊細な神経や刺激伝導系を傷つけることがあり、そうなるともはや正常な拍動を維持することはできなくなる。とりわけ無残な結果に終わった一連の実験では、リリハイの〝ブルーベビー〟が七人も立て続けにこのような経過をたどって死亡した。[*16] 遺族の中には、貧しくて墓石さえ買えない人もいた。リリハイは追い詰められた。彼はアール・バッケンという名の若い発明家に助けを求めた。バッケンは、義兄とともにメドトロニック社という小さな会社を興したばかりだった。その会社では、ミネソタ大学メディカルスクールなど、地元の病院の研究所で使われていた電子機器の修理を主たる業務としていた。ミネソタの貧しい家庭に育ったアール・バッケンは、子供のころに映画『フランケンシュタイン』を観て以来、電気に興味を持つようになった。一九三〇年代のはじめ、ちょうどわたしの無鉄砲な父が南アフリカで自家製爆弾を作ってあやうく指を吹き飛ばされかけていたころ、バッケンは自宅の地下室の作業場で、きちんとつながる電話システムや、簡単な回転モーター、煙草を吸うロボット、遠隔操作で弾ける爆竹、さらには初歩的だがけっこう威力のあるスタンガンなどを作っていた。*17

一九五八年一月――ボストンのベス・イスラエル病院でグラス社製の電気刺激装置がR・Aを死の淵から救ってから六年後――バッケンは、ミネアポリスのガレージを改造した作業場で、だるまストーブひとつで暖をとりながら、世界初の完全携帯式ペースメーカーを作り出した。主要なパーツは、市販の九ボルトのニッケル・カドミウム蓄電池一個と、ダイヤルふたつ、点滅する赤い電球、それに、あらかじめ決められた間隔で電気信号を送る単純なトランジスター二個だった。このトランジスターの、発明されてまもなかったシリコン・ウエハーに刻まれた回路は、バッケンが「ポピュラー・エレクトロニクス」誌で見つけた電子メトロノームの回路をもとにしていた。グラスの電気刺激装置に比べれば、飛躍的な進歩だった。彼が開発したペースメーカーは、心臓外科手術の手法の進歩と、電子機器の小型化という、ふたつの技術革命の落とし子だったのだ。

バッケンが開発したメドトロニック五八〇〇をはじめて使ったのは、先天性の心疾患で外科手術を受けたばかりの六歳の女の子だった。重くて古めかしい報道カメラのようなものを首に掛け、そこから二本のワイヤを、胸壁から心臓の近くへと差し込む。このワイヤを通じ、心臓が回復して自力で拍動を再開するまで、わずかな電気刺激が繰り返し送られた。グラスの電気刺激装置が広範にわたって全身にショックを与えていたことを考えれば、メドトロニック五八〇〇は画期的な発明だった。しかしワイヤからばい菌が体内に入り、感染を起こしやすいという欠陥があった。電気刺激装置と同じく、これもやはり〝つなぎ〟のテクノロジーにすぎなかった。患者が一時的な臓器不全を乗り切る助けにしかならないような不完全な機器だったのだ。

一九五八年の秋、スウェーデンのストックホルムの北にあるカロリンスカ研究所〔医科大学で付属病院もある〕で、ルーネ・エルムクウィストという名の発明家と、オーケ・セニングという外科医がさらなる飛躍を遂げた。[*18] 何カ月もかけて犬を使った実験を繰り返したあと、ふたりは世界ではじめて、ペースメーカーとそのワイヤをすべて完全に人体に植え込むことに成功したのだ。彼らの最初の患者は、スウェーデンの船舶用電子機器を扱う会社を経営する、四三歳のアーネ・ラーションという男性で、きわめて危険な状態にあった。アイススケートとゴルフをこよなく愛するビジネスマンだったが、腐った牡蠣(かき)を食べてウイルスに感染し、おそらく肝炎にかかったのだろう、心臓と肝臓に深刻なダメージを受けていた。心拍数は一分間に二八回と少なく不規則で、一日に何度も意識を失っていた。医師たちは、いつ息を引き取ってもおかしくないと考えていた。ラーションの妻、エルス＝マリーから何度も懇願され、エルムクウィストとセニングはもうかなり前から、犬を使った実験を中止して人命を救う準備を整えていたが、実験に踏み切るには時期尚早と感じていた。

エルムクウィストは、エレマ＝ショーナンダーというスウェーデンの新進エレクトロニクス会社の研究主任だった。[*19] 彼はキウィ社の靴墨の缶を消毒して、これを型にし、標準的な回路をふたつ組み込んだシリコン・ウエハーと、ニッケル・カドミウム蓄電池二個、ワイヤ類を詰めてから、医療用のエポキシ樹脂を注入した。樹脂が固まったところで、缶から機器を取り出した。それはガレージの作業場で作ったような代物だった。小さくて透明なホッケーのパックのようなものの中に、くるくる巻いたワイヤや電池や電子の何やかやがおさまり、ポリエチレンにくるまれたステンレスチールのワイヤが二本、外に伸びている。セニングは研究所の手術室でラーションの胸を切開し、彼の心臓の表面に二本のワイヤを縫いつけた。そして腹部の皮膚の下にポケットをこしらえ、そこにパックのような形のパルス発生器をしまった。ラーションは正常な心拍とともに、手術室から出てきた。だがおよそ六時間後、電池からケース内に酸が漏れ出し、ペースメーカーがショートしてしまった。ラーションはまた手術室に戻り、別の機器を植え込まれた。これはしばらく作動し続けたが、数週間ほどでまた新しい機器と交換するはめになった。今度はもっと長く保った。それ以降はたいしたトラブルはなく、アーネ・ラーションはまたスケートやゴルフを楽しみ、電子機器ビジネスに打ち込む生活に戻った〔そしてエルムクウィストとセニングよりも長く生きた〕。

救命医療の進歩があまりに急速で、あまりに多方面で同時に見られたので、やがて新しいタイプの病室――集中治療室（ICU）――が必要になった。一九六一年、カンザス州のカンザスシティのロバート・ポッターという医師が、郡内の困窮高齢者を受け入れるために使われていた開放病棟を一一の区画に分け、それぞれに最新の機器と電子モニターを装備した。最新の技術であった心肺蘇生法の訓練を十分に積んだ看護師と医師が配置され、新しい機械がすべてここに集められた。

初期の人工呼吸器は電気掃除機の原理を応用したものだった。伸縮性のあるプラスチックのホースを使って、容態の悪化や麻痺により一時的に自発呼吸ができなくなった人の喉に勢いよく空気を送り込み、機能しなくなった肺へ届ける仕組みになっていた。アメリカ初の救急カートは、ポッターの父親の板金工場で製造されたものだった。[*20] 緊急処置に必要な備品がすべておさめてあり、これがあれば、よりすみやかにベッドサイドに駆けつけることができた。そこには、人工呼吸器に取りつけて使用する気管内挿管用チューブや、ゴムの袋を手で押してふくらませたりへこませたりして患者の喉に一時的に空気を送り込む〝アンビューバッグ〟、心臓にショックを与えて正常な状態に戻す体外式除細動器の金属製パッド、心臓マッサージで患者の肋骨を折ってしまわないよう、背中の下に滑り込ませて硬い表面を作り出すベッドボードなどが準備されていた。

患者は次々に押し寄せてきた。一九六九年にはマイアミで、心臓発作で死んだはずの人が、史上はじめて病院外の除細動処置とＣＰＲによって蘇生した。ほどなく新たに建設された全国の高速道路で交通事故が起きる都度、開設まもない救急救命室やＩＣＵに負傷者が担ぎ込まれるようになった。患者を運んでくるのは、新たに設けられた救急医療士の資格を持つスタッフの乗った救急車だった。その車は、一九七一年にアメリカ全土に配備されたばかりの、九一一番緊急通報システムにより派遣された。こうした仕組みが推進された裏には、リンドン・Ｂ・ジョンソン大統領の尽力があった。大統領自身が一九五五年にバージニア州ミドルバーグで心臓発作を起こし、当時は救急車と兼用だった霊柩車で海軍病院に搬送され、一命をとりとめていたのだ。

九一一番緊急通報システムと新たに出現したＩＣＵは、心臓発作や薬の過剰摂取で倒れた人や、衝突事故に遭った人、溺れた人、刺されたり撃たれたりした人、毒物を誤飲した人など、ふだんは健康な働き盛りの人々の命を何度も救った。同時に、ＩＣＵは西洋古来の死の儀式を跡形もなく消し去り、病院の構造を再編し、身体（しんたい）の意味を変え、死の床を囲む家族と医師と看護師の対応を――そして死にゆく人自身のふるまいさえも――情け容赦なくゆがめてしまったのだった。

一九世紀には、死ぬことは通例、待つことを意味した。作家のジェイムズ・ジョイスは、一八九五年に時代設定した短編「姉妹」で、貧しいダブリンの教会区で死に瀕した六五歳の聖職者を、家族がつきっきりで看病しながら看取るようすを次のように描写している。

あの人は今度こそ助からない。三度目の卒中だった。毎晩毎晩、僕はあの家の前へ行っては（学校は休みに入っていた）、明かりの点（とも）っている四角い窓を見つめた。来る晩も来る晩も、ほんのりと一様に、変らず明かりが点っていた。もし亡くなったのなら、暗く翳ったブラインドに蠟燭の影が映るはずだ。死んだ人の枕元には二本の蠟燭を立てることになっているのだから。しょっちゅう聞かされていた。**わたしはもう長くない。**そんなのは徒言（あだごと）だと思っていた。今になってみれば、本当だったのだ。[*21]〔『ダブリナーズ』柳瀬尚紀訳、新潮文庫〕

ほかの聖職者が、死を迎えようとしている男の最後の告解を聞き、額に油を塗って聖別した。そして、万物の生から死への旅立ちを記す古いラテン語の祈りを捧げた。それが終わると、神父のふたりの姉妹が遺体を洗い、服を着せて入棺の準備をするのだ。

機械で満たされた金属的なＩＣＵでは、死は闘って食い止めるものであり、その訪れは医療の失敗の象徴と見なされる。そこには、神聖な死の儀式など、ないに等しい。看護師はまずモニターを見てから、患者に目を向ける。その死は、もはや患者自身のものではない。医師たちが新たな支配者となり、順繰りに病室を出入りする。臓器のひとつひとつを別個に見てくれる専門家はいるが、死に瀕した人やその家族を感情面、精神面で支えてくれる聖職者はいない。ラテン語で捧げる祈りは、血液ガスに関する会話に取って代わられた。そこは待つところではなく、忙しい場所となった。かつては、家族が夜通しつきっきりで旅立ちを見守り、患者の額を拭ったりシーツを交換したりし、最後の言葉を聞いたのに、いまでは面会時間にしか患者に会えなくなった。そのような経験をしてから何カ月ものちに、家族に――とりわけ愛する人の延命処置を中止する決定に加わった人に――極度の不安や抑うつ、心的外傷後ストレス障害の症状が出てくることがある。[*22]〝最後の言葉〟を聞けない場合も多い。なぜなら、患者は口に人工呼吸器の管を突っ込まれ、延命のための点滴チューブを引きちぎらないよう、薬で意識朦朧（もうろう）の状態に置かれていて、それどころではないからだ。

新しい機械は身体の意味に変化をもたらした。それはもはや魂の聖堂ではなくなり、切除したり変更を加えたり、予備の部品のように交換したりできる器官の容れ物と化したのだ。[*23]知恵と愛と勇気の宿る神秘の王座であった心臓（ハート）、かたくなになったり破れたり、穏やかになったりどきどきしたり、ときには広く開かれるハート、頭では理解できないことを知っているハートは、いまやただのポンプとなった。肺は送風機、腎臓は漉（こ）し器になった。

最新式の機械が世界各地の新たな繁栄国に広がるにつれ、年齢を重ねて死へと向かう身体の意味だけではなく、その外見にも変化が現れるようになった。一九八〇年代、日本人仏教徒の納棺師、青木新門はその回顧録『納棺夫日記』に「最近とみに、ぶよぶよとした死体が多くなった。ナイロンの袋に水を入れたような、青白いぶよぶよ死体である」と書いている。

> 私が初めて湯灌・納棺の仕事を始めた昭和四十年の初期には、まだ自宅死亡が五割以上もあって、山麓の農家などへ行くと、枯れ枝のような死体によく出会った。（……）遺骸という言葉がぴったりで、なんとなく蟬の抜け殻のような乾いたイメージがあった。
>
> しかし、わが国経済の高度成長とともに、枯れ枝のような死体は見られなくなっていった。（……）点滴の針跡が痛々しい黒ずんだ両腕のぶよぶよ死体が、時には喉や下腹部から管などをぶら下げたまま、病院から運び出される。
>
> どう見ても、生木を裂いたような不自然なイメージがつきまとう。晩秋に枯れ葉が散るような、そんな自然な感じを与えないのである。

それどころか今日の医療機関は、死について考える余地さえ与えない。

周りを取り巻いているのは、生命維持装置であり、延命思想の医師団であり、生に執着する親族たちである。

死に直面した患者にとって、冷たい機器の中で一人ぽっちで死と対峙するようにセットされる。しかし、結局は死について思うことも、誰かにアドバイスを受けることもなく、死を迎えることとなる。

誰かに相談しようと思っても、返ってくる言葉は「がんばって」のくり返しである。[*24]〔青木新門『納棺夫日記――増補改訂版』文春文庫〕

すべての医師や看護師がこうした変化を歓迎していたわけではないし、アメリカほど、医療テクノロジーを礼賛していた先進国はほとんどなかったと言ってよい。わたしの故国イギリスでも、ＩＣＵの数はアメリカよりはるかに少なく、人工透析施設にいたってはもっと少なかった。財政難で予算の割り振りに慎重にならざるをえないイギリスでは、国民健康サービスの給付決定は、地域ごとの管轄部署にまかされていた。だが、彼らはほかのニーズにも対応しなければならなかった。たとえば、質の高い一次診療（プライマリケア）〔地域住民を対象とする総合的な医療〕を公平に無料で提供する医師に給料を支払う必要もあったし、一九九〇年代には、老年精神科医の訪問診療も導入されることになった。イギリスの医療制度にかかるコストはアメリカの半分だが、国民は全般にアメリカ人よりも健康だと言える。

イギリスにはじめてＩＣＵや心臓疾患集中治療室（ＣＣＵ）が誕生してからおよそ一〇年後、医学雑誌の「ランセット」誌は、心臓発作を起こした人にとっては、こうした新式の治療室――ピッピッと音を発する電子機器に恐れをなす患者もいた――が在宅療養に「絶対まさるとはかぎらない」とする研究結果を掲載した。[*25] 一九七六年に「ブリティッシュ・メディカル・ジャーナル」誌に発表された別の研究では、六〇歳以上ではじめて合併症のない心臓発作を経験した患者は、自宅で療養したほうがわずかに経過がよかったと報告されている。[*26] 今日(こんにち)、イギリスの病院で集中治療に使用されているベッドは、全体の二パーセントだが、[*27] アメリカでは一一パーセント以上にもおよぶ。[*28] イギリスでは集中治療用のベッドが比較的少ない分、その上で亡くなる高齢者の数も少ない。

アーネ・ラーションが世界初の植え込み型心臓ペースメーカーを装着してから一〇年、そしてゾールが電気刺激装置でR・Aの命を救ってから一六年後の一九六八年、ロンドンのチャリング・クロス病院のウィリアム・セントクレア・シマーズという病理学者が、厄介な症例を報告し、その後も同様のケースが何千例と出てくることになった。救命機器が急速に進化して、倫理、医療の領域に著しい混乱が起きたため、診療というソフト面の技術や良識が追いつかなくなってしまったのだ。そして「できることはやらなければならない」という不文律がまかり通るようになった。

シマーズ医師は『死ぬことも許されない』と題した手紙を「ブリティッシュ・メディカル・ジャーナル」誌に送った。そこにはある引退した六八歳の医師の話が書かれていた。その男性は「海外の病院」(どうもアメリカの医療機関らしい)に入院した。胃癌にかかり、リンパ節と肝臓と脊髄にも転移して末期の状態だった。この元医師は、胃の大部分を切除する手術を受け、さらに、肺から血栓を取り除く手術を受けたあと、「延命処置はもうとらないでほしいと頼んだ。いまは癌の痛みがあまりに激しくて、これ以上耐え続ける必要を感じないというのだ。そして自分のカルテにそういう意味のことをみずから書き入れた」という。

二週間後、回復が見込めない状態のまま入院していたその男性は、心臓発作を起こした。一夜のうちに心臓が五回止まり、緊急蘇生チームが五回駆けつけて心拍を再開させた。翌朝その男性は、延命機器によって引き起こされることの多い、説明のしようがない中途半端な容態に陥っていた。この状態を言い表すために、〝持続性植物状態〟あるいは〝脳死〟といった医学用語が新たに作り出されようとしていた。

蘇生術により、この患者の脳幹——中枢神経系ではもっとも原始的で爬虫類にもある——は死なずにすみ、心臓には拍動を、肺には伸縮を続けるよう指示を出していた。しかし思考をつかさどる大脳新皮質の細胞層が酸素不足に陥り、死んでいたのだ。わたしたちが通常〝自我〟、人格、あるいは魂とさえ呼んでいるものがなくなってしまったわけだ。まだ全身の血色はよかった。耳たぶや手足の指の皮膚細胞は酸素と栄養素を吸収し、老廃物を排出していた。肺は拡張と収縮を繰り返し、鼓動する心臓はなおも血液と酸素を全身の細胞へと送り出していた。しかし彼は生きているとも死んでいるとも言いがたい状態だった。手は固く握りしめたままで、話すことも動くことも、音に反応することもできなかった。現代の救命処置は彼に喜びのない生という苦を与え、安らぎのない死という絶望的なありようを強いたのだ。

抜け殻となったその患者は発作と噴出性嘔吐を繰り返しながら三週間生き延びた。医師と看護師は点滴によって栄養補給をし、輸血をし、肺炎を防ぐために抗生剤を投与し、気道を確保しておくために気管切開をした。病院の医療チームが人工呼吸器につなぐ準備をしていたとき、ついに男性の心臓が停止した。「この症例報告は、感想も結論も書かずに公開することにした」と、シマーズ医師は書いた。[*29]「それは読まれた方ご自身におまかせしたい……関心を持たれた方がどこの国のどのような立場の人であるかは関係ない」

医療界に身を置いていない大半の人と同様、わたしの両親も、こうした倫理上のジレンマについては、時折「タイム」誌や「ライフ」誌でわずかに触れられている程度にしか知らなかった。ふたりとも一九六〇年代には四〇代で、若くて健康だった。父がウェスリアンに移ってからまだ数年しかたっておらず、新しい友人を作ることやテックビルトの家をもう一軒建てることや、ミドルタウンにしっかり根をおろすことなど、ほかの関心事で頭がいっぱいだった。母は大学に入り、教育学の修士号取得をめざしていた。わたしはウェスリアン大学の三年生で、キャンパス内には住まず、シェイクスピアとヴァージニア・ウルフについて勉強していた。弟のマイケルはニューヨーク北部の全寮制の実験校で学び、ジョナサンは地元のカトリックの男子高校に在籍しつつ、自分がコネティカット川河畔で起ち上げた競技ボートクラブで舵手（コックス）を務めるかたわら、手の空いた時間に車の修理をして過ごしていた。

一九七〇年の秋、かつてブリガム病院でフランシス・ダニエルズ・ムーアにより、進歩の道を切り開かれた外科学が母の命を救った。四七歳となり、ディープリバー高校で美術を教えていた母は、左の胸にしこりを見つけ、ミドルセックス病院で根治的乳房切除術を受けたのだ。当時はこの果断な手術方法が主流だった。執刀医は、左の乳房と胸筋の大部分、クルミ大の硬い癌腫瘍、癌に侵されていたリンパ節四個を除去した。リンパ節のうちの一個は、転移した二個目の腫瘍にすっぽり覆われていた。これは、癌細胞がリンパ液を通じて体内のほかの場所に広がった可能性があることを示す。母は六カ月間、つらい放射線治療に耐えたあと、父といっしょに車でボストンへ行き、ブリガム病院のムーア医師に会いにいった。母は再発を恐れていた。

当時のムーアは五八歳で、そのころもまだブリガム病院の外科部長の任にあった。白髪頭で姿勢がよく、進行性乳癌は、彼の数多い専門分野にふくまれていた。彼は母と同様、母がどのようなリスクに直面しているか、承知していた。ムーアは後年、自伝にこう書いている。「この進行性疾患という荒野に入った患者は［つまり、乳癌が再発した場合は］、ほぼ全員が死亡する。それは否定しようのない現実なのだ」と。[*30] 彼は十分に時間をとり、癌を免れたほうの乳房をていねいに調べてから、安全のため、こちらも切除したほうがよいと助言した。母はそのすすめを受け入れ、シンプルな切除手術を受けた。癌は再発しなかった。

母は自分の命を救うために乳房を犠牲にしたことを後悔していない。いま生きていられるのは、ムーアと癌の支援団体、放射線技師たちのおかげ――そして自分の恐るべき生命力のおかげ――だと感謝しているのだ。しかし母は癌によって変わった。アレクサンドル・ソルジェニーツィンの『ガン病棟』〔邦訳は、小笠原豊樹訳、新潮文庫〕や、一九六九年にベストセラーとなったエリザベス・キューブラー・ロスの『死ぬ瞬間――死とその過程について』〔邦訳は、鈴木晶訳、読売新聞社〕を読んだ。母は死を真正面から見つめたのだ。

母はみずから自分の裸体を写真に撮った。傷つき、あばらの浮き出た胸をニコンのカメラの前にさらしたのだ。父に作ってもらった暗室でネガを現像して何枚かプリントしたが、誰にも見せずに、コンタクトシートといっしょにファイルにしまい込んだ。金髪のストリークスを入れた髪を、昔からのトレードマークだったフレンチツイストにまとめ、非の打ちどころのない服装をして、以前と同じ美しい女性として、社会に溶け込んでいった。再建手術は受けず、数年後には、生理食塩水を満たしたぶよぶよのパッドをブラに入れるのもやめ、平らな胸の女性として生きていくことにした。

　美術教師の仕事には戻らず、大学の先生の奥さんで癌にかかった人の手助けをし、化学療法を受けにいくときの送迎などを引き受けた。大学関係者以外の女性にも手をさしのべ、亡くなるまで世話を続けた。母は、自分が生きていられる幸運を喜んでいたが、その一方、死の瀬戸際でも医療が待ち受けているアメリカの現状を見るにつけ、医療が介入しすぎる傾向を疑問に思うようになった。一九七七年、みずからの癌が投げかけていた影をようやく精神的に払拭できたころ、母は大学教員の元妻でボリー・ハッサンという女性と時間を過ごす機会を得た。ボリーはもっとも重いステージの膵臓癌を患い、ウィップル法と呼ばれる手術を受けた。これは最後の手段として内臓を取り除いてしまうという、母がかつて受けた根治的乳房切除法よりもさらに抜本的な処置で、余命わずかな患者の生活の質（クオリティ・オブ・ライフ）をさらに損なうものだった。延命をはかるには現実的だがその目標を達成できる見込みは非常に薄かった。ボリーはこの手術により、癌に侵された膵頭（すいとう）と胆嚢（たんのう）の全部、それに小腸と胃の一部を切除された。残った内臓は大腸に吻合（ふんごう）された。しかしうまくいかなかった。ボリーはほとんど意識がなくなり、骨と皮ばかりに痩せこけた姿で病院のベッドに横わり、死を待つばかりとなった。看護師が一日に一回やってきて、ボリーをベッドわきの体重計に移して体重をはかった。ボリーはその都度、つらそうな声でうめいた。母がついにたまりかね、「この人はもうすぐ死ぬのよ！　苦しがっているのがわからないの？」と看護師に言ってやめさせるまで、この無意味な作業は続けられた。

母が心をかき乱されたのは、特別なことではない。新しいテクノロジーの登場により、医療関係者は、自分の施した処置が死にゆく人に苦しみを与えていることに鈍感になった。そして患者の健康を回復しないまま、ただ死期のみを遅らせるケースが目立つようになった。医師の側にも患者の側にも、人はいつまでも生きられるという幻想が生まれ、両者のあいだに激しい不信感が生じることとなった。こうした傾向は今日もなお続いている。新しいテクノロジーはすぐれた技術を持つ医師を育てることには貢献した。だが、こうした医師は、気持ちのやりとりの絡むコミュニケーションについてはほとんど訓練を受けなかったのだ。

中世期の黒死病の流行から、それ以後数百年にわたって猛威をふるったチフス、コレラ、猩紅熱、結核の大流行まで、医師も患者も、いつどこで起きるかわからない死、広範にわたる大量死、早すぎる死の蔓延する世界を生きてきた。彼らは生涯を通じ、死をあたりまえのものと理解していた。死を前にしてできることは、ポートワインや水銀を飲ませたり、瀉血を施す程度のものだった。だから人々は、死の苦しみにある人のそばに座り、最後の危機の訪れを予感しながらじっと待っていたのだ。彼らは自然の成り行きを受け入れていた。

一九五〇年代半ば以降、多くの医師と患者が、神を信じて死を受け入れるのをやめて、医療を信じて死に抵抗するようになった。たとえ最終的には無駄であったとしても、医師や看護師には必ずできることが何かあるはずだと、思われるようになったのだ。

患者は必ずしも感謝していたわけではない。一九七〇年代中ごろ、バージニアの小さな田舎町の病院でこんなことがあった。ある看護師が年老いた女性に心肺蘇生術を施し、肋骨を二本折ったものの、命を救った。誇らしげにその患者のベッドを訪れると、老女はこう言った。「わたしは死ぬまであなたを恨むわ。天に召される機会を奪われたうえに、怪我までさせられたんだからね」

ボリー・ハッサンが亡くなった一九七七年、オレゴン州ポートランドにあるオレゴン健康科学大学の病院で、ダイアン・マイヤーという名の若い医師が研修を積んでいた。のちにマッカーサー賞〔ジョン&キャサリン・マッカーサー財団が設けた賞で、未来に貢献しうる卓越した能力を認められた人に贈られる〕を受賞し、緩和ケアと呼ばれる、医療界の主流に対抗する運動の旗手となった人だ。マイヤーが研修生となって第一日目、彼女が配属された医療チームは、心不全で死にかけている八九歳の男性に、酷としか言いようのない蘇生処置を次々に施したが、結局、助けることはできなかった。「苦しみをやわらげ、危害を加えないという、診療の基本原則がひっくり返されていた」と、彼女は何年ものちに書いている。*31

ほとんどなんの議論も経ることなく、診療倫理の基本原則が変化して、苦痛や生活の質の低下やコストといった犠牲を無視してでも延命をはかることが義務となっていたのだ。

同等の力を持つ、同じような無言のメッセージが伝えられたのは、その患者が息を引き取ったあとだった。足を止めて八七歳の奥さんに言葉をかけたスタッフはひとりもいなかったのだ。わたしが医師として第一歩を踏み出したその日に、自分の患者がかくも悲惨な死を遂げたのに、それをどう受けとめているかときいてくれた人もいなかったのである。

第6章 父が心を開く

両親は、父のシャワー浴をしてくれるアニーのほかには、誰からも支援を受けることなく、険しい高原の上を歩み続けていた。父のペースメーカーは予期せぬ結果を生んだが、それはすぐには表れなかった。二〇〇三年の一月、父は退院し、パイン・ストリートの自宅へ戻った。ヘルニアの治療はすみ、ペースメーカーは順調に作動していて、死は遠ざけられたが、脳の状態は少し悪くなっていた。四〇代や五〇代の男性が簡単な手術をふたつ受けたのなら、楽に元どおりの生活に戻れただろうが、八〇歳の父の場合はそうはいかなかった。全身麻酔は、高齢者の脳にストレスをかけることがあるのだ。麻酔を受けた高齢者の六〜三〇パーセントに、少なくとも一時的に、認知機能が低下した形跡が見られたとする研究結果がいくつか出ている。[*1] 母は、父が言葉をさがすのにさらに苦労するようになったこと、映画の筋がわからなくなったこと、キッチンの壁に掛かったカレンダーの前へ何度も行ってその日の予定を確認すること、もうとっくに関わらなくなった投資にこだわっていることに気がついた。母が友人と昼食をとりに出かけ、帰宅が一五分遅れただけで心配になり、わたしに「警察に連絡してくれ」と言ったこともあった。父とふたりで、インディアンヒル墓地というお気に入りの場所へ散歩に出かけたときにも、門のかんぬきに打たれた釘の並び方に妙に興味を惹かれたようすで、わたしにはわからない意味でもあるかのように、それを指さしてみせたことがあった。

母は驚き、父を神経内科へ連れていったが、医師はおそらく手術を受けたせいで一時的な「ずれ」のようなものが生じ、「補償作用がうまく働かない」状態に陥っているのだと言った。メディケアが言語療法の回数を増やす決定をし、熱心で深い洞察力を持つアンジェラがまた週に三回来てくれるようになった。

やがてアニーは、家族に何か緊急のことがあったらしく、町を出ていった。たちまち母は、また涙と過労でまいってしまった。母とわたしは、ひとつのパターンにはまりつつあった。父の状態が悪化し、わたしが母にもっと支援を得るべきだとせっつく。母は助言を入れずに抵抗し、ついに限界に達する。そこでわたしが飛んでいく。すると――弟のマイケルいわく――母は「おとなしく分別を取り戻し」、やり方を変えると同意する。けれどもこのときのわたしは、締め切りをかかえていて、行きたくなかったのだ。

弟たちがあまり介護負担を引き受けていないらしいことがわかったのは、一年以上もたってからのことだ。チャーミングで独創的で、しょっちゅう経済的に困っていた中年の弟たちを、母もわたしもいまだに〝ぼうやたち(ボーイズ)〟と呼んでいた。ふたりは父が倒れた年には、とうとう一度もミドルタウンを訪れなかったが、以前よりも頻繁に電話をかけるようにはなっていた。ジョナサンは車で長距離移動をしながら、よくわたしの話を聞いてくれた。

　母とわたしにとっては自業自得の一面もある。どちらも、弟たちに助けを求めなかったし、あまり多くを期待しなかったからだ。これはわたしに対する、ゆがんだ形の報酬だった。何十年にもわたり母からわがままと非難され、わたしはそのとおりかもしれないとひそかに恐れていた。それがついにここへ来て、いい娘になったのだ。あるとき、実家に泊まっていたあいだに、母の投資内容について何度も説明するはめになった。すると母がため息をついてこう言ったのだ。「娘がいてよかった。息子は役に立たないわ」と。わたしは妙に不快で、妙にくすぐったい気分を味わった。

　ジョナサンにコネティカットへ行くよう強くすすめると、彼はそのとおりにしてくれた。交渉力に長けた彼は、母がカムリの新車を買うにあたり、大幅に値引きさせることに成功した。母を説得して携帯電話も買わせた。誰か父の面倒を見てくれる人を雇って自由な時間を持ち、しかも何かあったときにはすぐに連絡してもらえるようにしてあげたいと考えたからだ。父とは、セーリングを愛する者同士として一日をいっしょに過ごそうと、ミスティック・シーポート海洋博物館へ連れていった。古いスクーナー〔二本以上のマストを備えた縦帆帆船の一種〕や捕鯨船を見て歩いてはどうかと思ったのだ。しかし父はすぐに飽きてしまって、会話を続けることもできなくなり、連れて帰ってくれと言い出した。ジョナサンはそれきり、父については、匙を投げてしまった。

「いまにして思えば、ぼくが身勝手だったんだ」ジョナサンはのちにそのときのことを振り返り、わたしにそう言った。「お父さんはぼくの知っている人じゃなくなっていたし、ベビーシッターをしたい気分じゃなかった。いまは友だちに、親とはできるかぎりいっしょに時間を過ごせとすすめてるよ。あとで必ず、よかったと思えるからって」

母は、ジョナサンが帰っていったその日に携帯電話を返品してしまった。彼がベッドからシーツを剝がしていかなかったので腹を立てたのだ。わたしはがっかりした。ジョナサンもわたしも、その旅が価値あるものだったとは思えなかった。

万策尽きたと思えたころ、ある晩、ジョナサンが運転中に電話をかけてきた。今度の新しい仕事では、大型トレーラーでロサンゼルス中をまわり、苛酷な長時間勤務をこなしているのに、報酬は最低賃金とさして変わらないのだという。ジョナサンはこう言った。「名案を思いついたよ」彼は、疲れきっている母に、トニ・ペレス＝パルマという友人の電話番号を教えたという。その女性はメリデンに住んでいて、パートの仕事をさがしていた。メリデンはミドルタウンの近くにある都市で、かつては工具や銀食器の生産で有名だったが、いまは脱工業化している。ジョナサンと知りあったのは、何年も前、彼のトラック運転手仲間のひとりと全米を旅行していたときだった。おたがいにアルコール依存症の克服に取り組んでいたことからつながりが生まれ、ときどき連絡を取りあっていた。

トニがはじめてポンコツのSUV車で両親を訪ねていった日には、父が不安そうな面持ちで出迎え、黙って敷地内の長いドライブウェイに誘導したらしい。母は彼女のことをほとんど知らず、ほんのわずかに知っていることにも安心できなかった。おたがいに緊張していた。「お母さんはダイニングルームのテーブルで、大きな法律用箋を前にして待っておられたんですよ」トニはのちに、そう話してくれた。「わたしはお母さんの、いかにもちゃんとしたイギリス人ですっていう雰囲気に圧倒されていました。あのアクセントでお話しになるのをはじめて聞いたときには、自分がうっかりばかなことをしゃべってしまいそうな気がしてこわくなりました」

母はトニに、こういう仕事をした経験があるかどうか尋ねた。父はその背後をうろうろと歩いていた。トニは父を感じのよい人だと思い、笑顔に好感を持った。彼女はプエルトリコ系とイタリア系移民の血を引く美しい人だ。おもに里親のもとで育ち、一〇年生のときに高校を中退した。しばらくマイアミでのらくら暮らしたあと、一念発起して生き方を変え、ウェイトレスやバーテンダーとして働きはじめた。やがてレストランの管理をまかされるようになり、一般教育修了検定〔高校修了程度の学力があることを認定する〕にも合格した。依存症を克服してからの五年間、アルコールにはいっさい手を出しておらず、将来はソーシャルワーカーの資格をとって高齢者支援に携わりたいと思っていた。みずからも年老いた実母の世話をしつつ、ふたりの成人した子供たちの心配もしていたが、慢性疾患の治療のため、週に数時間しか働けない身の上だったのだ。

このときには、母に何もかも打ち明けたわけではなく、それまでに経験した仕事のことを話した。彼女の母親がマイアミでお年寄りの介護をしていて、それを手伝ったことがあった。トニは腕力があり、辛抱強く、正直で、活力にあふれていた。お年寄りが好きで、広やかな心を持っていた。母は藁にもすがりたい心境だった。トニは目に見えない大きな力からの贈り物だったのだ。

ほどなくトニは母の右腕となった。週に三回、愛車のSUVでやってきて、午前中に父にシャワー浴をさせて髪をブローし、朝食の後片付けをし、掃除機をかけ、わたしがこんな娘でなかったなら引き受けたかもしれない、気配りと体力の必要な仕事をしてくれた。母もよくトニといっしょに働いた。ともに庭の草取りをし、ウッドデッキのペンキの塗り替えをし、毎年春にはアリを駆除するため、家のまわりに殺虫剤を散布した。

そうして、おたがいに救われたのだ。「わたしは仕事が持ててうれしかったんです」と、のちにトニはわたしに言った。「自分は役に立つ人間だと思えました。自分に誇りを持てたんです。仕事をすればするほど、お母さんはたくさんのことをまかせてくださいました。ご両親とは、ただの雇われ人じゃなく、お友だちのようになれたんです」

こうしてトニは全米二五〇万人の〝市井の天使〟のひとりとなった。低賃金で生活は楽ではないのに、自分の感情をみごとにコントロールしながら、人知れずかぎりない思いやりを寄せてうちの両親のような家族の面倒を見てくれる。母は彼女のソーシャルセキュリティ税を負担していた。そしてやがては、不当なまでに安い相場の、二倍近い賃金を払うようになった。だが連邦政府は、トニの仕事は最低賃金や残業代などを規定した公正労働基準法の適用対象にならないとの見解を示していた。彼女のような労働者――女性がほとんどだ――は、主として友人のようなふれあいを提供するのが仕事であり、これは家族に近い関係と考えられるので、正当な報酬に値しない、というのだ。この理屈がわたしにはまったくわからない。われわれの文化は、(たいていが男性によって施される)ハイテク〝治療〟には何百万ドルもの金を払いたがるが、(たいていは女性が担う)日々の介護に対してはほんの少ししか払いたがらない。この傾向を反映して、訪問介護員を連邦労働法の適用範囲にふくめようとする動きは、一九三〇年代から二一世紀初頭まで、強い抵抗に遭い続けてきた。[*2]近年、変更に反対している主たるロビイストは、こうした人を多く雇用している在宅医療介護業者だ。

トニは母の好みに合わせ、レタスを冷蔵庫で冷やしたときにパリッとなるよう、洗ったあとはふきんで包む。父のことはきちんと「バトラーさん」と呼んでくれ、バスローブに便が付着して汚れると、黙って取りのけて洗ってくれる。彼女は使用人ではないし、厳密には雇い人とも言えない。娘の代わりでもない。すべての要素を少しずつ持った人なのだ。トニのおかげで母は生きていることができ、父は老人ホームに入らずにすんでいた。両親のために、わたしたち子供三人が力を合わせたくらいのことをしてくれ、医師の大半にできないことをしていた。わたしにとっては、弟たちよりも近しいきょうだいのように思えていた。

トニは、神経のすり減った母にはとうてい真似のできない、根気よくやさしい態度で父に接した。そして母に対しては、わたしにはない懐の深さを見せてくれた。「お母さんがいらいらなさるのは、支援を受け入れるまで、あまりに長いことがんばりすぎてこられたからですよ」トニはしばしばらくしてから、わたしにそう説明した。「よく眠れなかったし、いつもお父さんにつきっきりだったでしょう。気が立つのはあたりまえです。それにお父さんはほんとうに感じのいい方でした。気取りがなくて、まるで……自分の子供みたいっていうんじゃないですけど……仕事以上の存在でしたね。お父さんのお世話をするのは、何かもっと特別なことだったんです」

わたしは自分がもっとも得意だと思うこと、感謝されると思うことをし続けた。ソーシャルワーカー役を務めて専門家をさがし、小言を言い、あれやこれやと取り仕切り、戦略を練り、最悪の事態を想定してプランを立てた。けれども、いちばんよかったのは、父にラブレターを書いたことかもしれない。

それは五歳の子が書いたような素朴な手紙だった。父の場合、言語中枢よりも視覚脳の損傷のほうが少ないことを知っていたので、余白や文章の合間に絵を描き入れた。絵と言っても、へたくそでいい加減な漫画風のイラストだし、字も相変わらず読みづらかったことだろう。父がわたしの仕事をどう批判するだろうかとか、不安定な職業のことをなんと言うかとか、もう心配する必要はなくなっていた。そして父のほうからは、話をするときよりもやさしい言葉の並んだ返事が来た。苦労して書いてくれたのだ。それはわたしにとってだいじなことだった。父が午後いっぱいかけてわたしのために何かを作り、プレゼントしてくれたのだから。

何十年ものあいだ、わたしと父は、おたがいに非常に高い水準を要求しあい、相手が自分の期待に応えないと、ためらうことなく、はっきりそれを口にしてきた。一〇代のころのわたしは、父にこんなことを望んでいた。パーティーであまりお酒を飲んでふざけないこと、もっと弟たちに関心を払うこと、母と対決してわたしを母から守ってくれること、もっとわたしのことをよく見て勇気づけたりすること。父がわたしに望んだのは、宿題をすること、忘れ物をなくすこと、母と喧嘩するのをやめること、食事どきに父に口答えするのをやめること、そしてわたしの〝潜在能力〟を最大限に発揮すること。いまや父はわたしをそれまでとはちがった目で見るようになった。いっしょにワズワース邸公園の森を散歩したあと、わたしが靴の泥をこすり落としてから車に乗り込むとか、なんでもないことをしたときに、感動してくれる。わたしのほうもまた、父がたったひとりでウェスリアン大学のプールまで歩いていけることに驚きの目を見張っていた。

おそらく母のためには、父が倒れたときに亡くなっていたほうがよかったのだろう。父にとってもよかったのだろうと思う。けれども、わたしにはちがう。父の失語症は、わたしの舌の凝りをほぐし、父の心を開いてくれた。愛と感謝があふれる中で、わたしは父がこれまでにしてくれたことに対してありがとうを言い、父はただ愛だけを返してくれた。たぶんわたしは無意識のうちに父の死を迎える準備をしていたのだろう。

手紙には、わたしの記憶の中にふたりの父親がいたことは書かなかった。ひとりは、イギリスで過ごした幼いころの、愛情深くて、わくわくさせてくれた父。もうひとりは、アメリカ移住後の、よそよそしくて働きすぎで怒りっぽく、威嚇するライオンのように食卓を支配していた父だ。際限のない知的な論戦に父がわたしを引き込んだことにも触れなかった。わたしが母と喧嘩をしたり、男の子と遅くまで遊んでいたり、成績不良のレッテルを貼られたりするたび、父の口から、きみのせいでわたしは飲まずにいられないんだ、きみは頭がおかしい！といった非難の言葉が次々出てきたことも書かなかった。ウェルズリーの湖で父からセーリングを教わっていたときに顔を思いきりひっぱたかれたことも言わなかった。朝食のテーブルで父が雷を落とし、スクールバスに遅れそうになって泣きながら家を飛び出していったことも。そんな朝が何度もあって、わたしはその都度、もう愛されていないのだと思ったものだが、それも黙っていた。

わたしは、父に『ぞうのババール』の本を読んでもらったことを書いた。のちに〝遺産〟と思えるようになったこれらの手紙の中で、わたしは父に、サンフランシスコの家を買うときにお金を貸してもらったことへのお礼を言った。

葛藤の日々が何年も続いたのに、決してわたしを見捨てず、いまこうしてわたしに心を開いてくださっていることに感謝します。お父さんに認めてもらい、自分の人生を生きていけるのはすばらしいことです。そうしたすべてが、生涯、わたしの中で生き続けるでしょう。それがいまのわたしを、自分でも気づかない形で、作ってくれました。わたしたちが与えられた人生は、こんがらかっていて苦しいこともたくさんあるけれど、お父さんは生きることの楽しみを教えてくださいました。たとえば、オーケストラの指揮者の真似をして家の中を歩きまわったりしてね。わたしの骨の中で、筋肉の中で、細胞の中で、そうしたものが息づいています。お父さんを思うとき、それはみんな、お父さんからの贈り物なんだと感じます。人生を愛するようになれたのは、お父さんのおかげです。

お父さんがやさしく頰を撫でた小さな女の子。お父さんの肩に立って海に飛び込んだ小さな女の子。いさかいと苦しみと、疎遠になった日々。そのすべてを貫いて、お父さんとわたしのあいだには愛という強い絆が結ばれました。それは決して壊れることのないものです。

父はこう書いてきた。「わたしがきみをどんなに愛しているか、言葉で言うのはむずかしいですが、きみは深いところまで理解してくれているようです。どうやってこの喜びを表現すれば、手紙の結びの言葉になるでしょう。わたしには、ありがとうと言うことしかできません」

アンジェラにすすめられ、そして毎週パソコンのレッスンに来てくれるウェスリアン大学の学生に励まされ、父は自分史の執筆に取り組んだ。タイトルは『回想』。シングルスペースで四ページにわたり、南アフリカで過ごした幼年時代の思い出と第二次世界大戦中にイタリアで負傷したときのことを綴ったものだ。書き上げるまで何カ月もかかった。

「子供のころのわたしはトラブル続きだった。たいていは身体にまつわるものだ」という書き出しで、原稿ははじまっている。「わたしは危険から遠ざかっていることができなかったのだ」父親の会社の鋳植機に使う銅のふくまれたカーバッテリーをさがしに、まだ火がくすぶっていたごみ焼却穴に入って脚を火傷した話など、いかにも南アフリカ育ちの少年らしい武勇伝がいくつか披露されたあと、はじめて死を間近にした体験が語られる。それは父が一五歳のときのことだった。クリスマス休暇に寄宿学校の友人で、ローデシア出身のジャック・オズボーンという名の少年が泊まりにきていた。ふたりはほかの少年たちといっしょに車を盗んで乗り回してやろうと計画した。クラドックの町の駐車場にとめてある車を一台、持ち主が映画を楽しんでいるあいだだけ〝借りる〟ことにしようというわけだ。ところが父とジャックは集合時刻に遅れてしまった。ジャックが、モーションをかけていた女の子の家で何時間も彼女のピアノを聴いていたからだ。そのあいだ父は玄関ポーチでやきもきしながら待っていた。ようやくジャックがさようならを言って出てきて、ふたりは駐車場へと急いだ。着いたときには、父のいとこたちと友人たちを乗せた運命の車が赤いテールライトを光らせて出ていくところだった。車は角の向こうへ姿を消し、速度を上げて国道のほうへ向かった。時速一二〇キロ近いスピードで砂漠を突っ走っていたとき、ライトをつけていない荷車に衝突し、車は跳ね飛ばされて逆さまになり、溝の中に落下した。ふたりの若いいとこたちは、真っ青な顔で三キロ走って町へ戻り、警察に知らせた。父の親友ふたりが車から投げ出され、瀕死の状態で草原に転がっていた。そのうちのひとりは、駐車場のオーナーの息子だった。生き残ったもうひとりの少年は、脳に深刻な損傷を負い、二度と学校に戻ることができなかった。

わたしは原稿を置いた。この話は父から何度も聞かされたので、ひとつひとつのシーンをありありと思い浮かべることができる。光を浴びてピアノを弾く少女。ポーチをせかせか行き来する父。砂漠の町の夜、埃っぽい通りを走って駐車場へ急ぎ、ふたつの赤いテールライトを追いかけるジャック・オズボーンと父……。ここで父はさっと手をさし出し、こう言ったものだ。死を追いかけ、捕まえ損ねたのさ、と。

わたしはまた『回想』を手にとった。このあと、父はイタリアで瀕死の重傷を負い、人生が一変したときのことを語っていた。「戦争は日増しに激しさを増していた」という一文でそのくだりははじまっている。

わが小隊は、夜明けから作戦に参加した。わたしはパトロールに出て、パンザノ村を制圧せよとの命を受けていた。わたしの任務は、ブレン軽機関銃で味方の部隊を援護することだった。敵の歩兵部隊がすぐに応戦してきて、射撃の応酬がはじまった。わたしが身を潜めていた穴に迫撃砲弾が突っ込み、炸裂した。これで戦闘の性質が変わった。わたしが最初にとった行動は、自分の銃を見つけることだった。それは一メートルほど先にあった。だがそのとき、わたしは、地面に血がぽたぽたと落ちていることに気づいた。それが自分のものだと悟るまで、少し時間がかかった。

わたしはばかみたいに——あるいは受け入れまいとする娘のように——原稿にチェックを入れ、修正案を書き込んで送り返した。父がまだ以前と同じ人であるかのような対応をしたのだ。母が電話をかけてきて、穏やかにやさしくこう言った。「お父さんには励ましが必要なのよ」と。わたしは自分がまちがっていたことを理解した。

それでもわたしたちは、欠けた不完全な器から、愛を注ぎあった。両親は、毎年九月にバースデーレターを交換することにしていた。父が倒れた年もペースメーカーの植え込み手術をした年も、父の機能が低下してきても、この習慣が変わることはなかった。二〇〇三年九月一六日の朝、父は母の七九歳の誕生日を祝う短いメッセージを朝食のテーブルに残していった。ひと晩かけて書いた手紙だった。

愛するきみへ
いまは午前零時を過ぎたところです。いや、午前零時であるべき時刻と言うべきでしょう。

きみの誕生日になりました。

きみには何から何まで世話になっていて、どうすれば感謝の気持ちを十分に伝えられるのものやらわかりません。

方法が見つからないので、いくら感謝しても足りないとだけ言わせてください。

きみには、わたしが必要とするありとあらゆる手助けをしてもらっています。ただそのことを伝えたくてこの手紙を書きました。

愛をこめて
ジェフ[*3]

九日後、母はカリグラフィー・ペンを取り出し、父へのバースデーレターを三度書こうとした。「わたしのダーリン」ではじまる一通には次のように書かれていた。

何年ものあいだ、あなたはわたしの誕生日に、すばらしい手紙をくださいました。わたしにはあなたほどのエレガンスはないし、すてきな言葉も書けません。あなたはやさしいお人柄で、〝ありのままの人生〟を受け入れられずにいらだつわたしにも、じっと我慢していてくださいます。そういうところをわたしが愛していることを知っていてください。あなたはご自分の困難についても、めったに愚痴をこぼしません。でも、ときには不満をぶつけてください。そうすれば、文句ばっかり言っているわたしも、少しは気が楽になります！

次の便箋には、父の兄のガイが一九四四年――イタリアで父の左腕が吹き飛ばされた年――の夏に書いた詩の、最後の一節が引用されていた。

若き兵士へ

……だから煙草に火をつけ、グラスを一、二杯空けたまえ
静かに見つめるのだ
砲弾に引き裂かれたテラスを
昨夜そこに広がった特別な地獄を
そして考えたまえ
これから先の歳月は
道標のように、あるいは杉の木のように
一八から八〇へと伸びていくのか
それとも、次の砲弾となるのか

「結局、次の砲弾でしたね」と、母は書いた。「あなたは何もかもを冷静に受け入れて切り抜け、

わたしたちはいま、ともに八〇になりました。人生をともにしてくださってありがとう。こんな面倒くさい女に五〇年以上も辛抱してくださってありがとう。八一歳のお誕生日、おめでとう――負けないでね。わたしたち、きっといっしょに乗り越えられます。愛を込めて、バレリーより」

がんばれたかもしれない。その年に父が死んでいれば……。

第 3 部

試練

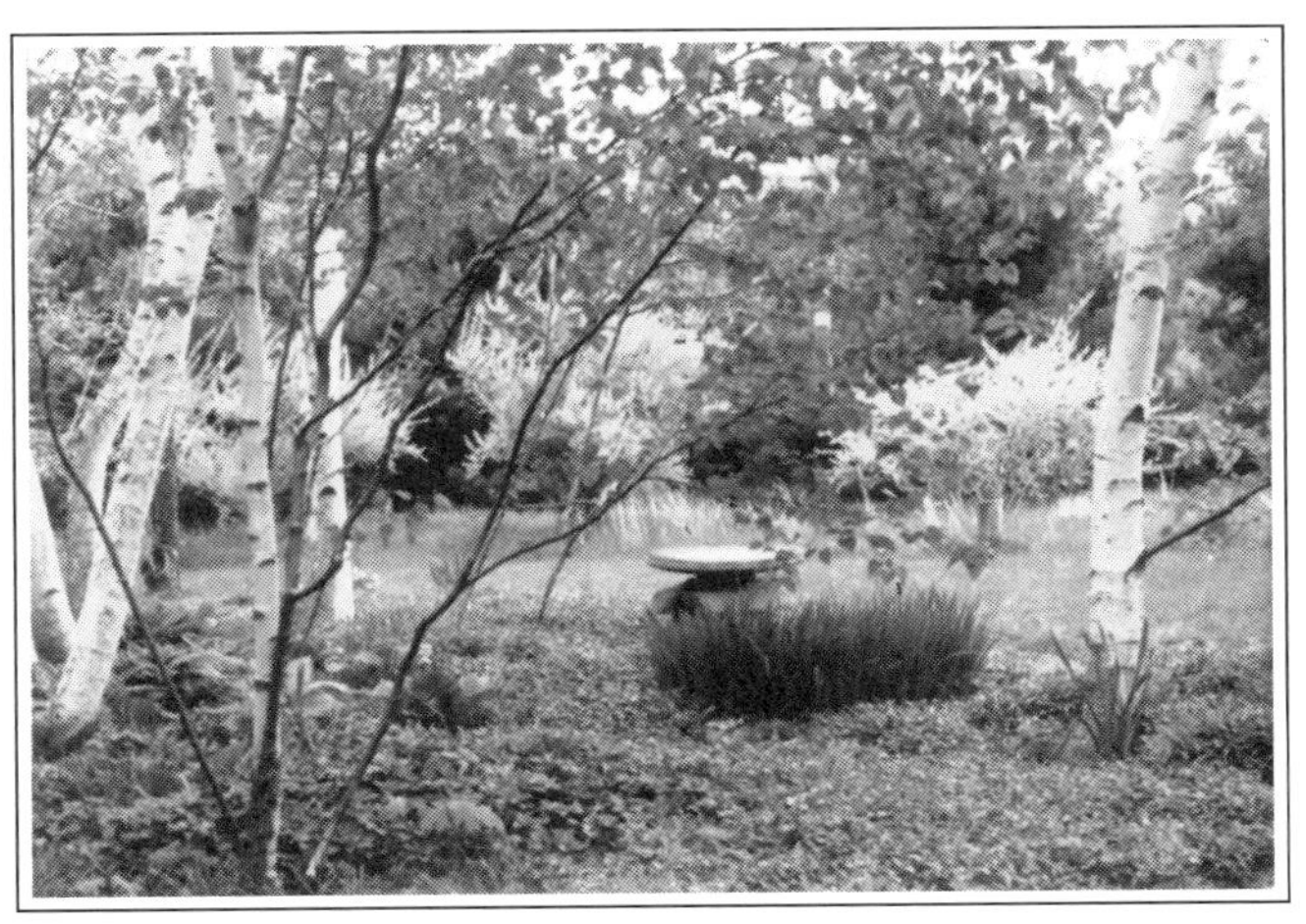

コネティカット州ミドルタウン、パイン・ストリートの秋
Photograph by Valerie Butler

第7章 よくならない

二〇〇三年一〇月、母は文具店で黒い罫線入りの分厚いノートを買った。深緑色の布を張った硬い表紙がついている。クエーカー教徒が持っていそうな簡素なもので、二〇世紀はじめの南アフリカで曾祖父のジェイムズ・バトラーが経営していた新聞社にあっても違和感がなさそうだった。その最初のページに、母は直立したイタリック体でこう書いた。「ソーシャルワーカーの提案で、わたしを不安に追いやっている考え事を整理するため、ここに書くことにした。わたしはどうかしている。ときどき、しなければならないことがありすぎて、押しつぶされそうになる」母は七九歳だった。

母は不眠症がひどくなり、毎晩二時間半くらいしか眠れなくなっていた。ある日、急遽（きゅうきょ）新規に相談に乗ってもらうことにした（のちに有能とは言えないことがわかった）ファイナンシャルアドバイザーのオフィスでわっと泣き崩れてしまい、そのアドバイザーが精神科医を紹介してくれた。医師はソーシャルワーカーにつないでくれたうえで、食欲不振と不眠に効果があるとされるレメロンを処方してくれた。母はよほど追い詰められていたらしく、試してみる気になった。三年前なら、臆病者か意気地なしがそんなものにすがるのだと言って拒否していたことだろう。

母はこの日記に父の状態のことを書かなかった。父がこの先、さらに落ちていくことを暗示する気がかりな徴候が次第に多く見られるようになっていたのに、それをわたしに言いもしなかった。父はパソコンを起動してワードを開く方法を思い出すのに苦労していた。尿路感染症と気管支炎を起こしたあと、激しい混乱をきたしたことが一度あり、一日に三回も転んだことがあった。

母は、ノートの新しいページに〝高齢者住宅〟とタイトルを書き、真ん中に縦の線を引いて左右にふたつの欄をこしらえた。〝利点〟の欄には、「維持管理をまかせられる」とだけ書いた。右の〝難点〟の欄はいっぱいになった。「年寄りばかり。石頭の共和党支持者！　知的な刺激があるかどうかは疑問。おおぜいで食事をとらなければならない。美学の問題！　スペースにかぎりがある。ふたりでアパートに入ったとしてもジェフにはなんらかの介護がつねに必要。つつがなく暮らせるはずがない。早晩、問題が明らかになる。何ごとも一〇〇パーセントとはいかない。絶対に」

〝在宅――利点〟と名付けた欄には、「施設ほど退屈ではない。より慣れ親しんだ環境。かかりつけ医がいる。ミドルセックス病院に近い。広い。便利のいい場所。施設に入るより安あがり」と書いた。難点は、「維持管理がたいへん」。

息子が近くに住んでいれば、ちょっとした修理を頼んだり天井の高い玄関ホールの電球を替えてもらったりできる。教会に通っていれば、親切な若者と知りあえたかもしれない。でも母にはそういう息子もなく、教会にも縁がなかった。母方の祖母は、親思いの長男の家の二軒隣で、九〇歳を過ぎるまで自立した生活を続けた。けれども、わたしも弟たちも、実家に引っ越して子供時代に使っていた寝室に戻りたいとは思わなかった。母が厳格に決めた食事の時間に縛られ、食事内容や仕事や身だしなみについて、求めもしないアドバイスをされ、台所を支配され、命令し管理せずにいられないあの性分に屈するのはまっぴらだった。

レメロンが効いて母は眠れるようになった。一カ月もたたないうちに、ソーシャルワーカーと会うのをやめて、元どおりストイックに質素に、わが道を行く生活に戻った。二四時間気の抜けない介護を続けたせいで、母は、戦略的に柔軟にものを考える力が衰えてしまったのだ。いずれにせよ、そういうことに長けていない人だった。「気分がずっとよくなった。以前のようなエネルギーが戻ってきて、わたしらしさを取り戻したように思う」ソーシャルワーカーの支援をことわったあと、母は日記にそう書いた。「わたしの日常にはまだ、自分を取り巻く状況によって閉ざされたり窮屈になったりしているところがある。事態が悪化したときに備えてプランを立てなければならない。ジェフがどこかよそで面倒を見てもらわざるをえなくなったらどうする？　どこにお願いすればいい？　わたし自身も、もっとスペースがほしい。どこか遠くでひとりになれて、四六時中ジェフの面倒を見なくてもすむところが……。そういう場所がほしくてならない」

わたしは最後にもう一カ所だけ、高齢者施設を見学するため、母を車でマサチューセッツ州西部へ連れていった。三段階の介護態勢が整ったトップレベルの高齢者コミュニティだと聞いていた。アマースト大学を退官した教授たちが創設したそうで、わたしの友人のひとりが、障害を持つお姉さんを首尾よくそこに入所させることができたのだった。施設は人家の見当たらない緑の丘陵地帯にあった。建物はどれも過剰に暖房されていて、塵ひとつ落ちておらず、絨毯(じゅうたん)やカーテンなど装飾も完璧で、まるで高級ホテルのようだった。昼食に出された野菜は、案の定、火が通りすぎていた。そこからは見えなかったが、どこか近くに小さな町があるらしく、行きたければバンで送迎してもらえるとのこと。各戸には車椅子で入れるシャワー室があるが、自然の世界へと出られる扉もデッキもない。母がそこに暮らすことは想像できなかった。母は、わたしの助けを借りて自宅でがんばっていくことに決めた。どんな未来が訪れようと、そこで迎えることにしたのだ。

カリフォルニアに帰ってから、わたしは母に宛てた手紙にこう書いた。「わたしはまだ、自分の一部がコネティカットに残っていて、お母さんのそばにいるような気がしています」と。

> あれはほんとうにたいせつな訪問でした。わたしは迷いを捨てました――というか、わたしたちの関係が変化することに抵抗するのも不安を持つのもやめたんです。お母さんを助けることを重荷だとは思いません。それは深い愛に根ざした責任だと思うのです。だからそこには喜びと満足があります。そこを経れば、わたし自身が真の大人として生きていけるようになるのでしょう。
>
> ある朝、お母さんがパニックを起こしてかっとなったとき、わたしはたぶんはじめて、お母さんを同情の目で見ました。お母さんがこわがっていて、動揺していることがわかったんです。そのとたん、わたしの心の中の不安と怒りが消えました。こうした贈り物、最後の成長を遂げるチャンスは、どこから来るのでしょう。わたしは誇りを持って、できるかぎりのことを

してお母さんを助けます。お母さんがわたしを助けてくれたように。わたしの靴下を繕い、スカートの裾上げをし、わたしの話を聞いてくれたように……。

二〇〇三年一一月、父の言語療法が打ち切られ、それと同時に『回想』の執筆も中断した。メディケアのコストが急増したのは、おもに高額の先進医療テクノロジー（ペースメーカーや除細動器、心臓弁置換術、化学療法、人工透析など）のせいだが、その年、米国議会はコスト削減のため、実地訓練である言語療法と理学療法の費用の上限をそれぞれ約一六〇〇ドルと定めようとした。[*1]有権者からの猛反対を受けて、この決定は見送られたが、患者に回復が見られるあいだのみ費用を給付し、機能低下を防ぐための訓練は対象外とするという長年メディケアが続けてきた方針は変更されなかった（集団訴訟が起き、メディケアは二〇一二年、この慣行を緩和することに同意して和解した）。[*2]父が脳梗塞を乗り切り、ペースメーカーを装着し、ヘルニアを治療するために、メディケアはおよそ三万ドルを費やした。そして、延命された父の生活の質を高めるのにもっとも貢献した言語療法に対する給付金は、総計七三〇〇ドルだった。

言語療法士のアンジェラは、ありがたいことに、その後も毎週土曜日の朝、無償で来てくれた。のちに彼女に聞いたところによると、「訓練を続けて、たとえ見込みは薄くても回復をめざしたい」という父の思いに感動したらしい。けれどもアンジェラははじめての赤ちゃんを身ごもっていた。二〇〇四年の春、臨月を迎えたころにはあきらめざるをえなくなった。パソコン・レッスンを引き受けていた学生もやめさせてほしいと言い出した。父が覚えたことを毎週毎週、どんどん忘れていくからだという。母がパソコンを使うことにし、自分のメールアカウントを設定して（パスコードはHarpy1だ）、父は、また手書きで苦労して手紙をしたためるはめになった。そして『回想』――父にとっては著述家として最後の未完作品――をファイルキャビネットの引き出しにしまった。トニは激しいショックをおぼえながらそれを見ていたが、何も言わなかった。

「パソコンの使い方をおぼえていく必要はなくても、お父さんはあの若い人と気持ちを通いあわせる時間を楽しみにしておられたんです」トニはのちにそう話してくれた。「わたしならこう言ったでしょう。『とりあえずお訪ねして一時間ここにいてもかまいませんか』って。ジェフの心の健康にとってはよかったんです。お母さんとわたしは介護者で、しかも女でしたけど、パソコンのレッスンは、お父さんがほかの男の人と時間を過ごせるだいじなチャンスだったんです。お父さんはそれ以後、パソコンに手を触れていらっしゃいません。あれを使うことがいい刺激になっていたのに、お母さんはそれを取り上げてしまわれたんですよ。自伝は中断したまんま。わたしは、お父さんがシエナで、片腕が吹き飛ばされたことを知らずに血を流していたところから先を読みたいのに」

母もわたしも頭がまわらなかったのだ。『回想』をコピー店に持っていってスパイラル綴じの冊子を作り、両親のお友だちを招（よ）んで朗読会を開くこともできたのに。母は父の介護に忙殺されていたし、おそらく父の尊厳を守ろうとしすぎていたのだろう、父の姿を人目にさらすことなど、とうてい考えられなかったのだ。わたしは二重生活を送りながら、ヘッドライトごしに前方に横たわる暗い景色を見透かそうとするだけで手一杯だった。

父は自分には変えられないことを受け入れた。けれども、その代償を支払うことになった。ある日、母が父に、気が滅入るのときくと、父はうんと答えた。

「長生きしすぎたよ」と言ったのだ。

母はこのことをわたしには黙っていた。でも父のかかりつけの神経内科医、マーガレット・オドナヒュー先生には伝えた。父は先生に、確かにそう言ったことを認めた。オドナヒュー先生はカルテにこう書いた。バトラー氏がまだそのように考えているかどうかは不明だったが、それとなく抑うつ剤の服用をすすめてみたところ、ご夫婦とも試してみるのは気がすすまないようすだった、と。孤立して抑うつ状態に陥った人ほど、認知症になりやすい。けれどもわたしはそうとは知らなかったし、どのみち、この会話には加わっていなかったのだ。

ある朝キッチンで、父はわたしが食器洗い機から食器を出しているのを見ていた。「この家には、わたしが以前やっていたことがたくさんある」と父は言った。それから黙り込んだかと思うと、ふいに激しい感情をあらわにして、わたしをひたと見据え、こう言った。「わたしはもう、よくならないんだ」

第8章 心の友

父の状態はただよくならなかっただけではない。悪化した。手紙は次第に短くなり、筆跡が乱れ、ところどころに描かれた小さな顔がだんだん、なんだかわからないものになった。×印がたくさん描き入れられ、奇妙な繰り返しや意味不明の文が増えて、変な言葉が選ばれるようになっていった。ある手紙では全部がそんな感じだった。

　この手紙がどんな形になるのか知りたいと思います。混乱のないように、できるだけはっきり書きたい。わたしはペンを紙につけて疑わしい結果を得ました。自分が望むような姿にはほど遠いです。そのことに、わたしはとりわけ腹が立ちます。書くのに難儀をしていて、当然ながらお母さんは怒っています。

わたしは気持ちが沈んだが、これが意味することをくどくど考えないようにした。別の手紙にはこう書いてあった。「きみは気づくでしょう。わたしはたいてい、レトリックを駆使します。もっともレトリック的な形でレトリックを駆使します。たいへん繰り返しが多い。だがぜひ試してみなさい」

ペースメーカーを植え込んでから一年ほどたった二〇〇三年の大晦日、ただでさえかぎられていた父の言語能力が、一時的にほぼ全部失われてしまった。そこで母はまた、いろいろな検査を受けさせるため、父を病院に連れていった。以前と変わったことはなかったが、またもや尿路感染症を起こしていることがわかった。高齢者の場合、そのために混乱をきたすことがめずらしくないのだ。数日後、父はまたしゃべれるようになった。両親はがんばり続けた。母は父の世話をし、庭仕事をし、公立図書館から映画のビデオを借りてきた。ふたりで『荒馬と女』『波止場』『戦場にかける橋』を観た。父はそれまでより熱意の感じられる手紙を書いて、近況報告をしてくれた。一万二〇〇〇ドルをかけて歯科インプラントを受けたこと。イングランドから遊びに来ている近所の人のお孫さんが、木に引っかかったおもちゃの飛行機をとるのを見たこと。父が息子のように思っている教え子、ベン・カールトンが今年も家族を連れて訪ねてくれたこと。昔、ジョナサンのガールフレンドだったメレン・ケネディも顔を見せてくれたこと――母は彼女が一〇代のころ、〝ピーチズ〟と呼んでかわいがっていた。さらにもうひとり、ウェスリアン大学時代に父が目をかけていた教え子も来てくれたこと。その女性は蓄財の才に長けた人で、早くに引退してパイロットの免許をとり、卒業式に出席するついでに、ワインを手土産に立ち寄ってくれたそうだ。

父がわたしに言わなかった――おそらく言えなかった――こともたくさんあった。母によると、ある日父はプールからの帰りに道に迷い、メインストリートのドラッグストアまで行ってしまったという。その数日後には、ウェスリアン大学で更衣室に入るのを忘れ、プールサイドで服を脱いでしまったらしい。以前、父がシャツを着るのを手伝ったことのある人が母に電話で知らせてきて、迎えにくるよう言ってくれたらしい。

二〇〇四年一月、心配した母が次に神経内科医のもとへ連れていったときには、父はヒントをもらっても、五月から一月へと、月の名前を逆の順序で言うことができなかった。〝dizzy〔めまいがする〕〟という語にふくまれる文字の数だけ、指を立てるように言われたときには、〝五〟を示すべきであることはわかっていたが、それをどうやって手で伝えればいいのかわからず、混乱してしまった。そのあとに受けた脳のCTスキャンでは、気づかないうちにまたもや脳梗塞を起こしていたことがわかった。今度は左頭頂葉がダメージを受けていた。頭頂葉は、頭のてっぺんの、ちょうどヤムルカ〔ユダヤ教徒の男子がかぶる小さな帽子〕を載せる位置にある。ここは電話の交換局のようなところで、イメージや音や身体感覚を統合し、ものをつかむときに手と指をどう連動させるかというような体の動かし方を、脳のほかの場所で計画、決定させる役割を担う。

神経内科医によると、父の場合は脳梗塞の後遺症に加え、「徐々に機能が低下している」とのことで、カルテには、「軽度の認知症を発症したと考えられる」と書かれた。医師は、長年にわたりベストセラーの座を占めてきた認知症の薬、アリセプトの投与を考えた。当時は月に一五〇ドルから二〇〇ドルの費用がかかった。[*1] 製造元のエーザイと共同販促契約を結んでいるファイザー社は、二〇一〇年に特許権が切れるまで、アリセプトで年間二〇億ドルの売上高を記録し続けてきた。[*2] この薬は、一部の患者には劇的な効果を発揮するが、介護者のあいだでは、現実の機能回復への貢献度はきわめて低いとする意見が大勢を占める。主として「何かしてもらっている」との安心感を親族に与えるために処方する医師もいるという。[*3]

いまにして思えば、あれは脳血管性認知症の徴候だったのだと思う。わたしはこの診断名をのちに知った。髪の毛ほどの細い血栓が父の脳の毛細血管をふさぎ、神経細胞が酸素不足に陥って死滅するのだ。このダメージが、額の裏側にあって計画と予測をつかさどる前頭葉、そして、電子レンジのボタンを正しい順序で押すとか、靴下や靴を適切に履くといった連続動作をおこなわせる中脳に影響を与えたのだ。すでに脳全体に軽い萎縮があり、ごくふつうの老化現象として認知機能が低下していたところへ、少なくとも二度の脳梗塞が起きたことで、ダメージが大きくなったのだ。

父が脳梗塞で倒れてから三年、ペースメーカーを植え込んでから二年ほどたった二〇〇四年の九月、母はメイン州ディア島のレンタルコテージで八〇歳の誕生日を迎えた。その家を借りたのは――というより、そもそも母の誕生日を特別な趣向で祝おうということ自体が――わたしのアイディアだった。けれども直前になってわたしは母に電話をし、いつもと同じ言い訳をした。締め切りを過ぎちゃったのよ、と。代わりに、八ページから成る手作りのカードを送った。釈尊の言葉をいくつか引用し、家族のたいせつな写真――南アフリカ時代に撮ったもので、両親がふたりで父のコートをまとっている姿が写っている――のコピーを貼って、ポール・ゴーギャンの絵の表題をもじり、「われわれはどこから来たのか。どこへ行くのか」と書き添えた。

わたしたちは大きな波にさらわれ、自分を見失ったが、またその波に乗って岸辺に戻ってきた。わたしは元のわたしに返った。衝動的で気まぐれで、誰かと——とりわけ母と——距離を縮めることに臆病な娘に。ともかく、母は父を連れて、仲のよい友人ひとりといっしょにメイン州へ行ってくれた。わたしに腹を立てたか失望したかもしれないが、何も言わなかった。

父は何度か挑戦した末に、母に短いバースデーレターを書くことに成功した。拙い線描きの絵もつけた。「このとおり、わたしはきみの脚をこのうえもなくエレガントに描きました」父は、ほとんど判読できないような小さな文字で書いていた。「この脚は、どんなに大きな力がかかっても、必ずきみを支えます。誰もがこんな脚を持てるわけではありません」

両親はメイン州で楽しく一週間を過ごした。自宅に戻ってからほどなく、母は睡眠薬のレメロンをやめようと決めた。わたしは一一月に両親を訪ねたが、インフルエンザにかかり、予定を変更してまる一週間滞在するはめになった。客用寝室で鼻をかみながら、寝具をくしゃくしゃにしたまま整えもせず、ぼうっとベッドに横たわって過ごした。母のカリグラフィー机には、わたしがようやく書き上げた雑誌記事のゲラが散らかっていた。

わたしは母のしみひとつないキッチンを使い、自分流のやり方で料理をした。夕食にはてんこ盛りのサラダを用意し、昼食には大皿に米飯と野菜とチキンを盛りつけるといったやり方を押し通した。母は唇を尖らせ、父といっしょに席についていた。わたしがテーブルに置いた半透明の白い皿には、皮をむいて薄切りにしたリンゴが扇形に並び、葉先のちぢれたロメインレタス三枚の上に、透き通るような羊乳チーズのスライスが三枚、くるっとカールして載っていた。お茶の時間には、母がトーストとジャムはいかがと言ってくれたのに、わたしはそれをことわって不興を買った。父がキャスター付きのテレビ台をそろそろと運んできて、夜のニュース番組をつけたときには――父がまだこなせていた数少ない家事のひとつだ――母がワインをいっしょにどう？と誘ってくれたのに、遠慮した。母は毎晩、中国製の青と白の小さなエッグスタンドにピーナッツを入れ、それをつまみに、グラス一杯のワインを飲むことにしていたのだ。なぜあなたはそうやっていつもいつも楽しもうとしないのよ、と母はきいた。わたしは、ほっといて、好きなようにさせてと答えた。母は、あなたは誇大妄想症で神経質すぎるのよとなじった。翌日、わたしは靴下を一足借りてはき、洗わないで返した。そして部屋に閉じこもり、回復に向かいつつある体を休めることに専念した。そして帰りのフライトを一日早める手配をした。

帰る前日、母と買い物に行ってきて、家の前で車から荷物をおろしていると、母が玄関前の階段で怒鳴りだした。あなたはいつも「わたし！　わたし！　わたし！」って、自分のことしか考えていないのね、と。あなたの食事は「ワンパターンで、量が多すぎてて、ばかげているわ」と。わたしはたちまち一〇代の少女に戻り、寒い中で目に涙を溜め、玄関前の階段に突っ立っていた。あのころの怒りと悲しみのすべてがよみがえってきた。自由を求めるわたしの、そして支配を望む母の……。おたがいに相手を「必要としている」と言えなかったわたしたちの……。そこには、母の愛への渇望と、愛してもらえなかったことへの怒りがあった。わたしは泣きながら二階に駆け上がり、クローゼットからキャリーバッグを引っ張り出した。わたしはもうすぐ五六歳、母は八〇歳だった。

感情の世界には時間がない。サウスウエスト航空の飛行機が、ふたたびカーギル社の塩田の上空でサンフランシスコ国際空港に向かって下降をはじめたころ、わたしは窓の外を眺めながら、心の中で、自分が腹を立てた原因をひとつひとつ数えていた。母がわたしに、大きなズッキーニと鶏肉の黒いところを食べなさいと言い、自分には小さなズッキーニと白い肉を残しておいてと言ったこと。お茶の時間にわたしの分のカップを出し忘れたこと。父が言葉を見つけられず、うまくしゃべれなかったときに母が父をからかったこと。わたしは毎年、母の日に本かカードをプレゼントするのに、弟たちはなんとか忘れずに電話をかける程度のことしかしていない。それなのに、弟たちが少しでもお金に困っているとほのめかせば、母が家賃や自動車保険や演劇ワークショップの費用の足しにと、一〇〇〇ドルの小切手を郵送すること。そのくせ、わたしがスーパーマーケットで母のショッピングカートに一ドル二九セントのリップクリームを入れると、支払いは別々にしてねときつい口調で言ってくること……。

母が仲直りをしようと電話をかけてきた。いらいらして怒りっぽくなっていたの、昔からの悪癖が治らないのよ、あまりに情けなくてこれ以上この話はできないわと言う。わたしはあやまってほしいと言った。すると母は驚いたように、「わたしがいつもあなたを侮辱するような態度をとってきたというの？」と言うなり、わっと泣きだした。「わたしにだって、できることとできないことがあるわ！」と叫んだ。わたしはさっさと受話器を置き、弟たちに電話をかけた。本人のいないところでこきおろすという、子供のころからの慣行に救いを求めたのだ。ジョナサンは、完璧な娘を演じればいつかお母さんに愛されると思ってるんだろうが、そういう幻想は捨てたほうがいいと言った。

彼は電話を保留にすると、何度も読み返してぼろぼろになった『名もなきアルコール依存症者たち』〔依存症を克服した人々による匿名の体験記集〕をとってきて、その中の一ページを読んでくれた。

受け入れることは、今日(こんにち)わたしが直面しているすべての問題への答えになります。心が乱れるのは、ある人、ある場所、または物や状況――わたしの人生の現実――が自分にとって受け入れがたいときです。その人物や場所や物や状況はいま、そうなるべくしてそうなっているのです。それを受け入れないかぎり、心の平安は訪れません。神のお造りになったこの世界には、何ひとつ、まちがいによって起きたことはないのです。

ジョナサンが本を閉じる音が聞こえた。「おれたちの母親はガラガラヘビみたいなもんさ。おやじが倒れる前は、いやなばあさんだったけど、いまでもやっぱり、いやなばあさんだ。がんばりすぎないことだよ」次にマイケルに電話をすると、彼は共感してくれて、母のことを「キュートなモンスター」と呼んだ。

親しい友人のひとりで、最近父親を亡くしたばかりのリサは、独り身となった高齢の母と障害のある妹を遠距離介護している。彼女がすすめる方法は、全面対決だ。数カ月前、リサはニューヨークに住む母親のもとへ行き、亡き父親が最後に払った税金の還付手続きを手伝った。ある晩、午前一時ごろにリサが夫と電話で話していると、母親が寝室に飛び込んできて、電気を消して早く寝なさいと叱った。翌朝リサは朝食のテーブルで母にこう申し渡した。わたしはもう五三歳で、自分の寝る時間は自分で決められる歳です。こんなことが続くのなら、東海岸まで来て手伝うのはやめます、と。「わかったわね?」とリサは言い、老母がおびえた犬のように目を伏せてわかったと言うまで、許さなかったという。状況が変わったのだとリサは言った。家族の序列をひっくり返さないと、わたしたちみたいに義務をだいじにする娘は倒れてしまうわ、と。

現実の世界は母の領分だ。そこでは、こわくて彼女と対決できない。だからわたしは文字の世界に退却し、何度も書き直しながら、六ページにわたる苦情の手紙をしたためて、自分が受けた屈辱、打撃のひとつひとつを詳しく綴り、母に送った。「わたしはお母さんにとって便利なシンデレラになるつもりはありません」と、わたしは麗々しく書いた。「必要なときだけ褒められて、役に立たないときにけなされるのはもうごめんです」

反応はなし。

ブライアンとわたしは大晦日のパーティーを開いた。出席者みんなに紙を渡して、人生から取っ払いたいものと呼び込みたいものを書いてもらい、それをあかあかと燃える暖炉の火に投げ込んだ。突然、当時は顔見知り程度の間柄だったライターのノエル・オクセンハンドラーという女性が泣きだしてしまった。ノエルの母親はプロバンスで恋人と暮らしていたが、認知症にかかり、相手の男性が彼女の面倒を見られなくなった。ノエルは大学生の娘がいて住宅ローンをかかえる身で、フランスまで行き、母親を説得してカリフォルニアに連れ帰るはめになった。母親をソノマ郡のタウンハウスに住まわせ、フルタイムで介護してくれる人を雇って、母親の貯金を取り崩しながらその賃金を払っていたのだった。

母とわたしはその後何カ月ものあいだ、口をきかなかった。春のはじめ、わたしは毎年ワシントンDCで開催している文章講座の講師を務めたあと、アムトラックで北へ向かい、ラーチモント〔ニューヨーク州ウィンチェスター郡の町〕で暮らす大学時代の友人の家に泊まった。それから、自分がいっしょに仕事をしたいと思っているエディターたちにニューヨーク市で会った。いつもなら、メトロノース鉄道でニューヘイブンへ行き、両親に車で迎えにきてもらうところだが、その日はまっすぐカリフォルニアへ戻った。どうしても母と顔を合わせたくなかったのだ。

そのあいだも、父は懸命にわたしに宛てた手紙を書き続けていた。苦労の跡がにじむ手書きの文字で、ありったけの愛を伝え、奇妙な文を並べ、知恵を授けてくれた。ある手紙にはこう書いてきた。「きみとお母さんにとっては試練のときですね。きみたちが〝激戦〟のさなかにあることは知っていますが、なるべく早期に和平を実現すべきだと思います。案外早い時期にできるはずです」

わたしはそのとおりにしなかった。ある日、自分が住んでいる深い峡谷の突き当たりまで車で行った。そこからは歩いて、流れにかかる木の橋を渡り、山腹のセコイアの再生林を抜けて、ブラックベリーの茂みに覆われた斜面をのぼり、わたしの聖なる山、タマルパイス山に入った。汗をかいてあえぎあえぎ、お尻や胸が熱くなるのを感じながら、枕木が埋め込まれた急勾配の階段を上がってカウボーイ・ロックにたどり着き、それから、郡の貯水池のわきを進んで、元はフライング・Y・ランチという名の牧場だった広大な区域に建つ一〇軒ばかりの豪邸の前を歩いていった。午前一〇時に峰のひとつにたどり着き、人の住まない山に囲まれた広い盆地に足を踏み入れた。車の音も遠のいている。藪の中から小鳥のさえずりが聞こえてきた。吹きつける風を受けて盆栽のように曲がった月桂樹の下を通り、わたしは小道をたどっていった。マドロンが赤い骨のような幹をさらしていた。

日本の道元禅師〔曹洞宗の開祖〕は、一二四〇年、集まった修行僧に、「山はわれわれの仏祖である」と語ったという。わたしの頭の中で、見えない手が音量のつまみをまわして声を小さくした。わたしは谷の奥へと進んだ。ほかに人の姿は見えない。黄色いラインが引かれた眼下の舗装路のほかには、人工物の存在をほのめかすものすらない。最後の稜線の向こうには太平洋が横たわる。わたしの背後の尾根のはるかかなた、五〇〇〇キロメートル東のコネティカットでは、母が台所でマンチェゴチーズを片付けているころだろう。父がまわりをうろうろしているにちがいない。たぶん母は父に向かって、わたしにつきまとうのはやめて、座ってちょうだいと怒鳴っている。彼女を助けるのは、鉄条網の隙間からバラに水をやろうとするようなものだと、わたしは思った。

幼いころの記憶にある母は、美しくてつかみどころがなくて、危険な香りを漂わせていた。あれはわたしが四歳のときのことだ。ある日、母は背の高いブナの林を抜ける道路の真ん中で車をとめた。オックスフォードに住んでいたころで、わたしたちは、ハイ・ウィコムで教師をしていた父を迎えにいく途中だった。季節は秋。見わたすかぎり、木の葉が黄金色に染まっていた。頭上の高いところで枝と枝が触れあい、アーチか、中をくりぬかれた聖堂のような形をこしらえていた。空気までが木々の輝きを浴びて黄色くなっているようだった。母はイグニッションを切って、キーをポケットにしまうと、「妖精のおうちを作りましょう」と言い、車のドアをあけた。わたしたちは黄色い林に入っていった。母は一本の木の根元にできた洞（うろ）のそばに膝をつくと、落ち葉を手で払いのけ、二股に分かれたＹ字形の小枝を何本か、地面に突き刺した。その枝の股のところに木ぎれを渡して、梁（はり）や棟木（むなぎ）や垂木（たるき）にした。わたしはその家の側面に黄色い葉を立てかけ、屋根をブナの葉で葺（ふ）いた。槍の穂先のような形の葉っぱだったので、屋根のてっぺんに葉先が並んで、ぎざぎざの線になった。わたしたちは前庭に苔を敷いてから、丸っこい白い小石を並べ、妖精がそれをたどって玄関まで行けるようにした。

　このころでさえ、母は反逆児であり不可知論者であり、権威に対してよい感情を持っていなかった。けれどもその日、母はわたしを、自分には与えられないものへと導き、祈りに似たものを教えてくれたのだった。まばゆく輝くブナの木の下を歩いて車に戻るまで、わたしはずっと母の手を握っていた。

　その母とわたしがうまくいかなくなったのはいつごろからだろう。弟のマイケルが生まれて、わたしがオックスフォード大学公園の、洞穴のような形をした茂みの中で、母とおままごとをするのをやめたころか。それとも、わたしが五歳のとき、どの公園へ行くかで母ともめて、足を踏みならして駄々をこねたのがきっかけか。あのときは母がマイケルを乗せたベビーカーを押してどんどん先へ行ってしまい、わたしは泣きながら、ひとりで狭い舗道を走って、ソーンクリフ・ロードにある鍵のかかった煉瓦造りのテラスハウスへ戻ったのだった……。それとも、弟のジョナサンが生まれてまもないころのある晩、母がくたびれ果てて泣き崩れたとき？　父が弟たちのおむつを洗って、それを歯でくわえて絞り器のローラーに通し、片方しかない手でハンドルをまわしていたあのときからか。

それとも、一家揃ってアメリカへ移住してきたことが原因だったのだろうか。つきあいのあった親戚や同僚、近所の人たち、友だちのすべてと別れてきたから？　それとも、あの最初のテックビルトの家を建てたから？　家具も何もないがらんとしたあの家で、母が一階の床にコルクタイルを張っているあいだ、父が主寝室の暗い片隅で論文を書き上げようとしていた。それと関係があるのだろうか。あるいは、綴りを正しく書けない母を、父とわたしがばかにしたから？　父がウェスリアン大学に職を得たあと、次第に講義や執筆活動にのめり込み、夜は新聞や、バーボンソーダを満たした茶色いグラスに逃げ込むようになってから？　あるいは、わたしが一七歳のとき、寄宿学校から戻った日に母と口論をしたときから？　あれはミドルタウンに建てた最初の家よりも広くて、上等の家具を備えたテックビルトの家で暮らしていたころだ。最後にはとうとうあの家の階段で母がわたしの横っ面を張り、わたしは明確な意志を持って母をひっぱたき返した。それ以外に、母の衝動的な暴力や、気分にまかせた精神的虐待を止める手立てを知らなかったからだ。もしかすると、単に母が几帳面な性格で、生まれつきだらしないわたしのすることがいちいち気に障っただけなのかもしれない。

唯一わかっているのは、一二歳になったころには、わたしは母が大きらいになっていて、母もわたしをきらっていると思い込んでいたことだ。その感覚が確信に変わったのは、父がリサーチのためにイングランドへ行っていたときに母が書いた手紙を見つけたときだった。「ケイティは困った子です。でも考えてみたら、どのみち、あなたの子だったんですものね」と、母は言っていた。わたしは自分の日記に憎しみの言葉を書きつけ、母がそれを読んでしまった。母がわたしに裁縫を教えようとしたときには、わたしのゆがんだ縫い目を母がほどいては縫い直すので、すっかり嫌気がさし、とうとう自分には向かないのだとあきらめてしまった。母が食事の支度やトイレの掃除をしているときや、ベティ・フリーダンの本を読んでいるときに、「わたしはあなたたちの召使いじゃないんですからね！」とぶつぶつ言うのもいやでたまらなかった。

わたしはカレッジを卒業後、コロラド州アスペンの弁護士のもとで一年働いたのち、最終的にカリフォルニアへ移り住むことを決め、その前に実家に戻って、お金を稼ぎながら数カ月を過ごした。母の開いたパーティーで、わたしはコロラド州の新聞社で数週間ボランティアをしたときのことを、まるでジャーナリズムの世界に足を踏み入れたかのように話したことがあった。すると母はある美しい女性の前で、皮肉たっぷりに、「まあ、そうだったの！　じゃあ、あなたはジャ、ー、ナ、リ、ス、トってわけね、ケイティ」と言ってのけた。けれども数週間後、わたしが車両輸送会社からレンタルしたランブラーに荷物を放り込み、アメリカの地図と新聞の切り抜きと現金三〇〇ドル――小中学生向け教育雑誌の子供模擬大統領選挙で投票結果の集計をして稼いだお金――を持って運転席に座ったときには、母の目に驚きの涙があふれていた。

コロラドで吹雪に遭い、そのランブラーが溝にはまって動けなくなったが、電話で母に助けを求めたりはしなかった。サンフランシスコではじめてありついた仕事——FMのロックミュージック局でニュースを読む係——をクビになったときも連絡しなかった。母に送金を頼まず、失業手当と食料切符（フードスタンプ）を申請し、メディケイドの加入手続きをとった。

その年のクリスマスイブにコネティカットへ帰ったときにも、母にいやな思いをさせられた。わたしはボタンが一三個ついた海軍ズボンを履き、この旅のために買った新しい赤のタートルネックセーターに緑のカーディガンを着込んでいた。迎えにきた両親の車に乗り込むと、父は「なかなかおしゃれじゃないか」と褒めてくれたが、母は「色見本じゃあるまいし」と言ったのだ。わたしは母のことを、完全主義者の主婦で、自分が引き受けるはめになった役割に不満たらたらの芸術家と切り捨てた。わたしが独創的な表現力を持っていることや子供のいない自由を謳歌していることを妬んでいるのでしょう、と。母の中に、あの世代の中流家庭の、子持ちの教養ある女性に共通するものを見て、わたしはそのすべてを軽蔑し、自分がそうなることを恐れた。詩人のアドリエンヌ・リッチが「わたしたち女の心の中で、犠牲者、殉教者、解放されていない女を代表する」と考えたもの〔母親〕には絶対なりたくなかった[*4]〔アドリエンヌ・リッチ『女から生まれる——アドリエンヌ・リッチ女性論』高橋茅香子訳、晶文社所収、「母であること、娘であること」〕。

二〇代のころ、わたしはマリン郡のスティンソン・ビーチを歩くたび、母が少女時代を過ごした南アフリカの誰もいない長い砂浜をなつかしんでいたことを思い出した。タマルパイス山で黄褐色の山肌の裂け目から一本のオークが伸びだしているのを見たときには、マサチューセッツ州のウェルズリーに住んでいたころ、母がワバン湖のまわりを散歩しながら枯れ草を集めていたこと、そのちくちくする草を摘んだり切ったりして、信じがたいほど美しい簡素なアレンジメントを作っていたことを思い起こした。ゴールデンゲートブリッジが日没間際の夕陽を受けて真っ赤に輝くのを目にしたときには、母を恋しく思い、そばにいてくれたらいいのにと思った。

　わたしと母の間柄はずっとそんな具合だったが、やがてふたりがそれぞれ別個に、仏教に出会ったことが転機となった。わたしの場合、それは二八歳のときで、まったく偶然のきっかけからだった。ノースビーチ地区のアパートで共同生活をしていたルームメイトといっしょに、グランドキャニオンへキャンプに行く途中、ふと思いついて、以前耳にしていた温泉に寄ってみようということになった。わたしたちはカリフォルニア中央部のビッグサー州立公園から内陸部に向かい、ベンタナ原生地域（ウィルダネス）の奥へと入っていった。わたしの愛車だった中古で埃だらけのトヨタのハッチバックを運転して、くねくねと曲がる一車線の未舗装道路を這うようにして一〇キロほどのぼったあと、さらに標高の高いチューズ尾根（リッジ）に着いたところで、眺望を楽しもうと、車をとめた。見わたすかぎり、サンタルチア山脈の緑の険しい稜線が、槍の穂先を並べたように連なっていた。尖った尾根は空に向かって突き上がり、樹木をまとった山の斜面は、峡谷に向かってすとんと落ち込んでいる。タサハラ川とチャーチ川がその山裾を潤し、やがてはアロヨセコ川へと注ぎ込む。わたしたちは車に戻ると、曲がりくねった道をさらに先へ進み、今度は重力に引っ張られながら、下り坂をおりていった。見通しの悪いカーブにさしかかるたびにクラクションを鳴らし、ブレーキの加熱が起こらないよう、速度を落とした。その道が尽きたところで、熱い土埃を巻き上げながら車をとめ、どっしりとした日本風の黒っぽい門をくぐって木造の建物に入った。中世風の仏教の修行所（実際、冬場はそうだ）とニューエイジ風の温泉リゾート（夏場はこれだ）を足して二で割ったようなところだった。玄関の看板には、「タサハラ禅マウンテンセンター　禅心寺（ぜんしんじ）」と書かれていた。たまたま、わたしの旧友がそこで修行をしていることがわかった。その男性は左派の政治活動に関わっていたが、数カ月前にサンフランシスコから姿を消していた。彼の案内で、わたしたちは庭園や石造りの禅堂、〝善意の〟クローゼット——ここに古着を寄付したり、必要な服をそこからもらったりできる——などを見てまわった。

　翌朝、駆けていく足音と鈴の音、禅堂の軒に吊された厚い木の板をコン、コン、コン、と、ゆっくりたたく音で目が覚めた。わたしは黒のズボンと長袖Tシャツに着替え、ひんやりした空気を肌に感じながら、急いで小道を歩いていった。途中で、中世のゆったりとした着物に身を包んだ若い男性のそばを通った。襟には白い縁取りがしてあって、タキシードのようにエレガントだった。その僧はデジタル腕時計で時刻を確認したあと、これが最後と、またひとしきり、板を打ち鳴らした。わたしは自分のゴム草履を棚の上に置いてから、廊下を足早に進み、教わったとおりに左側の敷居を左足でまたいで中に入り、薄暗い一角に安置された灰色の石仏に向かって一礼した。それから、白い壁のほうを向いて円形の座布団に腰をおろし、半跏趺坐（はんかふざ）〔あぐらをかき、片方の足を反対側の腿の上に置く足の組み方〕の姿勢をとった。安全で統制のとれた静けさの中で、徐々に深まる自分の呼吸を数えていく。クエーカー教徒だったわたしの祖先が代々たいせつに受け継いできた実践とそう変わらない。

　また鈴が鳴った。左足の感覚がなくなっていた。わたしたちは立ち上がった。それから座布団を床に置き、しびれていないほうの足に重心をかけて、みんなといっしょに、その座布団に額をつけて深々と九回、おじぎをする。禅は宗教ではないと言う人もいるが、それにしては多くの儀式的な手順がある。おじぎの回数はカトリックより多いかもしれない。わたしたちは正座をし、日本語から翻訳された詩を唱和した。とても気に入ったけれど、意味はわからなかった。「闇の中に光はある。だがそれを光と見てはならない。光の中に闇がある。だがそれを闇と見てはいけない」などと言う〔曹洞宗におけるもっとも重要な経典のひとつ『参同契』英訳版より〕。膝が痛くなってきたが、唱和はさらに続いた。銀の椀に雪を盛り、月光の中に鷺を隠す……〔臨済宗の公案を集めた『碧巌録』英訳版より〕。わたしはすばらしい言葉だと思った。長年、言語による表現者であったわたしが、言葉で言い表せないものを感じていた。「生きとし生けるものすべてを救うことを誓います〔「衆生無辺誓願度」すべての菩薩が修行のはじめに必ず起こす願のひとつ〕」と、わたしたちは声を合わせて朗読した。それが終わると、わたしは朝の澄んだ外気の中へ出ていった。何か名状しがたいものが自分の中にあるのを実感した。蓋をした井戸の中に長いあいだ封印されていた清水のようなものが……。自分には理解できない言葉で唱和したことも、トミー、デイビッド、レブという名の若者たちが頭を剃って僧衣を着け、一山、テンショウ〔漢字表記不詳〕、天真と名乗っていることも、気にならなかった〔曹洞宗の得度を受けた僧侶、トミー・ドーシー、デイビッド・シュナイダー、レブ・アンダーソンのこと〕。わたしはもっと知りたいと思った。

次に母がサンフランシスコにやってきたとき、わたしは、父に借りたお金で買ったスラム街の三世帯型住宅（スリーフラット）に住んでいた。タサハラ温泉を保有しているサンフランシスコ禅センターの本部からさほど遠くないところにあり、ルームメイトひとりと、当時電気工として働きながら、やはり禅の修行をしていた弟のマイケルと三人で暮らしていた。母を迎えるため、わたしは小さな家事室に掃除機をかけ、カーペット敷きの床にシングルサイズのマットレスを置いて、シーツと毛布を掛けて端を適当に下にたくし込み、チャイナタウンの通りで拾ってきた果物用の木箱を横倒しにして置いて、その上にオニユリを挿したガラス瓶を飾った。木箱の中には、母に読んでもらおうと、本を一冊入れておいた。わたしの新しい信仰の拠りどころとなったサンフランシスコ禅センターとタサハラの創設者、故鈴木俊隆（しゅんりゅう）老師の著書、『禅マインド　ビギナーズ・マインド』だ〔邦訳は、松永太郎訳、サンガ新書〕。

母は、空港に到着した飛行機から、先頭を切って笑顔でおりてきた一団の中にいた。緊張しているようだったが、うれしそうで、わくわくしているのがわかった。航空会社側の手違いでチケットが余分に販売されていたため、母はファーストクラスの席を提供されたのだった。ブロンドの髪を完璧なシニヨンに結い、シルクのスカーフを首に巻いて、宝石をさりげなく身に着けていたことがものを言ったようだ。うちへ向かう道々、母はわたしのトヨタの散らかった車内で、最悪の経験が最良に転ずることもあるのよと言っていた。たとえば、母は乳癌にかかったが、そのおかげでイェール・ニューヘイブン病院の癌専門医、バーニー・シーゲル先生に出会い、先生の運営する支援グループに紹介してもらって、そこでヨガを知り、瞑想のすばらしさを体験することができたのだ、と。当時のわたしは三〇歳、母は五四歳だった。母が二度にわたる乳房切除術を受けてから八年がたっていた。二度とも、手術をしてからまもなく、わたしは実家で母の傷ついた体を見ている。一度などは、母がわたしの寝室に素っ裸で飛び込んできて、「わたしを見て！　これを見て！」と手振りをまじえて叫んだ。肋骨を覆う筋肉はとても薄く、心臓が鼓動しているさまが見てとれるほどだった。それでも服を着ればなんの違和感もなかった。

やがて車は、高級化が進む表の顔と、見苦しい裏の顔を持つウェスタンアディション地区のわが家に着いた。母は彼女らしくさんざんに騒ぎ立ててから、ユリの花のお礼を言った。その週末は母を連れてゴールデンゲートブリッジを渡り、マリン郡沿岸の緑の山に囲まれたグリーンガルチ農園〔曹洞宗の蒼龍寺が運営する有機農園〕を訪れた。そして改築された牛舎の中にある、蒼龍寺へと静かに足を踏み入れた。そこで母は、背筋をぴんと伸ばし、ほかの人たちと同じようにあぐらをかいて半跏趺坐の姿勢のままで、壁と向きあって四〇分間を過ごした。そのあとわたしたちは居間に移った。大胆な抽象画が何枚も飾られ、坐禅用の黒の座布団が並べてあって、L字形に配されたカウチが置かれていた。その部屋で、頭を剃ったアメリカ人僧侶の話を聞いた。その人の体のひとつひとつの細胞から、目に見えない生命のエネルギーが放たれているのがはっきり感じとれた。母は目に涙を溜め、こぶしを握ったり開いたりしていた。僧侶は、いまこの瞬間を、苦も楽も併せて愛おしむことのたいせつさを説き、湯飲みを手にとった。その所作には、神を必要としない何か浄化されたものが感じられた。母がささやいた。「ずっとこんな言葉が聞きたかったのよ」

それからわたしたちは、ハイウェイ一〇一号線に乗ってタサハラをめざした。サリナスのレタス畑、カーメルバレーの瀟洒（しょうしゃ）なセカンドハウス群、カチャグア・ロードの埃っぽいトレーラーパーク、ジェイムズバーグの集落に点在する家々を眺めながら四時間走り、ついに、そのころのわたしにはすでに通い慣れた場所となっていたチューズリッジを越える、全長二二キロメートルの未舗装道路に着いた。わたしたちはタサハラ渓谷に入り、セコイア材で造られた小さなキャビンまでキャリーバッグを引いていった。畳敷きの部屋には二組の布団が用意されていた。宿泊費は母が払ってくれる予定だった。

　禅の美的感覚は、母の洗練されたミニマリズム〔装飾性を極力排し、最小限の素材や手法を用いる表現スタイル〕志向にしっくりなじんだようだ。ある晩、母は禅堂の外で、竹樋から石造りの手水鉢（ちょうずばち）に水が注ぎ込んでいるのを見て、〔中で坐禅を組んでいる人の邪魔になるほどの〕大きな声をあげた。わたしたちの部屋の棚に置かれた小さなガラスの花瓶には、花が一輪だけ挿してあった。

　わたしたちはアーチ形の木の橋を渡り、漆喰塗りの古い建物に行った。そこの温泉は、古くはエセレン・インディアン、一九世紀後半には駅馬車でやってきた旅人、そして一九三〇年代にはハリウッドの映画スターの関節をあたためてきた。わたしは女湯に入り、静かにお湯に浸かっている女性たちの仲間入りをした。母は小さな個室の浴槽にお湯を溜めて入った。乳房のない胸をさらすことに抵抗があったのだ。十分に体があたたまると、わたしは立ち上がり、裸のままでタサハラ川の岩がちの河川敷まで歩いていった。そこにはイグサのマットで囲いがしてあり、ピンク色の肌をした全裸の女性たちが寝そべって冷たい流れに身を浸していた。母はそこに加わることをためらった。どうしたものかと迷い、恥ずかしがっていた。「これはね、お母さんのためだけにするんじゃないのよ」と、わたしは言った。「きょうここに来ている、いつか乳癌にかかる女性のためにするの」母がわたしの手を握り、わたしたちはふたりで川に入った。

その日から、どんなに激しい親子喧嘩をしようとも――実際、したのだが――母はわたしにとって、ただ母親というだけの人ではなくなった。仏法に生きる信徒仲間となり、心の友ともなったのだ。翌年、わたしがサンフランシスコ・クロニクル紙から休暇をもらって、夏のあいだタサハラ禅マウンテンセンターの厨房で働くことにしたときには、母もやってきて、一山ドーシーという名のエレガントな僧侶のモノクロ写真を撮った。一山は、かつては薬物依存症の女装のダンサーで、売春をしていたこともある男性だった。

母は帰宅後、一山の写真を現像し、円相と呼ばれる、禅のきわめて簡素な墨絵に取り組むようになった。ひと筆で力強く円を描くというユニークな芸術表現で、描き手の心身の状態とその瞬間の状況がそこに映し出されるのだそうだ。以後、母は毎年クリスマスに、わたしたち姉弟のためにそれを一枚ずつ描いて、送ってくれるようになった。いつも必ず額面三〇〇ドルの小切手と「愛を込めて、母より」というメッセージに、ハートのマークを添えたカードが同封されていた。わたしから母には、『易経』『老子道徳経』などの本を贈った。

三四歳のときのある日、わたしは白い絹の着物を着た。赤い絹の裏地が張ってあり、地面に届きそうなほど長い袖がついていた。腰には、母が縫ってくれたクリーム色の生絹の帯を締め、貸してもらったトパーズのブローチを留めた。黄色い水を湛えたボウルを思わせるそのアクセサリーは、父が何十年も前にロンドンで買ったものだった。新郎とわたしは、牛舎を改築した建物の床に正座した。イボンヌという名の僧侶が、「小さな自我を捨て、たがいに身をゆだねなさい」と言った。母は自分で縫った流れるようなデザインの黒い絹のアオザイを着て、最前列に座っていた。わたしは両親の見守る前で、「わたしは御仏を唯一無二の師と定めてわが身をゆだねます。仏徒としての道を完全な人生とし、これにわが身をゆだねます」と誓った。この結婚式のときの写真の中には、新郎とわたしが花をかかえ、暗い場所から笑顔で走り出てくるところをフラッシュでとらえた一枚がある。ふたりともうつむいて、お米のシャワーを浴びながら、彼の両親がプレゼントしてくれた中古のファミリータイプの黒いベンツに向かって駆けていく。ふたりとも、髪が艶やかで、肌にはしわがなくて、自信に満ちた顔をしていた。母は背後の暗がりでスポットライトを浴びていた。その小ぶりの美しい顔には、結婚生活を知り尽くし、その小さな死や静かな失望を何度となく経験してきた女のかぎりない悲しみが浮かんでいた。

やがてエイズの流行がはじまり、わたしの愛する人たちが次々と犠牲になった。まるで医学が死に対して無力だった中世に逆戻りしたようだった。母がタサハラで写真を撮った僧侶のひとり、一山ドーシーは、サンフランシスコのカストロ地区にホスピスを創設し、これを〝マイトリ〟と名付けた。マイトリとはサンスクリット語で〝慈愛〟を意味する。そのころ、すでにサンフランシスコ・クロニクル紙を辞めていたわたしは、「ニューヨーカー」誌の「町の噂（トーク・オブ・ザ・タウン）」というコーナーに記事を書くため、彼にインタビューをした。一山は古い夏物の僧衣を繕いながら、死について語ってくれたが、当時のわたしにはまるでピンと来なかった。彼はこう言った。「この施設にいる人の半数が今後五年以内に亡くなるでしょう。それがわれわれの日常なのです。逃げ出したり、そうならないことを願ったりできるようなものではありません――これは現実にいま起こりつつあることなのですから。

自分が死ぬのだという確信は、次第に強まっています。『チベット死者の書』〔チベット仏教ニンマ派の経典。死者の枕元で唱えてその魂に解脱の道を差し示す〕を読む講座に参加している人もいますが、死に関する集中講義を受けるには遅すぎます。自分の死に対する準備をしなければ」と彼は言い、縫っていた僧衣を下に置いた。「いますぐに。自分の人生の一瞬一瞬をもっと完璧に生きるために。わたしにとって死への準備とは、こうして縫い物をしながらあなたと話すことなのです」

二年後〔一九九〇年〕、一山はエイズのために亡くなった。ちょうどそのころ、わたしは異なる種類の死――結婚生活の死――を回避しようとして、南フランスの僧院でベトナム人僧のティク・ナット・ハン師のもとで大乗仏教の経典を学んでいた。その言葉の意味を身を持って理解していた元ベトナム難民の尼僧たちといっしょに、わたしは毎朝、「わたしは年をとる運命にある。わたしは死ぬ運命にある。何をしようと、死を免れることはできない」と唱えた。結局は、自分にとってたいせつなものも人もことごとく失われてしまう、と。そして最後にこう結んだ。「真に自分のものと言えるのは、自分のおこないだけである。わたしは自分のおこないの結果から逃れることはできない。わたしは、自分のおこないに拠って立つ」

わたしはフランスから母に、ベトナムの三角笠をかぶって微笑んでいる自分の写真と、満開のオレンジ色の花を描いた水彩画に、「一日の第一歩を踏み出すと同時に、わたしは驚きに満ちた現実世界に入ります」と書き添えて送った。母はその写真と絵を自宅のコルクボードに画鋲で留め、生涯、それを外さなかった。わたしはやがてアメリカに戻り、新聞記者の仕事を辞めて離婚した。そのあと、夫に先立たれた女のようにさめざめと泣くわたしの話を、母は何時間もじっと聞いてくれた。わたしが次の誕生日を迎えたときには、母がプレゼントとして、「三輪（トライシクル）」誌という季刊の仏教専門誌の定期購読を申し込んでくれた。母自身も定期購読をはじめ、のちにわたしがこの雑誌にエッセイを書いたときには読者として読んでくれた。

　母が仏教に関心を持ったことには感激したし、驚きもしたが、自分自身の打ち込みようには、さらに大きな感動をおぼえていた。わたしは何カ月も続けて、夜明けとともに冷たい石造りの広い部屋で坐禅をし、満月の夜には黒い衣をまとって、自分のゆがんだ罪過を告白し〔略布薩（りゃくふさつ）と呼ばれる儀式〕、偉大な道元禅師の教えを学び、わたしの新たな師、ティク・ナット・ハンから〝真蓮（True Lotus）〟という名をいただいた。『華厳経（けごんきょう）』と『宝積経（ほうしゃくきょう）』を読み、坐禅を通じて、自分の体がばらばらになり、腐った死体になるのも体験した。

　仏教に出会ったからといって、母が御しやすい女性になったわけではない。それはわたしも同じだ。母は死ぬまで、アルコール依存症者自助グループが〝性格的欠陥〟と呼ぶものや、仏教で言う結（けっ）〔煩悩〕や、母自身が〝度しがたい悪癖〟と名付けた欠点と闘い続けた。しかし父が脳梗塞で倒れたあと、仏の道を生きたのは、わたしではなく母のほうだったのだ。

峰をまわると、目の前にタマルパイス山の山頂がぬっと現れた。信仰心に篤かったインドの詩人、ミラバイの詩の「わたしは毎日、毎夜、山の精気をあがめます」という一節を思い出した。母が恋しかった。わたしは自分の心の痛みが消え去ることだけを望んでいた。でも、ほんとうはこう書けたらいいのにと思う。母が苦しみにあるときには、わたしの心は母のもとへ飛んでいった、と。母がどれほど多くの犠牲を払って父を介護しているかを考えた、と。あるいは、自我を乗り越え、母の絶え間ないストレスを理解して、愛に飢えた恨みがましい娘であった自分と決別して母を許したとか。釈尊の第二の真理〔集諦（じったい）〕――苦しみは、物事（や人）がそうでなければよいのにと思い、この世が一滴の露のように無常であることを忘れて、必死に変化を押しとどめようとするところから生まれるのだという教え――を思い出したとか。そう書けたらどんなにいいだろう。けれども、三〇年にわたってさまざまな自助グループに参加し、心理療法を試し、断続的に仏教の修行に打ち込んできてもなお、理想どおりにはいかなかった。わたしはまだときどき、精神的に追い詰められた支配的な若い母親に、通りへ置き去りにされた五歳のころのようにしか反応できないことがあった。自分の苦しみだけで手一杯だったのだ。

道は山の斜面をジグザグに走り、奥へ奥へとわたしを連れていく。お昼を一時間ほど過ぎたころ、繁茂しすぎて伐採を免れたセコイアの木立の中にある、木製のメモリアルベンチの前で足を止めた。真下にはミュアウッズ国定公園の緑が広がっている。わたしはベンチに腰をおろした。静寂に包まれ、褐色の木漏れ日を浴びながら、呼吸に意識を集中し、頭をよぎる想念と感情の波を見つめた。自然の世界がわたしの心を整え、母親のようになだめてくれた。ちょうどフランスのテゼ共同体〔どの教派にも属さないキリスト教の修道院〕の信徒が十字架に頭をつけて祈るように、わたしは自然の世界を前にして、自分の荷をおろすことができたのだ。母が彼女自身の母親のもとでどれほどつらい日々を送ったかを考えた。祖母のアグネスは、母と同じように口うるさい完全主義者だった。「バレリー、何かするのにまちがった方法があるとしたら、あなたにはわかるはずよ」というのが口癖だった。わたしは祖母の少女時代にも思いを馳せた。アグネスは、片頭痛――当時は〝嘔吐性頭痛〟と呼ばれていた――でしょっちゅう寝込んでいた母親の世話をしなければならなかったのだ。アグネスとその夫は、相性のよくない夫婦で、何日も口をきかないことがあった。わたしの母はその家庭で、十分に愛情を注がれずに育った。子供のころはさびしさのあまり、『ハムレット』のオフィーリアのように溺れて両親に発見されるところを想像したという。その空想の中では、両親が彼女の遺体に取りすがって泣き、ついにふたりが娘を深く愛していたことが明らかになるのだという。わたしは新婚時代の母のことを思った。ちょうどそのころ、ナチュラリストならではの目でエキゾチックな魚の姿を正確に描いた水彩画が、『南アフリカの海の魚〔原題 *The Sea Fishes of Southern Africa*〕』と題する画期的な本に掲載され、出版された。母はまだ画家になる夢を持っていたが、それもわたしを身ごもったことに気づくまでのことだった。このような母性喪失症候群や、芸術家としての挫折、悲しみの系譜はどこまでさかのぼれるのだろう。わたしの祖先の女性たちは、ハリー・ハーロウ博士の実験に使われたサルのようなものだった。そのサルは母親から引き離され、冷たい針金でできた母親に育てられたために、成長して子を産んでも、母親らしくふるまうことができなかったのだ。

わたしが第二次世界大戦後のイングランドで子供時代を過ごしていたころ、愛着理論を研究していたイギリスの精神分析医、ジョン・ボウルビィが、戦時中にドイツの空襲に備えて疎開していた子供たちに着目した。親から引き離されたことによる心理的影響に関心を持ち、わたしのような子供とうちの母のような親との関わり合いを研究したのだ。ある日、ボウルビィの後継者であったメアリ・メインとジュディス・ソロモンは、情緒不安定な母親が椅子に座って待つ小部屋に、その娘が入るところを観察した。[*5] その子は自分の恐れと、近づきたいような近づきたくないような気持ちを解決するため、後ろ向きに母親のほうへ歩いていったという。わたしも同じだった。母から離れているときには、母が恋しかったけれど、そばにいるときには、逃げ出したくなったのだ。

山から戻って数週間後、母から新聞記事の切り抜きが送られてきた。わたしが興味を持つかもしれないと思ったのだ。手紙も添えられていた。わたしが東部に行ったのに、両親に会わずに帰ったことをなじる内容だった。わたしは母に電話をかけた。どちらもあやまらず、愛しているとも、許すとも言わなかった。勝負は五分五分。どちらも引かなかった。けれどもそれ以降、母は二度とわたしを怒鳴りつけたり、食生活を批判したりしなくなった。いくらか寛容になったのだ。そして、父がどれほどわたしを愛してきたか、どれほどわたしのことを誇りに思ってきたか、繰り返し言うようになった。医療上、金銭上、大きな決断をするときには前もってわたしに相談してほしいと言うと、そうしてくれた。母を手伝うために時間を割いたときには、お礼にと、わたしが簿記係を雇って週末に休めるよう小切手を切ってくれさえした。そして、「不完全を目標に」とカリグラフィーで書いたカードを送ってきた。

父はわたしに手紙を書き続けていた。だがやがて、父もいつかは死ぬのだと思い知らさせるような一通が届いた。「わたしたちはすべての愛をきみに注ぎます。だからそれをたいせつにしてください。ときどき、このことを思い出してほしい。それが支えになるでしょう」という文章のあとに、父のサインがあった。「死なるパパより〔your Death Father〕」と。

母はまた睡眠薬のレメロンを飲みはじめ、忍耐について書かれた自己啓発書を買って、かつて心の平安をもたらしてくれた仏教の瞑想を再開した。マサチューセッツ大学メディカルスクール名誉教授、ジョン・カバットジンの著書『マインドフルネスストレス低減法』〔邦訳は、春木豊訳、北大路書房〕を読み返した。何年も前にわたしがプレゼントした本で、鈴や僧衣やアジアの宗教としての側面を排除した西洋式のマインドフルネス瞑想法について書かれている。意志強固な気風で知られるマサチューセッツ州の、ウースターにある病院で慢性的な痛みに苦しんでいた患者にこの療法を紹介したところ、多くの人がいくらか楽になったのを実感したという。そこには一種のパラドックスがあった。どんなに苦しかろうと、いまこの瞬間に正面から向きあい、受け入れることが、苦痛の軽減につながるのだから。弟のジョナサンは、人生が示してくる条件で人生を受け入れるということだと言っていた。

母は毎朝五時半にひとりで目を覚まし、一時間四五分ほどを自由に過ごしていた。『ボディスキャン』というタイトルがついたカバットジンのCDを、わたしが母に贈ったプレーヤーにセットし、居間の窓のそばに敷いた古いコットンキルトの寝袋の上に横たわる。そしてカバットジンの声に従い、頭のてっぺんから足のつま先まで、心の目で全身を見ていく。横隔膜を広げ、ひとつひとつの感覚、呼吸、気分、想念に注意を向け、評価はいっさい下さない。CDが終わると、母は一時間ほどヨガをし、それから二階に上がって父を起こした。また一日が——父の症状が進むごとにストレスの増していく一日が——はじまるのだった。母は日記にこう書いている。わたしは以前より忍耐強くなった。相手の行動に反応するのではなく、対応できるようになった、と。この先、どんなことが起ころうとも、立ち向かえると思う、と。

母と大喧嘩をしてから一年以上たった二〇〇五年のクリスマス、わたしは実家に帰った。脳梗塞の発症から四年が過ぎ、父は八三歳になっていた。以前よりもおとなしくなり、疲れやすく、混乱しやすくなり、足もとも頼りなかった。プールのリハビリは続けていたが、そのころにはトニに車で送迎してもらっていた。わたしが前に帰省したあと、母は二階のバスルームを改装した。工事を頼んで、バスタブを撤去し、ユニット式の介護用トイレ付きシャワールームにしたのだった。

ある夜、わたしは父を連れて、ウェスリアン大学のアジア芸術センターの裏手にある日本庭園へ、乾燥ずみの竹を一本くすねにいった。母とわたしはこういうたぐいのちょっとした窃盗行為をけっこう好んだが、昔はそのために父をたいそう困惑させたことがあった。わたしたちは闇に紛れてその竹を家に持ち帰り、父は自分でコートを掛けた。母がついにフックの位置を下げて父の手が届くようにしていたのだ。わたしたちはその竹にクリスマスボールや小さなライトを飾り付けた。

母はクリスマスディナーのために鴨のローストを作り、両親の友人で、T・Jという名の、死の宣告を受けた建築家を招待した。両親の家に玄関ホールを増築したとき、設計を手がけてくれた人だ。T・Jの奥さんはその一カ月前に、乳癌のため、自宅で緩和ケアを受けながら亡くなったばかりだった。彼自身は鬱血性心不全を患っていた。この日は彼の介護をしている西アフリカ出身の女性がステーションワゴンで送ってきた。彼女はその車をうちの裏庭に乗り入れ、暗がりの中、雪に覆われた斜面を走って、家の裏の引き戸式のガラス扉にできるだけ近い位置にとめた。母とわたしが彼を両わきから支え、中へ連れて入った。雪がちらついていた。

ブライアンとわたしも祝祭日には、彼の息子たちや古くからの友だちのためにたびたび食事会を開いていたが、わたしにとってクリスマスは、もう長いこと、大きな意味を持っていなかった。無一文だった二〇代のころには、両親が東海岸へ帰る旅費を出そうと言ってくれたことがなかった。新聞社に勤めていた時期には、とくに離婚後は、祝祭日も時間外手当ほしさに出勤し、通常の五割増しの賃金をもらっていた。けれどもこの日、母が漂白して塗り替えた長いオークのテーブルを四人で囲んで座っていると――父とT・Jはとても静かにしていて、母とわたしがにぎやかにしゃべっていた――遠くなつかしい日々を思い出した。

オックスフォードで過ごした最後のクリスマスには、雪が降った。夕暮れどきに、キャップをかぶった少年がうちの玄関先にやってきて、聖歌集を開き、歌いだした。鉛枠のついた窓のそばでじっと聞いていると、母がささやいた。待って、まだドアをあけちゃだめよ、聞いて、と。わたしはいまもあそこに立っていた男の子の姿を覚えている。ランプの明かりの中で、帽子に雪が降りかかり、彼は穢(けが)れのない澄んだ声で『きよしこの夜』を歌っていた。わたしが扉をあけると、歌声はぴたりとやんだ。母が彼に渡すようにと、わたしの手にシリング銀貨を一枚握らせた。少年はそれを受け取り、聖歌集を閉じてお礼を言い、去っていった。

わたしが一一歳になった年、アメリカに来てから三度目のクリスマスイブのことも思い出す。一九六〇年で、ジョン・ケネディが大統領に選ばれたばかりだった。ウェルズリー郊外の湖の見える、新築のテックビルトの家で、わたしたちは引っ越してきてはじめてのクリスマスツリーを飾った。わたしは親友のジャネットの家でその日を過ごした。彼女の母親は、かなり重いアルコール依存症だった。その日はおとなの人がたくさんやってきて、お酒を飲んだり煙草を吸ったり、キッチンでギターを弾いたりしていた。ジャネットが缶詰のスパゲッティをあたためてくれて、ふたりで食べ、おとなたちはわたしたちのことを忘れていた。雪が降りはじめ、日が暮れたころには、ジャネットの家からうちまで五キロほどの幹線道路が通行止めになってしまった。

そのころの父とわたしは、とうに仲のよい親子ではなくなっていた。毎晩のように、夕食の席で口論になり、父はおびえたように仕事に没頭した。わたしは、その夜はジャネットの家に泊めてもらうつもりだった。誰もたいして気にかけないだろうと思ったのだ。ところが父が電話をかけてきて、途中まで歩いて迎えにいくと言ってきた。ひとりで帰るには遠くて寒い道だった。でも、やわらかい静かな道路を街灯から街灯へとたどり、雪の中を歩いていくのは、ちっともこわくなかった。美しい夜だった。雪が街灯の明かりを受けて輝き、くるくる舞って落ちてくる。わたしにとってはたいせつな思い出だ。父がどれだけわたしを愛していたかを思い起こさせてくれるから。父は、ちょうど中間地点で怒りもせずに待っていて、わたしたちは連れだって家に帰った。

わたしはナプキンを置き、母が父のナプキンを外すのを手伝った。わたしたちはT・Jが車に戻るのに手を貸し、それが最後となったさようならを言い、蠟燭を吹き消した。

翌朝、母とふたりで飾り付けをした竹の下に、美しく包装されたプレゼントが置いてあった。それは『仏教随筆選二〇〇五〔*The Best Buddhist Writing 2005*〕』と題するペーパーバックだった。本の標題紙には、わたしが何年も前に母に贈った『老子道徳経』第四一章の一部が書き写されていた。

親愛なるケイティへ

光に向かう道は暗く見える
前に進む道は後ろへ下がるように見える
まっすぐな道は険しく見え
真の力は弱く見える……
真に清明なものは曇って見える……
道（タオ）はどこにも見えない
だがそれは万物をはぐくみ、完全なものにする[*6]

愛を込めて　母より

第9章 崩れ去った城

水底深く父は眠る。
その骨は今は珊瑚
両の目は今は真珠。
その身はどこも消え果てず
海の力に変えられて
今は貴い宝もの。

――ウィリアム・シェイクスピア『テンペスト』より、エアリエルの歌
〔松岡和子訳、ちくま文庫〕

電子顕微鏡で見れば、健康な若い脳は宝石をたくさんくっつけた網のようなものだ。神経細胞が

分岐し、あるいはつながりあって複雑なネットワークを作り、軸索という長いフィラメントのようなものを通じて対話をしている。神経伝達物質を吸い込んでは吐き出し、少量の電気を通して隣の神経細胞にメッセージを伝え、膨大な規模の井戸端会議を続けている。だがその脳も、はるか遠くから見れば、いくつかの準自治体が集まってできた大都市――ジャカルタよりも大きな都市――のように見えるかもしれない。そこには八六〇億個もの神経細胞があり、それぞれが電気化学的な高速道路や路地、未舗装道路、ロバ道、大通り、わき道でつながっている。脳の中では、一本の高速道路が崩壊しても、ほかの道を通じてメッセージが伝わることがある。たとえば、言葉を見つけ出すことを専門とする領域が脳梗塞によって損傷すると、ほかの場所の細胞がこの作業をある程度こなそうとする。ただし成果はまちまちだ。健康な脳には、若くて健康な心臓や体と同じように、あらかじめ代理機能や次善策、代替ルートがプログラムされている。神経内科医はこの回復力（レジリエンス）を〝認知的予備力〟と呼ぶ。

しかし驚くべきことに、この神経都市は早くも二二歳から衰退をはじめる。[*1] もっとも、年齢を重ねれば、衝動を抑えたり、じっくり考えて決断を下したり、感情を整えたりすることは得意になるし、ジャーナリズムや教育、家具製作といった複雑な技能の習得に関わる領域は発達し続ける。だが、短期記憶や論理的思考力、反応時間、機敏さ、発想力、学習速度を調べる標準検査の成績は、毎年、一パーセントくらいずつ下がっていくのだ。[*2] 化学、数学、物理学――そしてスポーツ競技――などの分野でめざましい業績をあげるのは、たいてい二〇代後半か三〇代前半の人たちだ。[*3] わたしたちの脳は萎縮する。個々の脳細胞には、樹状突起棘（じゅじょうとっきょく）と呼ばれる瘤のようなものがいくつかついていて、そこで神経細胞同士の情報の受け渡しがおこなわれている。この樹状突起棘がだんだん減少し、短くなり、容赦なく剪定(せんてい)された木の枝のようになるのだ。シナプスの働きが悪くなり、関連する神経経路も使われなくなる。動脈の壁が肥厚し、血流が悪くなる。脳細胞の軸索を絶縁体のように保護しているミエリンという白色の分厚い鞘(さや)が、古いホースのように穴だらけになり、細胞から細胞へとメッセージの伝わる速度が遅くなる。[*4] すると、わたしたちは慎重になり、感情のコントロールがうまくなり、辛抱強くはなるが、ほかの人に言われたことを理解するのに時間がかかるようになり、頭の回転が鈍ってくる。

ホルモンは五〇歳を過ぎると激減する。エストロゲン、アンドロゲン、ドーパミンなど、記憶や気分や集中力を高めるホルモンも例外ではない。人や物の名前を忘れる。毛抜きがうまく使えなくなる。たくさんの人が一度に話をしていると、まごついてしまう。知力のわずかな低下には、自分も友人も長いあいだ気づかない。標準検査をしなければわからないのだ。そのあいだも、わたしたちの脳内では、いくつもの回避策が講じられている。中年世代は、抜け目のなさと知恵と知識の蓄積では、無知で衝動的な若者より優位に立てる。

六〇歳を過ぎると、この衰えが加速する。細胞内でタンパク質が複製ミスのために変形し、いろいろな支障が出てくるのだ。死滅した細胞物質の塊――アルツハイマー病に顕著な生物学的特徴だが、鋭敏な知力の人の脳内にも、ある程度は存在する――が、回収されないごみのように、神経の通り道をふさいでしまう。炎症が大きなダメージを引き起こし、海馬が萎縮する。海馬とは脳の内奥にあるタツノオトシゴのような形をした器官で、短期記憶を長期記憶の領域へ移す役目をしている。この機能が衰えると、わたしたちは言語の学習や、新しい電子機器の操作に以前より時間がかかるようになる。

人や物の名前を思い出すのに、さらに時間がかかるようになり、車を運転するときには、反応時間の遅れをカバーするため、これまでよりゆっくり走行するようになる。そして〝物忘れ〟について冗談を言うようになる。軽度の細胞損傷が蓄積していき、神経の代替機能も次第に働かなくなっていく。ダメージの範囲にもよるが、六五歳以上の人の一〇〜三〇パーセントに、神経内科医が「軽度の認知障害」と呼ぶものが見られるという。[*5] この用語は、心配な程度に精神機能の低下が進行してはいるが、まだ日常生活に大きな支障がない状態を包括的に指す。たとえば、重要な予約や会話を忘れる、決断に手間取る、鍵や老眼鏡をしまった場所を忘れる、同じ請求書に二回支払いをするといった行為がこれにふくまれる。しかしその程度なら、わたしたちは適応できる。予定表をもっときちんと書き、記憶しやすいように、決まったスケジュールは変更しないことにし、生活のパターンを守るようにする。わたしたちはまだ、根本的に自分は変わっていないと思っている。

父は、二〇〇五年から二〇〇八年にかけての三年間、ペースメーカーがなければ生きながらえることのなかった人生最後の三年間に、これよりはるかに深刻な変化に見舞われた。

父はその生涯を閉じる日まで、ただの一度も、家を出て徘徊したことがなく、閉じ込めたり拘束したりする必要もなかった。わたしの顔や名前も最後まで忘れなかったし、よだれを垂らしたこともない。死んだ人の顔が見えると言い出すとか、赤ちゃん人形を腕に抱いてあやすとか、着替えて出勤する時間だと言って聞かないとか、そういうこともなかった。そして自分の衰えが自覚できなくなる幸運にも恵まれなかった。ミドルタウンから北へ二五キロほどのところにあるハートフォード市の曲がりくねった街路のパターンや高速道路の入口をちゃんと記憶していて、トニの車でハートフォードの眼科医のオフィスへ行くときには、ナビゲーター役を務めたほどだった。父の場合は、すぐれた能力が離れ小島のようにぽつんぽつんと残っていた。最後まで、わたしの大好きな父、ジェフとしての人格を保っていた。

けれども、機能の喪失が積み重なるうちに、やがて人が直視できる限界、耐えられる限界を超える段階、あるいは医療行為の介入を受けなければどうにもならない段階が訪れたのだった。

父の脳細胞は、ふつうの老化とちがって、ただ樹状突起棘を失っただけではなかった。大量に死滅したので、見たり感じたりしたことを受けとめる領域と、それについてプランを立てる領域とをつなぐ神経経路が断たれてしまったのだ。父のかかりつけ内科医、フェールズ先生は、この時期を「ジェフの試練」と考えるようになった。先生の恐れていた事態が起きてしまったのだ。のちにフェールズ先生は、「ご両親のことはいつも気がかりでした。たいへんな思いをされていましたのでね」とわたしに言った。「とくにお母さんは、長年のパートナーとして、お父さんを見てこられたわけですから」と。加齢による衰えは、父の心拍数を減らし、脳を萎縮させただけではおさまらず、さらに目と肺、膀胱、腸への攻撃を開始した。父は、補強材でつっかいをした倒壊寸前の古い家屋のように、ゆっくり朽ち果てていこうとしていた。

二〇〇五年六月、父は物が二重に見えると言い出した。診察の結果、右目に滲出性黄斑変性症が認められた。網膜の中に、悪さをする新生血管ができて、高度の視力障害を引き起こす病気だ。DNAの異常が蓄積して、複製してはならない細胞が複製されてしまうことが原因だが、このようなプロセスは老化の全過程に見られ、妙な増殖を引き起こして、スキンタッグ〔いぼの一種〕のような良性腫瘍や、癌のような悪性腫瘍を形成することもある。余分な血管は、父の視野の中心に黒い点を出現させていた。父はわたしへの手紙に、「これについては、できることはあまりありません。老いがもたらす苦のひとつにすぎないのです」と、哲学者めいた言葉を書いていた。すでに視力が全体的に落ちていたところへ、視野欠損が加わった。目の水晶体に存在するタンパク質は、加齢とともに弾力性を失い、汚れた窓のように黄ばんでくる。健康な人でも六〇歳になれば、目に入ってくる光の量が、二〇歳のころの三分の一にまで減ってしまう。[*6]

父はこのようにして、死を相手にした長いチェス・マッチの終盤戦に入っていった。それは、誰もが必死で闘い、そして驚くような形で負けてしまうゲームだった。たとえば血管のように、しなやかであるべきものが硬くなり、骨のように、強くあるべきものがもろくなる。細胞の中には、死ねば再生されないものが出てくる。軟骨がすり減り、コラーゲンは減少し、骨からカルシウムが溶けだして血管に流出する。著述家で外科医のアトゥール・ガワンデによると、高齢患者の心臓外科手術の際には、大動脈などの主要な血管に指を触れるとしばしば「パリパリとした感触がある」という。大腿骨や膝関節には、骨棘（こっきょく）という珊瑚の芽のようなものができる。一部の細胞は、錆（さび）やスロークッキングに似た〝褐色化〟と呼ばれる分解的代謝過程にさらされる。[*7] 使わない筋肉は衰える。細胞DNAは、複製の都度、末端のコードをいくつか失い、癌の原因となる突然変異を起こす可能性が高くなる。[*8] 長生きすればするほど、脳と体は、シェイクスピアの言う「肉体が受け継ぐ無数の苦しみ」〔『ハムレット』松岡和子訳、ちくま文庫〕に苛まれることになるのだ。

わたしたちが老化と呼んでいるのは、七〇〇〇を超える、身体機能の退化プロセスが積み重なったものだ。[*9*10] そうしたプロセスのひとつひとつは、遺伝子や生活習慣、環境によって決まってくる。血液中で見張り役を務める細胞が、外から侵入した病原体を多くは食べられなくなり、インフルエンザや気管支炎、尿路感染症、肺炎にかかるリスクが高まっていく。体温を調節する機能さえ衰えてくる。科学を信奉する楽観的な文化は、老化を医療の対象にしたがり、医療によって予防や治療のできる病気の集合にすぎないと思いたがる。一度にひとつずつ対処すればよいのだ、と。しかしこの悪魔とどんな取引をしようとも、自然を出し抜くことはできない。死期を遅らせることはできるが、老化を治すことは不可能なのだ。優秀な研究者が長寿遺伝子をさがし、アンチエイジングに関する情報サイトが、アサイーの実やセレンのサプリを推奨しているが、いまのところ科学はまだ、釈尊を瞑想生活へと駆り立てた永遠の真実、わたしが四〇代のころ、南フランスの僧院で明く唱和していた普遍の真理を回避する道を見出してはいない。加齢を免れる術（すべ）はないのだ。

父の視力低下を鈍らせるか、食い止めるかするため、さらには好転の可能性に望みをつなぐため、トニが月に一度、父をハートフォードの眼科へ連れていってくれた。父はそこで、ファイザー社がアイテック・ファーマスーティカルズ社〔のちにOSIファーマスーティカル社に買収された〕と共同開発したマクジェン（ペガプタニブ）という高価な薬を右の眼球に注射してもらった。ところがあまり効果がなかったので、ほどなく、サンフランシスコのベイエリアに本社を置くバイオ企業、ジェネンテック社が製造しているアバスチン（ベバシズマブ）という別の薬を試すことになった。

アバスチンは、いくつかの癌の化学療法に使用する薬剤として認可を受けている。血管の新生を抑える働きがあり、悪性腫瘍に栄養を送る血管の形成も妨げる。販売単位が大量で、封をした大きなビニール袋に入っているが、専門の調剤薬局で眼内投与用に微量ずつに分けてもらえれば、費用は一回の注射につき五〇ドルですむ。父の眼科医は、専門医のカンファレンスに出た折、これを試したメンバーから、この薬のほうがマクジェンより効果が高いと聞いて、変更することにしたのだった。やがてジェネンテック社から、ルセンティス（ラニビズマブ）という、もっと高価な薬が発売された。これは黄斑変性症の治療薬として特別に開発され、認可を受け、販促活動がおこなわれた。しかし多くの医師は、所得の低い患者や十分な保険をかけていない患者にはとりわけ、従来どおり〝適用外〟の（つまり、アメリカ食品医薬品局から認可された目的以外で使用される）安価なアバスチンを使い続けていた。[*11] けれども父の場合は、メディケアのほかに十分な補完保険をかけていたので、医師は、公式に認可された治療薬であるルセンティスへの変更を決めたのだった。

ルセンティスの投与一回にかかる費用は、メディケアの引き受け分が約一五六〇ドル、補完保険分が約三八九ドルだった。これは、父の言語療法にかかる費用のざっと一年分に相当した。一回四五分の診察、治療にかかる費用の総計は平均二一二七ドル。このうち一七八ドルを、眼科医が注射代として受け取っていた。二〇〇五年と二〇〇六年だけでも、一四カ月分の注射代は、メディケアの引き受け分が一万八七二三ドル、補完保険の分が四六七八ドルで、合計二万五〇〇〇ドル近い金額にのぼった。もし父がタイミングよく自然死を遂げていれば、この出費は不要だっただろう。メディケアは、医師たちが使う薬のコストをおよそ六パーセントまで上乗せすることを許している。眼科医はわたしが医療費の明細を見せてほしいと要求しても応じなかった。おそらく彼は、アバスチンを使うたびに最高三ドル、ルセンティスの場合は最高一二〇ドルを、余分に懐におさめていたのだろう。

治療の効果はなかった。カルテによれば、父の視力は急激に落ちていった。トニの話では、父は毎月視力検査を受けたが、ついに一文字も読み取れずじまいだったという。彼女は、月々の診察が父の役に立っておらず、医師と製薬会社の利益のためにおこなわれているような気がしたそうだ。

このころには、父はトニや母に連れられて、何人もの医師のもとへ定期検診に行くようになっていた。全員がそれぞれに検査をし、報告書を作成し、几帳面に記録をとってメディケアに請求書を送り、父の老化のプロセスを追跡していたが、たがいに連携を取りあうことはまれだった。ミドルセックス心臓病センターでは、三カ月に一度、技師が遠隔モニタリングでペースメーカーの状態をチェックしてくれた〔患者宅に設置した専用の送信機から、電話回線で機器の情報を送る〕。ローガン先生は年に二回の診察で、父の心臓とペースメーカーが問題なく機能していることを確認した。

父からわたしへの手紙は減ってきた。わたしが実家に電話をかけ、母にお父さんと話をさせてと頼むと、父は腹を立てたように「なんのためだ！」と怒鳴り、ただ受話器をいじっていたらしい。もう自分で電話をかけることはできなくなっていた。わたしはしばらくのあいだ、「愛してるわ」と何度か叫び返したが、やがてあきらめてしまった。

脳の機能は、その時々の神経伝達物質の状態に左右される。父は快活な気分のときには、一時的に明敏になった。これが認知症の困ったところだ。二〇〇六年の春、わたしはフリーの記者として、ニューヨークタイムズ紙の科学欄に記事を書いた。この新聞社の仕事は、それがはじめてだった。ほどなく、父から興奮が伝わってくるような手書きの短い手紙が届いた。そこにはこう書かれていた。「きみがこちらへ戻ってくる前にと思い、急いでこの手紙を書いています。兄弟姉妹間の虐待をテーマにしたニューヨークタイムズ紙の記事はとてもよかったです。きのうわたしは一日中、そのことを考えて過ごしました。あの着想は一流です。ごくありふれたアイディアを取り上げ、それをどう生かすかを考えている。カインとアベル〈旧約聖書創世記に登場する兄弟。兄のカインが弟のアベルに嫉妬して殺害する〉の例の使い方がおもしろいと思いました。あれは兄弟がたがいに傷つけあう好例です」

父はそれだけではなく、過去にわたしを何度となく意気消沈させたこうるさいだめ出しのようなことまでしていた。〝きょうだい殺し(シブリサイド)〟の定義は何かと尋ね、一文の中に父が言うところの〝言葉の混乱〟が見られ、これは感心しないと指摘した。さらには、わたしが説明もなしにいきなり、クレイグズリスト〈地域コミュニティの情報サイトで住民が投稿した求人広告や不動産情報などを掲載する〉に言及しているので、なんことかわからず面食らったと、苦言を呈していた。「なんらかの基準にもとづいて定義・分類され、ウェブサイトに関連づけられたリストなのですか。調べる必要がありますと。わたしの心は弾んだ。一時的にせよ、昔の父が戻ってきたのだから。めったにインターネットを使わない八三歳の脳梗塞経験者にしては、悪くないと思った。父がわたしを誇りに思ってくれたように、わたしも父のことを誇らしく感じた。

しかしその二週間後、ミドルタウンの実家で父と朝食をとったときには、神経伝達物質の働きぶりが変わっていた。父はまったく元気がなく、口数も減っていた。もはや母を手伝って食卓を整えようともしなかった。時折、まるで脳の中を雲がよぎりでもしたように、左目をどんよりとさせてあらぬ方（かた）を見る。しばらくすると、われに返り、またスプーンを手にするといった調子だった。誰かに手伝ってもらわなければ、黒いゴム紐付きのナプキンを頭からかぶることもできず、以前は朝食後にそれをたたんでしわを伸ばして片付けるのが習慣だったのに、もうそれもしなくなり、くしゃくしゃのまま置き去りにして、あとは母にまかせていた。部屋から部屋へと母のあとをついてまわり、キッチンでも母にまとわりついていた。のちにわたしは、これが介護者への〝つきまとい（シャドーイング）〟という症状であることを知った。

そのあいだもペースメーカーは規則正しく動いていた。

わたしは父をトニにあずけて、渋る母を（彼女は将来を考えるのと同じくらい、〝認知症〟という言葉を激しくきらっていた）、ニューヘイブンにあるアルツハイマー協会の事務所へ連れていき、カウンセリングを受けることにした。カウンセラーは精神機能低下の進み方を示したさまざまな図を見せてくれた。まるで景気低迷の続いた数年間の株価の推移を見ているようだった。のたくったような線が徐々に下へ伸びていく。脳梗塞の患者の場合は〝心血管イベント（重篤な循環器系疾患の発症〕〟を経験するたびに、これががくんと階段状に落ちる。アルツハイマー病患者の場合は、もう少しなだらかな下降線が描かれていた。父の場合は両方が一度に来ていたようだ。少し安定期が続いたかと思うと、急に落ち込んだり、ときには穏やかに低下していったりする。わたしは図を見て考えた。トニの勤務時間を長くするか、かわいそうだけど、父をデイサービスに通わせるよう、母にすすめるべきかもしれない。父はアルツハイマー病も発症しているのではないだろうか。

精神機能低下や認知症の原因、危険因子には、肥満、うつ病、アルコール依存症、心臓外科手術、化学療法、糖尿病、細胞の突然変異、高脂肪食、遺伝、運動不足、社会的孤立、単なる加齢など、五〇以上のものが候補にあがっているが、どれについても、多くのことはわかっていない。[*12] そう考えれば、わたしの最後の疑問は、たいして重要ではなかったのだと思う。癌と同様〝認知症〟も、診断名ではなく、適用範囲の広いレッテルでしかない。正体がつかめていない病気や慢性疾患、加齢にともなうさまざまな機能障害をすべて、この破れ傘みたいに不完全な用語で総称しているだけだ。二一世紀における認知症は、一九世紀の肺結核、二〇世紀のエイズに相当する。いずれも、広範に広がる死の病と恐れられ、社会から永久追放も同然の扱いを受ける、いわば不名誉な病だった。

アルツハイマー協会のカウンセラーの助言に従い、わたしは文房具店で両親のために小さなホワイトボードを二枚、買ってきた。一枚は二階の書斎の扉に、もう一枚はキッチンに掛ける。母に毎日のスケジュールをそこに書くようにしてもらえば、父から何度もしつこく予定をきかれる煩わしさを軽減できると思ったのだ。でも母は一枚を一階で買い物リストを書くのに使うことにし、もう一枚は二階のクローゼットに放り込んでしまった。

国はアルツハイマー病の研究に、毎年五億ドルを投じているが、[13] 認知症のうち、推定二〇～四〇パーセントは典型的なアルツハイマー病が原因ではないので、謎に満ちたこの慢性疾患（あるいは症候群）の治療法が（いくつか）見つかったとしても、治すことはできない（現在、アルツハイマー病以外のカテゴリーに分類できない認知症は、すべてアルツハイマー病と診断されている）。〝認知症〟とは実態に即した用語で、ただ、脳の機能障害が進んで、援助がなければ安全に生活できない事態にいたったことを示すものでしかなく、まだ解明できていないことがたくさんある。股関節なら人工関節に置換できるし、心臓の具合が悪くなれば、器具を使って詰まった血管を広げることも、ポンプとしての機能を補強することもできる。だが老化した脳はきわめて複雑で、やわらかくて繊細なので、機械のように修理することはできない。神経細胞は死ねば再生されることはない。画期的な新薬や新しい診断検査方法が開発されたとか、遺伝学上の発見があったとか、希望の感じられる発表は何度もおこなわれてきたが、いまだに脳のペースメーカーも、認知症を劇的に改善させる特効薬も発明されておらず、有効な治療法も確立されていない。

認知症は治療するより、予防するほうが簡単だ。インターネットをざっと検索してみたところでは、わたしが父のような悲運を免れたければ、幸福で丈夫な菜食主義者になればよいらしい。平均以下の体重と正常な血圧を維持し、コーヒーか紅茶を飲み、読み書きをし、金銭的に恵まれ、高い教養を身につけ、友人との交流を欠かさず、興味のある趣味も続け、教会に通い、ほどほどに人の役に立ち、イブプロフェンとエストロゲンを摂取し、適量の赤ワインを飲み、負荷のかかる運動をし、塩と砂糖と飽和脂肪酸をふくむ食品と精白小麦粉を避け、認知症と無縁の長寿を実現できる可能性のある幸運な遺伝子を持ち、二〇代のころに複雑な自分史をわかりやすく書く能力があったことが条件になる。

父は定期的に運動をし、健康によい食事をしていた。血圧は正常で、ほっそりしていて、読み書きをし、裕福で、教育程度も高かった。友だちとの交流も続けていたし、興味のある趣味にも打ち込み、ほどほどに人の役に立ち、コーヒーと紅茶を飲んでいた。そしてもちろん、二〇代のころには、複雑な自分史をわかりやすく書く能力があった。

たぶん、認知症になる前に死んだほうがよいのだろう。

アルツハイマー協会は、研究資金の拡大促進を主たる使命のひとつと位置づけ、長年、アルツハイマー病を〝正常な老化現象〟と区別しようと努力してきた（こうした資金の給付対象は症状ではなく、定義上、治療できる見込みのある病気だからだ）。しかし若年期に発症する例はあるものの、認知機能の低下やアルツハイマー病をふくむ大半の認知症にとって、長寿が最大の危険因子であることに変わりはない。[*14] 八〇歳を超えると、ダメージは深刻化する。七〇代で認知症にかかる人はわずか九パーセント[*15]だが、八〇代では少なくとも三分の一が発症する。九〇歳に達すれば、頭脳明晰な状態で最期を迎えられる確率はコイントス並みになる。九〇代の四一パーセントが認知症にかかり、[*16] 一〇～一五パーセント以上が軽度の認知障害に陥る。認知機能の低下がまったく見られない人は二〇〇人にひとりだという。[*17] 医学の進歩は、脳を救うことなく身体（しんたい）の不具合を治し、超高齢まで生きる人々を増やして、認知症の蔓延を加速させていったのだ。

影響はさらに広がった。長寿の平等化は、認知症の増加を招いただけではなく、介護危機をも引き起こしている。従来、財産はひとつの世代から次の世代へと受け継がれていたが、いまでは、生活支援型高齢者住宅チェーンや長期保険取り扱い業者、訪問介護事業所、老人ホームなどの金庫に流れ込んでいる（メディケアは、期限付きの例外的なケースをのぞき、専門職による長期にわたる介護や看護を給付対象としていない）。

現在、高齢者の二五パーセントが、生涯最後の五年間に、自宅の売却代金をふくむ貯蓄の全額を、介護費用や医療の自己負担金として使い切っている。そして四三パーセントが自宅以外のすべてを失っている。[*18] もっとも高額の費用を支払うのは、もちろん、認知症の人だ。つまり、相続による資産の移転がおこなわれなくなってきたという驚くべき事態が起きているのだ。従来は、遺産相続によって、多くの家庭がより高い社会階層に移ったり、どうにか中流層にとどまったりできた。だがいまは家族で暮らした家も土地も残らない。五〇〇〇ドルの遺産があれば、孫の車を買う費用やコミュニティ・カレッジの初年度授業料にあてることができただろう。二万五〇〇〇ドルあれば、住宅ローンの頭金として貸すか贈るかできただろう。もっと裕福な家庭なら、一〇万ドルを相続し、起業やローンの完済に使ったり、孫の大学や大学院の授業料を支払ったりできたかもしれないのだ。

「わたしたちはいま、〝ポスト脳梗塞モード〟にあります。自分たちのことは自分たちでなんとかしなければなりません」二〇〇六年の春の終わりごろ、父はわたしへの手紙に、悲しげにそう書いた。

これまで、われわれはこのジェフを頼りにしてきましたが、いまではバレリーがしっかりと主導権を握っています。この家と庭をきみに見てほしい。ほんとうに美しいから。バレリーがたいへんな手間ひまをかけました。申しわけないが、何もかも彼女がやってのけたのです。だがわたしも少しは働きました。とくに、砂と砂利を分ける仕事をね。あまりにたいへんそうだったので、わたしが引き受けることにしたのです。デッキの上を歩けば、きみにもわたしの言っていることがわかるでしょう。つまりきみは、地面に這いつくばってものごとを整理しようとする男が苦労の末に完成させた作品を受け取るのです。

どんな感じがするものなのだろう。あのおおらかな心と教養豊かな頭脳にあいた小さな穴——それもたえず位置の変わる穴——から、世界を見るというのは……?　しかも、視野に黒い点があり、誰かの手を借りないと装着できない補聴器に耳をふさがれた状態で見るというのは……?　熱で溶けた八ミリフィルムのように、記憶に穴が現れたり消えたりするのは、どんなものか。苦難を克服し、数々の制約に、泣き言ひとつ言わずに順応してきた人が、四〇年ものあいだ歩いていた道がわからなくなったり、自分の手が何度も〝レトリック〟という語を書くのを眺めたりするのは、どんな気持ちだろう。

それでも、廃墟のようになった父は、ある意味では以前の父より美しかった。心の輪郭がもっとくっきり見えるようになった。父は、シェイクスピアが「あぶくのような名声」と呼び、旧訳聖書の「コヘレトの言葉」に「空しく、風を追うようなこと」と表現されたものを、必要に迫られて手放したのだ。父は本も回顧録も書き上げずじまいだった。いたずらのかぎりを尽くした少年時代を取り戻すこともなく、死んだ父親に誇りに思ってもらうこともなかった。詩人で父よりも有名だった兄、長きにわたる確執をかかえ、とうにこの世を去ったガイを超えることもなかった。父にはもはや、そうしようと努力することもかなわなかった。ただ愛し、愛されることしか、できなかった。レースは終わったのだ。

わたしの家の近所に住んでいた友人で詩人のジェーン・ハーシュフィールドは、老人ホームに入所しているアルツハイマー病の旧友を訪ねたあと、こう書いた。「上質の古いカーペットは、たとえネズミにかじられても、残った部分の色や模様は変わらない」と。[19] わたしの父にも同じことが言えた。父の知性は、決して砂の城が崩れるように、一気に崩壊して見る影もなくなってしまったわけではない。ちょうどウェールズ北部にあったシストー修道会のティンタン修道院のように、場所を選んで壊れていったのだ。[20] 一五三一年、ローマ教会と決別したヘンリー八世は、ティンタン修道院を廃止し、これをある貴族に与えた。ステンドグラスの窓は割られ、屋根の瓦は、鉛をとるために剥がされて、教会の鐘は溶かされた。床のタイルも剥ぎ取られて村の家々に敷かれ、聖具は通りすがりの旅行者に土産品として販売された。聖像は近隣の家の庭に飾られるようになった。内部の壁も、少なくとも一枚が取り外されて、豚小屋を建てるのに使われた。

詩人のワーズワースはこの廃墟からインスピレーションを得たという。わたしは写真を見たことがある。屋根のないゴシック建築の抜け殻が、緑の丘の連なりを背景に、天に届けとばかりにそびえ立つ。翼廊には草が伸び出ていて、屋根のない天井からは光が射し込んでいた。細長いアーチ形の窓には、四つ葉模様を組み込んだ石の狭間飾りがついている。前には緑の牧場が広がり、黒と白の斑模様の牛が草を食(は)んでいた。荒廃してもなお、その姿は美しく、均整がとれていて、神秘的だった。認知症を発症してからの父は、誰の役にも立てなくなった。けれども、その壊れた壁に守られて、母は小切手帳の収支を記録できるようになり、わたしは穏やかな娘になって心を開いていった。わたしは決して父に、人生最後の数年間をみじめに過ごしてほしくはなかった。けれども、父は廃墟と化したがゆえにかけがえのない神聖な存在となった。その破片の数々は、いまもわたしを支えている。

第10章

泡立つ急流

二〇〇六年六月四日、母は三年ぶりに日記帳を開き、「日曜日のきょう、ジェフの行動にとても気がかりな変化があった」と書いた。

ジェフは何度も何度も歯を磨いている。はじまったのは金曜日に新しいウォーターピックを買ってから。新しいことにはいつも最初は混乱するけれど、きょうの午後はほとんど異常。繰り返し、二階のバスルームに行っては歯を磨く。昔のように、前庭のヒメツルニチニチソウの剪定をしてもらったら、時間はかかったけれど、なんとか少しはできた。でも家に入ってくると、またバスルームへ直行して歯を磨きだした。夕食後もすぐに歯を磨きに二階へ行ってしまった。

父の神経内科医からはすでに、このような反復行動――それまでは壊れたレコードのように同じ言葉を繰り返したりカレンダーを何度も確認したりする程度にとどまっていた――を〝固執行動〟と呼ぶのだと聞いていた。自閉症や脳に損傷を受けた人によく見られるものだ。核医学検査では、前頭葉と呼ばれる部分――それもとりわけ、脳細胞が交通整理をして、ひとつの語や行為から新しいことへと注意を移す働きをしている前頭前野――の血流低下との相関が見られるという。数ある認知機能障害の中でも、前頭葉の損傷によるものは、もっとも深刻かもしれない。なぜなら、前頭葉は自立したおとなとして生きていくうえで欠かせない多くの機能、たとえば、道徳的に正しいふるまいをする、決断を下す、行動の結果について考え抜く、難問を解決する、計画を立てて実行するといった能力をつかさどっているからだ。

「根気(パーシビアランス)、根気、根気！」と、母は続けて日記に書いている。〝固執(プリザベイション)〟と書いたつもりだろうが、頭に血がのぼって綴りをまちがえたらしい。

ああ、まるでジェフはすっかりおかしくなったみたいだ。どうしたらいいのかわからない。とりあえずあしたの朝を待とう。眠ったら治るかもしれない。不安で気が動転しているけれど、そのために眠れない夜を過ごしたくはない。ストレス軽減テープを聴いて、効くことを祈ろう。でもきっと血圧は、ジェフのせいで急上昇しているにちがいない。彼は耳を貸そうとせず、自分のこだわりを押し通す。アルツハイマーかしら。認知症であることはまちがいない。

わたしの人生がめちゃくちゃになった気がする。ひどいったらありゃしない。わたしは五年も耐えてきた。ときどき、ジェフが死んで、わたしを解放してくれないかと思ってしまう。

その夜、母はわたしが贈ったリラクゼーション・テープをかけ、翌日はまた朝の瞑想をし、落ち着いた気分でふたたび日記を開いた。そして、自分がいらだちと怒りを抑えようとしているので、夫の状態もかなり改善したと書いた。自分の現状と夫の現状を受け入れることにした、と。さらにこう綴った。「いまのジェフは、わたしが結婚して六〇年をともに生きてきたジェフとはちがう人だ。わたしはその事実を認めるにいたった。ジェフは気難しくて、いつも不安で、怒りっぽい。そしてわたしが何もかもわかっていて、召使いのように、自分の要望に添うことを期待している。わたしは感情的にならないように反応し、ただ自分のしたいことだけをやっていこう」

認知症の夫を持つ女性の中には、結婚指輪を外すことで見切りをつけた人もいる。いまの夫は自分が結婚した男性とはまったくの別人だと割り切り、新しい家族と見なすことで気が楽になった人もいる。ミネソタ州北部に住むアニシナベ族のある女性は、認知症にかかった母親がまだ生きているのに、葬儀をおこなった。社会心理学者のポーリン・ボスのインタビューを受けた彼女は、「わたしたちの知っていた母さんは死にました……いまは母さんが子供で、わたしが母親です」と語った[*1]。ボスはこうした女性たちの経験を〝あいまいな喪失〟と名付けた。

母はその週末のことをわたしには話さなかった。母の死後、わたしはこの日記を読んではじめて、彼女がどんなに必死で、自分たち夫婦をのみ込んだ苦悩を子供たちに悟られまいとしていたかを知ることになった。母はたったひとりで決別の誓いを立てたのだった。

母はわたしにはただ、『作家が過去を失うとき――アイリスとの別れ』（邦訳は、小沢瑞穂訳、朝日新聞社〕を読んでいるとだけ言っていた。文芸評論家のジョン・ベイリーが、その妻でイングランドのすぐれた小説家だったアイリス・マードックがまだ存命中に、彼女の死を悼んで書いた手記だ。その中でベイリーは妻が認知症にかかっていく過程を詳細に綴っている。母はわたしと電話で話したとき、ベイリーがある女性から聞いたという、この本に出てくるもっとも有名な言葉を何度も口にした。認知症の夫との生活は「死体に鎖でつながれたようなもの」だと。母は古典学者のエディス・ハミルトンがギリシャ人について書いた本も再読し、アイスキュロスの言葉を書いてわたしに送ってきた。「われわれが眠っているあいだでさえ、忘れられない苦痛は一滴また一滴と胸に溜まる。だがやがて悪意（despite）〔正しくは「失意」（despair）〕の淵から、思いもかけず、神の恩寵による知恵がもたらされる」

二〇〇六年六月九日、母は、家のガレージから表の道路に通じるドライブウェイで父が倒れてうめいているのを見つけた。自力で立ち上がることができず、片方の目が血だらけになっていた。母は救急車を呼んだ。夫婦ふたりで通りに出しておいたごみ容器を取りにいったあと、母はちょっとお隣に行ってくるから先に家に入っていて、と父に言ったらしい。父が転倒したのははじめてではなかったが、このときは最悪だった。ミドルセックス病院でCTスキャンを撮ってもらったところ、右の眼窩に骨折が見られたうえ、以前に発見されたことのない脳梗塞が見つかったのだ。場所は左側の脳の、後頭部に近い部分で、二〇〇三年に起きたものと推定された。それとは別に、右こめかみ付近のひびが入った骨の奥で、脳から出血していることもわかった。脳出血のせいで倒れたのか、転んだために脳出血を起こしたのか、はっきりしなかった。脳外科手術をすべきかどうか検討してもらうため、父は車で一時間かかるイェール・ニューヘイブン病院へ救急搬送された。

ニューヘイブンという貧しい都市にあるこの病院は、イェール大学メディカルスクールのインターンやレジデントの臨床研修機関でもある。ここの救急救命室は、ほとんどの都市部の病院と同様、保険に入っていない貧しい人々が最後の頼みとする医療機関だった。母はその夜、ほとんど一睡もせずに、込みあった救急救命室の外の廊下で待っていた。かたわらでは、ストレッチャーに横たわった父がしきりと寝返りを打ったり小声で不平を漏らしたりしていた。ベッドが空くまで一日以上待たされたそうだ。

この年、「USニューズ＆ワールド・レポート」誌が発表した高度専門医療を提供する病院の診療科目別ランキングで、イェール・ニューヘイブン病院は、神経外科をふくむ一〇科目で上位三パーセント以内に入っていた（トップ一〇〇に相当）。[*2] しかし父をそこに送ったのはまちがいだったかもしれない。病院の規模や洗練度は、必ずしも看護の質に比例するわけではない。弱っている患者には、ハイテク専門医療よりも、よい看護師にそっと手を触れてもらうことのほうがたいせつだったりする。わたしはのちに、信頼を集めている消費者雑誌が、政府のデータをもとに作成したランキングで、コネティカット州内の二〇の医療機関のうち、もっとも安全な病院に、ミドルタウンの小規模なミドルセックス・メモリアル病院が選ばれていたことを知った。[*3] イェール・ニューヘイブン病院は下から四番目だった。院内感染の件数が多く、退院後まもない再入院率が高かったうえ、帰宅後の縫合部の処置方法や服薬などの重要事項について患者と十分にコミュニケーションがとれていないとされ、低い評価がついたのだ。

その日、母は睡眠をとるために帰宅したが、看護助手は父が片腕しかないことに気づかず、食事や水分摂取の介助をいっさいしなかった。親を亡くしたのを機に調査ジャーナリストに転身したある男性によると、当時は多くの病院が「独立心旺盛な科学者である医師の指揮下で身体(しんたい)を修理する」場と化し、過剰なストレスをかかえた看護師はモニタリングはするが、患者には、時代遅れの看護をほんの申しわけ程度にしか提供していなかったという。[*4] でも、わたしも母もそんなこととは知らなかった。父はお腹を空かせ、喉を渇かし、自分がどこにいるのかわからなくなって、そこにないものに向かって怒鳴り散らした。これは〝入院せん妄〟と呼ばれ、一時的に幻覚、混乱、見当識障害〔自分が置かれている状況を認識できなくなること〕が起きる現象で、七〇歳以上の入院患者の三分の一に見られる。愛用の補聴器や眼鏡がないといったことや、投薬ミス、麻酔ミスのほか、なぜか異常とは思われていない有害な入院環境が原因となる。たとえば、交通量の多い道路並みにいつも騒がしいとか、真夜中に患者を起こして、日中にしてもよさそうな血圧測定をするとか。あるいは、看護助手が忙しすぎて、水を飲むにも、まずい食事をとるにも必要な介助をしてもらえないことや、安心感が得られるような人間的なふれあいがなく、名前を呼ばれずに話しかけられること、カジノのように四六時中照明のともった窓のない部屋に閉じ込められ、昼夜の区別がつかなくなることなども影響する。

そのうえ、今日の多くの病院では、ビクトリア時代に看護の改革を進めたフローレンス・ナイチンゲールが患者の回復にとって不可欠と考えた条件のうち、静けさ、休養、新鮮な空気の三つが欠けている。入院せん妄にかかった患者の三五～四〇パーセントが一年以内に死亡しているという。[5]

母が泣きながら電話をかけてきて、もう疲れ果ててしまったと訴えた。病院はお父さんをないがしろにしているし、自分はひとりで車を運転してニューヘイブンに行くのがこわい。どうしたらいいのかわからない。ドライバーがほしい。医療のことで支援してくれる人がほしい。あなたに助けてもらいたい、と。

韓国には、介護が三年におよべば、子の愛も失せるという格言があるらしい。[6] 母から電話がかかってきたとき、わたしはぐったり疲れてソファに横たわり、天窓を見上げていた。東海岸への往復はもう五年も続いていて、直近の八カ月間にも三回帰っていた。そのときブライアンとわたしは、返金不可の条件で山小屋を一週間借りる予約を入れていて、荷造りをしているところだった。父はあと何年生きられるかわからなかった。父が逝ったあとは、どうなるのだろう。母の母親は九二歳まで生きた。母も同じくらい長生きする可能性がある。そうなれば、わたしは七〇歳で母の介護をしていることになる。母を見送ったあとはどうなる？　これまでのところ、ブライアンとの結婚には、自分でも理由がわからないままに抵抗してきたが、いずれは彼を介護しなければならない日が来るのだ。それまで何年の猶予があるだろう。最後は誰が残ってわたしの面倒を見てくれるのだろう。それに、なぜこういう負担の大半が女に降りかかってくるのだろう。わたしは弟たちに電話をし、今度はあなたたちの番よと告げた。マイケルは、すでに受講料を払い込んでいた一週間の演劇ワークショップを終えるとすぐ、飛んでいった。父が脳梗塞を起こして以来、ようやく二度目の帰郷を果たしたのだった。

ほっとしたことに、イェール・ニューヘイブン病院の医師たちは手術をしないことに決めた。侵襲的処置はなるべく避けたほうがよいとの賢明な判断を下し、コストを病院側で負担することにしたのだった。メディケアは包括払い方式〔出来高ではなく、診断群ごとに決められた定額の診療費を支払う方式〕にもとづき、請求のあった医療費二万二〇三四ドルのうち、六六六八ドルだけを支払った。父が脳の手術を受けていれば、もちろん、もっと高額になっただろう。入院は六日におよび、メディケアは、初日にミドルセックス・メモリアル病院でかかった救急医療費と診断料、診察料合わせて八七二三ドルと、イェール・ニューヘイブン病院の医師から個別に請求された診察料一五〇〇ドルもふくめて、合計一万六八九一ドルを負担した。

母はできるだけ早く父を家に連れて帰りたいと言い張った。父はとうとう元の「平常どおりの」状態には戻らずじまいだった。ある朝、カウチに座っていた父はマイケルに、なぜ部屋が葉っぱだらけになっているのかときいた。いまにして思えば、転倒したときに救急車を呼ばずに顔の血を洗い落としてベッドに寝かせておいたほうがよかったかもしれない。

両親の七〇代が黄金時代だったとすれば、八〇代は鉛の時代だった。脳梗塞を起こしたあとの二年間――二〇〇二年と二〇〇三年――は、父がよくなるだろうという期待と、彼を助けていくという母の決意、書く力と話す力を取り戻したいという父の強烈な意欲を軸として、ふたりの生活が成り立っていた。やがて真の回復を果たせる望みが絶たれたが、それでも、ふたりは前向きにがんばり続けた。母はどんどん孤独になって疲労を溜め込み、父は、制限はあるが大きな喜びもある窮屈な生活を受け入れていった。しかし四年目と五年目――二〇〇五年と二〇〇六年――には、父はほんのささやかな楽しみさえ奪われてしまった。視力が落ちてニューヨークタイムズ紙が読めなくなったのだ。バランスがとりにくくなり、母は父をひとりで歩かせるわけにいかなくなって、階段の昇降には、父のベルトをつかんで付き添うようになった。便失禁、尿失禁もはじまり、ウェスリアン大学のプールへ水中ウォーキングに行くことも、昔の同僚、リチャード・アデルスタインと月に二回のランチに出かけることもできなくなった。しかし脳の機能低下は、排泄のコントロールができなくなる程度まで進んだものの、平気でトニや母にお尻を拭いてもらえるほどにはひどくなく、その都度、父は恥ずかしく思ったり、自責の念に駆られたりしていた。

おそらくはペースメーカーのおかげで、父は生きながらえていたが、本人はそれに耐える以外にどうしようもなかった。すでに転換点は過ぎていた。死の訪れが幸運に転じ、生きていくことが災いを招く段階に入っていたのだ。ある日、父はおなじみの控えめな表現で、「運悪く、わたしは長寿家系の出なんだよ」と、母に言った。トニはのちにこう回想している。「お父さんは家に閉じこもっておられました。それは恐ろしいことでした。本を手にして椅子に座り、ずっとそのままでいらっしゃったんです。お父さんには何も残されていませんでした。うれしそうな顔をなさるのは、娘さんが訪ねてこられたときだけでした。あなたがここにいらっしゃるあいだは、生き生きしておられました。娘さんを愛していらっしゃったんです。まさに〝パパのかわいい娘（ダディーズ・リトルガール）〟だったんですね。あなたが帰られると、もうあとは居眠りばかりしていらして……ほかにすることがないんです。唯一、食べることだけはお好きでしたけれども」

わたしはカリフォルニアの自宅で、たびたび腹を立てて目を覚ましていた。なぜ父の主治医たちは自然にまかせようとしなかったのか、と。ペースメーカーを植え込んでいなければ、両親もわたしも、こんなに苦しまずにすんだかもしれない。当時のわたしはペースメーカーについてほとんど知識がなく、この機器を止めるには、もう一度父に手術を受けてもらうしかないのだと思い込んでいた。でも、そんな残酷なことはありえない。安楽死も同然ではないか。とうていできない相談だと思っていた。けれども、父を生かし続ける神の不可思議なご意志を恨む気持ちはなかった。もとより、神を信じていなかったのだから。その代わり、わたしは人間の作り出した機械を憎んだ。何百万年もの進化を経て、わたしたちの心臓と脳がほぼ同時に止まるようにした自然の計らいを、ペースメーカーが狂わせてしまったのだ。ローガン先生はどこにいるのだろう、父の延命が何をもたらしたか、見てほしいものだと思った。パイン・ストリートの両親の家を訪ねて、一日、父の世話をしてみてほしい、と。

　弟のジョナサンに電話をし、思いのたけをぶちまけると、彼は、おやじの顔に枕でもかぶせるかと、物騒な冗談を口にした。わたしは隣のサウサリート市で起きたテンプル・リー・スチュアート事件のことを話した。テンプルは老人ホームのベッドに寝ていた八八歳の母親の顔に枕を押しつけて窒息死させ、罪を認めて、懲役六年の判決を受けた。彼女は法廷で、あれは自殺幇助（ほうじょ）だったと述べ、母親が何度も死にたいと言っていたと主張した。きょうだいの中では彼女ひとりが、母親を定期的に訪ねていた。逮捕のきっかけは、市外に住む兄か弟がテンプルから話を聞いて、警察に通報したことだったらしい。

二〇〇六年は、父のそれまでの長い人生で最悪の、まったく希望の見えない一年となった。大晦日の夜、わたしは失意の中で祈りの言葉を書き、それを〝神の箱〟と名付けたコーヒー豆の空き缶にしまった。缶には、峡谷やアフリカの岩絵など、「ナショナルジオグラフィック」誌から切り抜いた神聖なイメージの写真を貼りつけてある。わたしは伝統的な信仰を持たないくせに、そういうものを求めたがる。それは、アルコール依存症自助グループで一二のステップから成るプログラムに参加している友人が、どうにもならないことに踏ん切りをつける対処法としてすすめてくれた儀式だった。わたしは紙にこう書いた。「母を休ませてあげてください。わたしは母を自分の思いどおりにしようとするのも、母の問題をすべて解決しようとするのもやめたいと思います。その願いがかなうよう、お力をお貸しください。母が幸せであろうとなかろうと、わたしが個性を発揮して活躍できるよう、お助けください。母がジェフを手放し、見送ることができるようにお導きくださ い」

第 4 部

抵抗

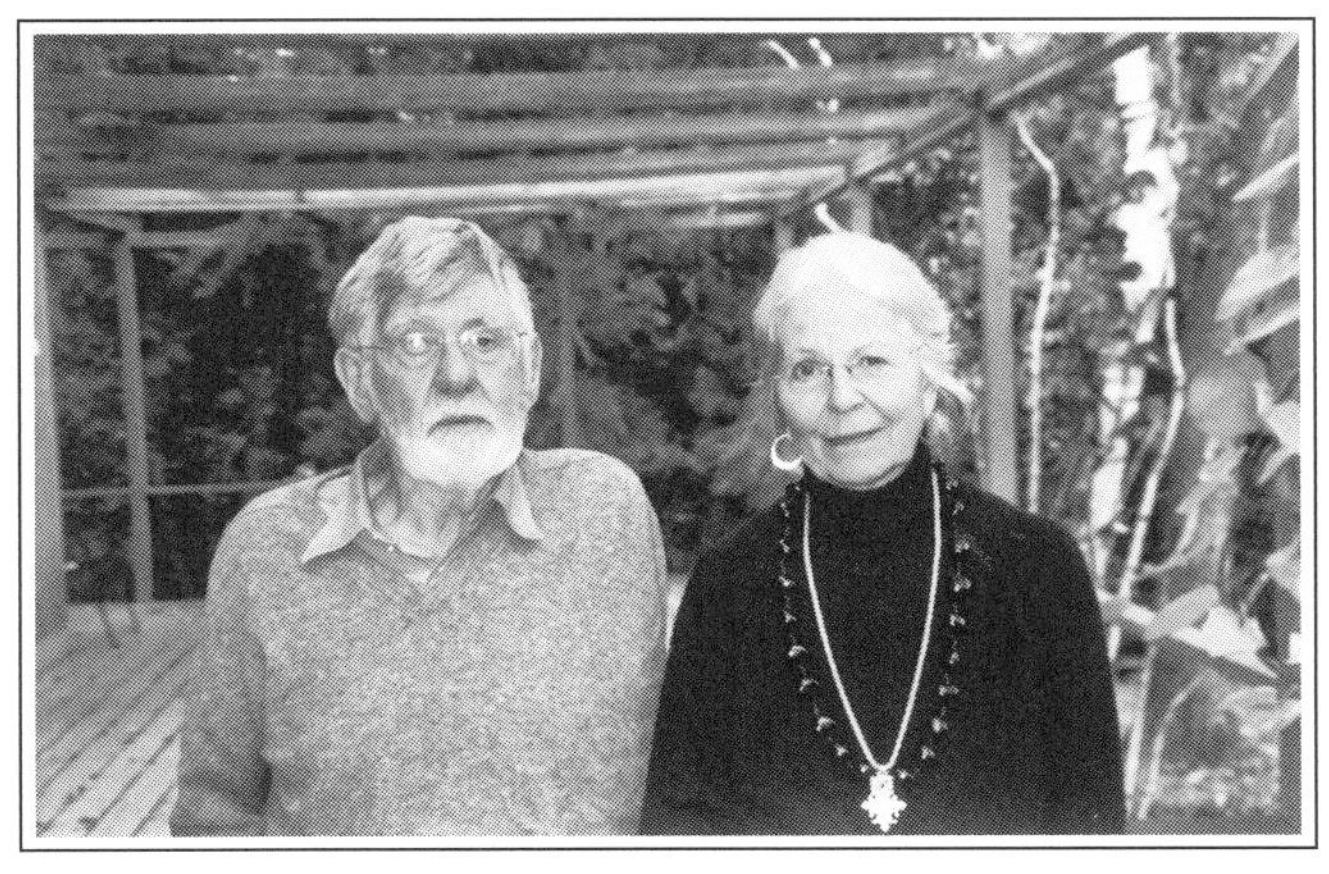

父、ジェフリー・バトラーと母のバレリー。2006年、コネティカット州ミドルタウン、パイン・ストリートにて
Photograph by Toni Perez-Palma

第11章 魔法使いの弟子

イェール・ニューヘイブン病院で最悪の入院生活を送ってから五カ月後の二〇〇七年一月、わたしはオハイオ州のクリーブランド・クリニックに勤務するカトリーナ・ブラームシュテットという女性にインタビューをした。当初は彼女の仕事とわたしの家族のジレンマとの関連性に気づかなかったが、ほどなくそれがわかってきた。彼女のことを知ったのは、科学に関係した記事を書きたくてテーマをさがしているさなかのことだった。ブラームシュテットは、臨床倫理コンサルタントとして活動していた。これはＩＣＵの延命装置が誕生させた比較的新しい職種だ。彼女は病院の職員で、家族や患者、医療スタッフのあいだで意見の一致しないことがあると、ルールを示して適用する、私的な判事のような役割をしていた。わたしたちのような家族が、先進医療を前にして思いもかけない無力感にとらわれたときに調停役を務めてくれるのだ。

ブラームシュテットの経験によれば、患者が重い感染症にかかり、ＩＣＵで薬と点滴と人工呼吸器、人工透析装置のみで生かされて死を待つばかりになると、医師と家族は通例、治療方法――あるいはその中止方法——をめぐって、わたしたちなどよりはるかに熾烈な闘いを繰り広げるものらしい。ブラームシュテットは、この仕事にうってつけの人材だった。ＩＣＵでは、自然死が起こらない。ここで頃合いを見計らっておこなわれるイベントは、ほとんどの人にとって気分のよいものではない。家族がもうこれまでと思っているのに医師ががんばりたがるケースと、家族——アフリカ系アメリカ人に多いが、彼らだけというわけではない[*1]——が治療の継続を望んでいるのに医師が打ち切りたがるケースの比率は、五分五分だという。医師が患者の事前指示書を無視したり、カルテからむしり取ったりすることもある。家族が頑として認知症の患者に胃瘻の手術を受けさせたがらず、しまいに医師が「わたしの患者を餓死させるわけにはいかないんだ」などと怒鳴りだすこともある。ときには、長年、患者と疎遠にしてきた子供たち——病院では〝ピオリアの甥〟と呼んでいる——が臨終の間際に飛び込んできて、できるかぎりのことをしてほしいと言い張ったりもする。ほかの家族や医療スタッフが、ただ苦しみを与えるだけで希望のない無駄な処置だと思っているのに、是が非でもと強く望み、やむなく医師がこれに応じる場合もある。ばらばらの家族が縦割り医療にぶつかり、目を覆うような結果にいたることもありうるという。

医療スタッフと病院管理者、それに、通例、弁護士が責任者を務めるリスクマネジメント部と呼ばれる院内部門は、つねに現実的な不安につきまとわれている。ほんのひと握りではあるが、アメリカではときたま、とんでもない事件が起きる。激情に駆られた父親や夫が銃を持ってＩＣＵに押し入り、回復の見込みのないわが子の人工呼吸器を外したり、昏睡状態の妻の頭に銃弾を撃ち込んだりするのだ。その一方で、モルヒネを投与しすぎたり、救命処置をほとんどおこなわなかったりすれば、〝ピオリアの甥〟に職務怠慢で訴えられたり、地区検察官に殺人罪で起訴されたりする恐れもある。[*2] ひとりの患者がＩＣＵで必要以上に長期にわたる延命処置の末に亡くなれば、病院の負担するコストは、ゆうに三〇万ドルを超える。だがそれに関しては、メディケアからはいっさい報酬が得られない。なぜならメディケアは、実際にかかったコストではなく、診断名にもとづいた定額のみを支払うからだ。一方、家族は多くの場合、激しく動揺している。入れ代わり立ち代わり、初対面の専門家が現れては、とうてい理解できない量のデータをこれでもか、これでもかと示してくるし、どの医師もひとつの臓器にしか関心がないように見え、たがいに十分な意思疎通がはかれているようには思えない。家族はまた、死を恐れている。医療の限界もわからない。延命処置を打ち切ることに罪悪感を持っていたり、信仰上の葛藤をかかえていたりもする。しかし本人の苦しむ姿を見るのもつらい。そこで、見込みのないことに希望をつなごうとするのだ。

ＩＣＵの隣の、散らかった殺風景な会議室で、専門家たちはそれまで一度も会ったことのない家族に、生命維持装置の取り外しに同意を求める。患者の配偶者や子供たちは、その悲劇に見舞われる以前にはめったに考えたことのない、精神的、法律的、医学的な問題に向きあうことになる。こちらが医師に対してノーという権利はあるのか。治療の継続を強制する権利は？　愛する人がどれほど苦しんでいようとも、できるかぎりの手段を講じて延命をはかるのが神のご意志なのだろうか。医療を拒否すれば自殺になるのか。医療を施さないのは殺人にあたるのか。それは罪か。愛する家族が言葉による意思表示ができなくなった状態で、家族は、どのようにして決定を下せばいいのか。

ブラームシュテットのような臨床倫理コンサルタントは、現場で起きるこのようなモラルや論理の混乱から、西洋の伝統的な哲学や法律観にもとづいた指針のようなものを作り出す。ブラームシュテットは、自殺と安楽死を禁じた古代キリスト教の神学者、聖アウグスチヌスの教えや、聖トマス・アクィナスの七面倒くさい〝二重結果説[*3]〟――医師が回復の見込みのない患者に、苦痛緩和の目的でモルヒネを投与することは、死期を早めるためでなければ許されるとするもの――についても勉強した。一九五七年にローマ教皇ピウス一二世が、よきカトリック教徒は人工呼吸器のような特殊な手段を用いて延命をする必要はないと宣言したことも心に留めていた。一九七六年、ニュージャージー州最高裁が、カレン・アン・クィンランという女性の敬虔なカトリック教徒の両親の訴えを認め、アクィナスとピウス一二世の見解を引用して、カレンの人工呼吸器を取り外す許可を与えた事例についても研究した。カレンはその一年前、パーティーで酒と精神安定剤をいっしょに飲んで意識を失い、それ以来植物状態が続いていたのだった。この事例に触発され、カリフォルニア州は一九七六年に、カトリック教会や米国医師会、カリフォルニア生命尊重委員会の反対を押し切り、全国に先駆けてリビングウィルの有効性を認める法律を制定した。

その後、ナンシー・クルーザンという若い女性の家族とミズーリ州のあいだで争われた訴訟では、一九九〇年、連邦最高裁判所により、患者が医療を拒む権利には一定の範囲内で合憲性があるとの判断が示された。チーズ工場に勤務していたクルーザンは、バーから帰宅する途中、車が横転して投げ出され、呼吸停止に陥って、溝の中にうつぶせで倒れているところを救急医療士に発見され、心肺蘇生処置を受けた。クルーザンは長期療養施設に入所し、それから裁判までの七年間、連邦最高裁判事が「仮死状態のトワイライトゾーン」、ミズーリ州の高等裁判所判事が「生き地獄」と呼んだ状態のままで生き延びていた。彼女の両親（クィンラン夫妻と同様、熱心なカトリック教徒）は、娘を死なせないために使用されている栄養チューブの取り外しを求めたが、ミズーリ州は当時、中絶をめぐる激しい政治論争が繰り広げられていたこともあって、これに反対していた。連邦最高裁は、患者には、どのような医療処置でも拒否する権利があることを認め、経管栄養もまさにその医療処置のひとつである、とした。しかし同時に、ミズーリ州の「生命の維持」に対する関心は絶対的かつ合法的なものであるとの判断も示し、クルーザンの両親に対し、栄養チューブの取り外しが彼らの意向ではなく、本人の希望であることを州側が納得できる形で証明することを命じた〔最終的には、本人が以前、延命治療を望まないと話していたことを友人三名が証言し、両親の要望が認められた〕。

こうした問題について一致した意見も共通の言語も持たず、特定の信仰にも縛られない、宗教的に多様な文化にあって、対立する価値観のあいだに糸を通すのがブラームシュテットの役目だ。法律で保障された患者の自己決定権、生命維持を重んずる州の意向、家族の宗教的価値観を尊重し、訴訟を回避したがる病院の意向や、自分の義務は自殺や安楽死の幇助ではなく、ヒポクラテスの誓いに従って患者を利する——通例、できるだけ何もしないのではなく、可能なかぎりの手を打つ——ことだと信じる医師の思いも汲まなければならない。死の苦しみを長引かせる治療を控え、患者が楽になるような処置をおこなうのは、倫理的にも法的にも問題がないのだと説明し、家族や医師に安心してもらうのも、ブラームシュテットの仕事だった。

ICUで患者が神聖さのかけらもない苛酷な死を迎えることに対し、無力感に打ちのめされた家族から苦情が寄せられるようになって二〇年以上がたつが、依然としてブラームシュテットの倫理コンサルティングでは、こうした葛藤がめずらしくない。だが最近、彼女はより慎重な対応が必要な問題が新たに起こっていることに気づいている。それは、わたしたち家族のジレンマにも関係していた。

ブラームシュテットは、臨床倫理コンサルタントになる前は、ガイダント社の品質管理技術者だった。心臓ペースメーカーと植え込み型除細動器の製造を手がける会社で、当時の業界ではアメリカで第三位の規模を誇っていた（除細動器は、ペースメーカーよりも精巧な最先端の医療機器で、頻拍や、心臓が小刻みに震えることによる頻脈が起きた場合に、強力なショックを与えて正常な拍動を取り戻させる働きをする）。ブラームシュテットによると、ペースメーカーや除細動器は、植え込み手術後何年もたってから、終末期に、倫理的な問題を引き起こしているという。わたしは大きく息を吸った。

「これらの機器は単純なローテク機器だと思われています。開胸手術をおこなう必要はなく、ただ埋め込んで、それでおしまいですからね。でも心臓血管外科の医師は、救命のことしか頭にないので、コインの裏側については考えもしません。こうした機器は生命を維持するためのテクノロジーですから、いつかはスイッチを切らなければならない日がやってくるのです[*4]」

除細動器はときに不必要なショックを与え、患者は馬に胸を蹴られたような衝撃を受けるという。どこかの時点で動作を停止させなければ、死の苦しみのさなかにこのようなショックが繰り返される恐れがある。だがペースメーカーに関わるモラル上の問題はもっとあいまいだ。これは延命のための装置だが、除細動器や人工呼吸器とちがって苦痛をともなうことはなく、ブラームシュテットの言う「生活の質」を向上させる場合が多い。

わたしはまたひと息ついた。うちの父はナンシー・クルーザンのような仮死状態にあるわけではない。でも、週末はおおかたの時間を歯みがきに費やし、下着を汚しては恥ずかしい思いをしている。それにもう、ひとりでは散歩に行けなくなっていた。そんな毎日は、父にとって生き地獄のようなものではないだろうか。母にとってはどうだろう。

ブラームシュテットはさらに話を続けた。心臓機器の動作停止の合法性や倫理性をめぐって、心臓専門医が開かれた議論をすることはめったにないし、一致した見解もないという。それでも機器の停止はしばしばおこなわれている。[*5] 二〇〇八年、ブラームシュテットは、ミネソタ州にある全米トップクラスの総合病院、メイヨー・クリニックの心臓専門医と内科医、データ・アナリストと協力して、不整脈学会〔Heart Rhythm Society 国際的な組織である〕に会員登録している看護師、医師、医療機器メーカー代表者七八七名を対象に、ウェブ上で匿名のアンケートを実施した。すると、八七パーセントから、終末期の患者に心臓機器の無効化を求められた経験があるとの回答が得られた。このうち、九二パーセントが除細動器を、七二パーセントがペースメーカーを自分の判断で停止させていた。多くの人は、生活の質を著しく低下させる除細動器より、医学的にさほど負担が大きいとは思えないペースメーカーを解除するときのほうが気が重かったと答えている。全体の二〇パーセントが、ペースメーカーを止めてほしいという要望に応じず、一一パーセントがペースメーカーの無効化は安楽死に相当すると考えていた。

ブラームシュテットは、このような問題は、すでに植え込み手術がおこなわれたときからはじまっているのだと言った。その時点で患者には、機器の寿命について説明し、将来、無効化を望む日が来るかもしれないことを話しておくべきだという。ちなみに、こうした機器の停止は手術をせずに痛みもなくできるのだと、彼女は言い添えた。

わたしには初耳だった。

わたしはさらに電話をかけてまわり、父の場合は、鎖骨の下のふくらみの近くに、白いセラミックの機器を取りつけることができることを知った。それはテレビのリモコンのような機能を持ち、シャボン玉の吹き棒のような形をしていて、いくつかボタンを押せば、ペースメーカー内の螺旋状のワイヤを通る電気信号の速度が落ちてやがて止まってしまうのだという。父の心臓はそれでもきっと停止はしないだろう。元のゆっくりしたリズムに戻るだけだと思った。ペースメーカーを植え込んだときに比べて、父の老化した心臓が衰えていれば、数週間のうちに死を迎えるかもしれない。運が悪ければ、何カ月か生き延びる可能性もあった。

しかし、なんの手も打たなければ、父のペースメーカーは何年も作動し続けることだろう。ディズニーの映画『ファンタジア』で、魔法使いの弟子に操られた箒が働くことをやめなくなってしまうように、ペースメーカーは、父が認知症の進行によって話すことも起き上がることも食べることもできなくなったあとも、心臓を動かし続けるのだろう。息を引き取ったあとも、心臓だけは少しのあいだ、ぴくぴくと痙攣し、埋葬後も棺の中で、死んで動かなくなった心臓に電気信号を送り続けることだろう。火葬にするなら、事前に胸から取り出しておかなければ、爆発して壁が吹き飛び、参列者が怪我をするかもしれない。

わたしはクルーザンの事例のことを考えた。経管栄養が医療行為だとしたら、ペースメーカーの使用もそうではないか。母とわたしは、父の「指定医療代理人」として、法律上、倫理上、その無効化を求める権利を持つのではないのか。それはきわめて理にかなっているように思えた。しかし、そのようには感じられなかったのだ。

父がはじめて脳梗塞で倒れた直後には、両親の住む世界が稲妻に貫かれたことがわかった。それから数年を経たこのときには、ふたりの世界がペースメーカーにも引き裂かれていることを悟っていた。ふと、『マザーグースの歌』のこんな詩を思い出した。

釘が不足で蹄鉄打てない
蹄鉄不足で馬がない
馬が不足で騎士がいない
騎士が不足で戦えない
戦(いくさ)が不足で国が滅んだ

すべては釘一本のせい

母がわたしの意見を求めさえしていれば……。わたしが実家に帰ってさえいれば。そこで何を尋ねればよいかわかってさえいれば。母があんなに巧妙に不安を隠してさえいなければ。あんなに完璧に父の身だしなみを整え、実際よりしっかりしている印象をローガン先生に与えていなければ、そして母がもっと追い詰められているように見えていたなら。誰かが父に――わずか一年後には「長生きしすぎたよ」と漏らした人に――九〇歳まで生きたいかと尋ねてさえいれば……。でも、誰を責められよう。

わたしはなおもあちこちに電話で問い合わせをした。その結果、どんな治療法が提案される場合でも、医師が患者にその利点と問題点、ほかの選択肢を説明するのが理想であることを知った。父の場合は、ヘルニアの手術をするときに、心臓に負担をかける恐れの少ない局所麻酔を選んでいれば、ペースメーカーを入れずにすんだこともわかった。リスクを受け入れ、権利放棄証書にサインをすることも可能だったらしい。また、一時的に体外型ペースメーカーを使用する手もあったようだ。あるトップレベルの心臓専門医に聞いた話では、それはきわめて安全な処置で、ヘルニアの手術が終わってからその機器を外せば、父は問題なく回復室から出ていけたはずだというのだ。

わたしは何年もたってから、こうした選択肢があったことについて、父の心臓専門医のローガン先生と鼠径ヘルニア手術をした外科医のアラノフ先生に問題提起をした。彼らは当惑したようすだった。アラノフ先生は、「当時のお父さんはまだずいぶんしっかりしておられました。『心臓のことはどうでもいいから、とにかくこのヘルニアを治しましょう！』といったシナリオはとても考えられませんでした」と言い、ローガン先生は「恒久型ペースメーカーの適応であることがかなりはっきりしている患者さんには、通例、体外型の機器は使いません。恒久型では比較的簡単な処置で永久的に問題を解決できますが、体外型はリスクが高いのです」と説明した。そして彼は、いずれにせよ、「一般に、実際は家庭医が司令塔の役目を果たすものですよ」と言った。

いつフェールズ先生にそんなチャンスが与えられただろう。メディケアは、アラノフ先生やローガン先生の手術には高額の報酬を支払うのに、なぜフェールズ先生が手術に反対する意見を理路整然と述べることに対しては、ずっと少ない金額しか支払わないのだろうか。フェールズ先生は、次に会ったときにこう言った。「わたしがこのような問題について四五分間かけて検討すれば、七五ドルから一〇〇ドルが支払われます。しかし誰かが同じ時間をかけてペースメーカーを植え込めば、六倍の報酬が得られるのです」

ブラームシュテットはこの手術を〝ミニチュア版延命処置〟と呼んだ。父の場合、その処置に関する〝インフォームド・コンセント〔患者がみずからの治療方針について、医師から十分な説明と選択肢の提示を受けたうえでそれに合意すること〕〟は、アラノフ先生との短時間の面談だけですまされてしまった。小手術にともなう一般的なリスクが書かれ、チェックボックスが付された形式的な書類に、父は指示に従って、震える手でクモの脚みたいな署名をしたのだった。これから、わたしたちはどうすればいいのだろう。

わたしは母に電話をし、父のペースメーカーは苦痛もなく停止してもらえるらしいと告げた。母は黙って聞いていた。だが数年後わたしは、母がその電話からいくらもたたないうちに、イングランドに住む親友にメールを書き、わたしが父を厄介払いしたがっていると打ち明けていたことを知った。

一カ月後、そういう状況の中、わたしはカリフォルニア州北部の雨に濡れた低木に囲まれた広間で正座椅子に座っていた。鈴が鳴った。わたしは仏像に向かって礼をし、出入口へと向かった。激しく降る雨が銅製の角形排管の中を流れ落ちていた。わたしは傘をさし、黙りこくって歩くほかの参加者といっしょに、食堂へ行った。不安と絶え間ない苦悩に苛まれ、ペースメーカーのことで腹を立て、支援を求めるよう母をせっつくのに疲れ果て、わたしはウッドエイカーにあるスピリットロック瞑想センターへとやってきたのだった。心の声は、日常生活でもわずかに耳につくほど大きくなっていた。あなたは生産的じゃない。稼ぎも十分じゃない。家は散らかり放題。あなたの男もいまいち。あなたは親をがっかりさせている……。

夜になって雨がやんだ。瞑想室に聞こえてくるのは、外の小川のどこかで鳴いているカエルの声だけだ。わたしの顔は溶けた蠟のようにやわらかくなっていた。唇も、いつものように硬く結ばれていない。わたしは心の表面のがらくたと格闘するのをやめて、内なる平安に浸っていた。まるで暗い井戸の底にいて、穏やかな呼吸のリズムと胸の鼓動を感じているようだった。

後ろに座っている男性が咳払いをした。わたしの心は乱れなかった。右の肩の内側で、神経からインパルスが発せられ、さっと消えていった。夜の海に浮かぶ燐光がオールによって一瞬かき乱され、レースのような輝きを散らすように。

その日の昼間に、瞑想の先生から〝第二の矢〟を避けよという話を聞いた。釈尊は古い経典の中で、足を射られたときには、弓を拾って自分の足をもう一度射てはならないと戒めている。つまり、苦しみと闘うことで苦しみを増してはいけないということだ。それが第二の矢となる。苦痛を感じるからといって、自分を責めたり人を批判したりしてはならない。それは第二の矢を受けることになる。変えられない過去を悔やみ、とうてい知りえない未来を予測しようとしてはいけないのだ。父の医師たちは、死にいたる道に複雑な機械を放り込むことにより、両親に第二の矢を射かけた。そしてわたしもまた、両親を苦しみから遠ざけようとがんばりすぎて、自分自身を——そして両親を——第二の矢で傷つけていたのかもしれない。

第12章 救命ビジネス

一九五八年、希望の持てる理想的な日を選び、スケートを趣味とする四三歳のスウェーデン人実業家、アーネ・ラーションは、世界初の完全植え込み型ペースメーカーを装着した。当時の経済界、工業界、医療界には、この機器に数十万台規模のニーズや市場が誕生する未来を予想した者はほとんどいなかった。一見したところでは、見込み客の数がきわめて少ないと思われたのだ。ひと握りの〝ブルーベビー〟か、先駆的な心臓外科手術を受けながら、予期せぬ心臓障害をかかえることになった成人、あるいは、ラーションのように、不整脈のせいで一日に何度もめまいや失神を起こす危険な状態にあるごく少数の患者にかぎられると考えられていた。

しかし事態は変わろうとしていた。ラーションの手術から二年後、ペースメーカーは鋳掛け職人の手を離れ、小規模の組み立てラインで生産されるようになった。ミネソタ州ミネアポリスのメドトロニック社の創設者のひとり、アール・バッケンは、一九六〇年一二月の末までに、一台三七五ドルのペースメーカーを五〇台受注した。彼は一〇代のころ、ルーテル教会の牧師から、きみにはせっかく発明の才があるのだから、スタンガンのようなものではなく、人助けにそれを生かしなさいと諭された。会社のミッションステートメントでも、〝利益〟にはひとことも触れていなかった。

一九六一年、バッケンは、アーネ・ラーションが装着したような完全植え込み型ペースメーカーのライセンスを取得した。その機器はウィルソン・グレートバッチという米国人発明家が、ニューヨーク州バッファローの自宅裏の納屋を改造した実験室で開発したものだった。当初は売上が伸びなかった。一九六二年、メドトロニック社は一四万四〇〇〇ドルの損失を出した。その翌年には、かろうじて収支が黒字になったものの、ペースメーカーの出荷台数はわずか一二〇〇台だった。この年にはアメリカの医療費が国内総生産（ＧＤＰ）の五・三パーセントを占め、平均寿命が七〇歳に近づきつつあった。深刻な資本不足に悩んだバッケンは、マロリー・バッテリー社に会社を売却しようと考えた。だがコンサルティング企業のアーサー・Ｄ・リトル社が、ペースメーカーを必要とする人は全世界を合わせてもせいぜい一万人と推計したことから、交渉がまとまらなかった。しかし一九六五年、心臓発作を乗り切ったリンドン・Ｂ・ジョンソン大統領は、〝偉大な社会〟政策と名付けた社会福祉策を打ち出し、九一一緊急通報システムとともに、公的医療保険制度、メディケアの発足を――米国医師会（ＡＭＡ）は猛反対したが――後押しした。翌年には、六五歳以上のアメリカ人が治療上の必要からペースメーカーを装着する場合は、この保険により、費用が給付されることになった。たちまち、アール・バッケンの世界が変わった。

当時でもまだ、アメリカの医療費の対ＧＤＰ比はわずか五・九パーセントだった。メディケアによる給付がはじまった最初の一年間に、メドトロニック社は、三年前の六倍に相当する、七四〇〇台のペースメーカーを販売し、三〇万八〇〇〇ドル近い利益をあげた。二年後の一九六八年には、年間一〇〇〇万ドルの売上を記録し、一〇〇万ドル以上の利益を出した。一九七〇年には、医療費の対GDP比が七・二パーセントに達し、メドトロニック社の年間売上額は、二年前の二倍を超える二二〇〇万ドルとなった。ペースメーカーが〝金のなる木〟へと変貌したのだ。

のちに〝メディカル・アレー〟と呼ばれるようになるミネソタ州の先端医療産業クラスターの雰囲気は、ほどなく、カリフォルニア州北部、サンタクララ・バレーのスタンフォード大学の周辺に誕生してまもない、半導体産業の集まる地域〔シリコンバレー〕に似たものになった。[*1]ミネアポリスとセントポールの郊外に散らばるいくつもの小さな町で、エンジニアや先見の明のある人々、販売のスペシャリストがオフィスを借り、投資資本家を口説き落として、革新的なテクノロジーを発明したり借りたり、盗んだりした。特許や知的財産権を侵害したとして、おたがいに訴訟を起こしあった。これまでになかった新しいタイプの営業担当者――電気技師でもあり、準医療活動従事者でもあり、従来のセールスマンでもあるような人物――が全国へ散っていき、医師と同じような手術着を着て手術室に入り、熱心だが知識不足の医師に、新しい機器の植え込み方法を教えた。大企業が小さな会社を買収した。新規公開株は、上場から数時間のうちにたちまち初値の二倍にまで上昇し、高止まりを続けた。

やがてメドトロニック社のエンジニアと営業担当者のうち四人が、技術革新に慎重なアール・バッケンの方針に不満を持ち、会社を辞めて、もっと薄いペースメーカーの生産をはじめた。設計者はやはりウィルソン・グレートバッチだったが、電源には、より寿命の長い密封式のリチウム電池が使われた（従来の製品には水銀電池が使用されたが、少量の水素ガスが漏れ出るため、一、二年で交換しなければならなかった）。カーディアック・ペースメーカーズ社という名のこのスタートアップ企業は、銀行から五万ドルの融資を引き出し、ベンチャーキャピタルから四五万ドルの出資を受けていた。この会社のペースメーカーは試作品にすぎず、当初、営業担当者は医師に木で作った実物大模型しか見せられなかった。[*2] 起業した一九七二年の売上高はほぼゼロに等しかった。

その四年後、医療費の対GDP比が八・四パーセントに達し、米国人の平均寿命が七三歳に近づいたころ、カーディアック・ペースメーカーズ社は四七〇〇万ドルの売上を記録していた。「当時の利益率はすばらしいものでした」と、創設者のひとり、ニューヨーク市のサウスブロンクス地区生まれのマヌエル・ビラファーニャは言った。以前はメドトロニック社の営業担当社員として華々しく活躍し、南米やヨーロッパの医師にペースメーカーを紹介した人物だ。カーディアック・ペースメーカーズ社の税引き後利益率は二〇パーセントだった。二年後、創設者たちはこの会社を一億二七〇〇万ドルで製薬会社のイーライリリーに売却した。カーディアック・ペースメーカーズ社はガイダント社と改名し、やがて冠動脈ステント部門とほかの心臓血管治療ハードウェアの部門に分かれた。そして、世界第三位の心臓手術機器メーカーとなり、後年、臨床倫理コンサルタントとなるカトリーナ・ブラームシュテットを雇ったのだ。二〇〇六年、この会社はボストン・サイエンティフィック社とアボット・ラボラトリーズ社に、二七二億ドルで買収された。

スピンオフがさらなるスピンオフを生んだ。[*3] マヌエル・ビラファーニャはカーディアック・ペースメーカーズ社を去り、セント・ジュード・メディカル社を創設して、石のように硬い熱分解炭素（パイロライティックカーボン）製の人工心臓弁を新たに開発し、販売に力を入れた。従来の人工弁は、金属とプラスチックのボールとリングから成るもっと大きなもので、血栓ができやすかった。当時は多くの心臓血管外科医がこれを使用していたが、セント・ジュード・メディカル社の人工弁は、はるかに進化したものだった。[*4] 世界各地でもっとも広く使われるようになり、発売から最初の数年で、税引き後利益率四八パーセントを達成した。[*5] セント・ジュード・メディカル社はおよそ二〇年後、こうした蓄積利益を利用して、国際的に成功していたペースセッター社を買収した。ペースセッター社は、ドイツの巨大複合企業、シーメンス社の一部門だった。工業、医療関係の事業を幅広く手がけるシーメンス社は、その少し前、アーネ・ラーションの命を救った発明家が勤務していたスウェーデンの企業、エレマ・シェーナンデル社を吸収合併していた。

　最初から成功する秘訣は、あらかじめ保証された市場と、あらかじめほぼ保証された価格が存在することだ。当時ヨーロッパの多くの国で導入されつつあった国民皆保険制度は、いずれも政府が運営し、厳しく管理していたが、米国で誕生したメディケアは、どちらかと言えば政府をスポンサーとする保険会社のように機能した。米国医師会による強力なロビー活動の結果、メディケアには、大量購入割引の交渉をする権利が与えられなかった。また、標準モデル決定のための入札も、医師の判断をあとから評価する権限も、価格のコントロールも、米国医師会が「医師と患者の関係」と呼ぶものに立ち入る権限も付与されなかった。アメリカでは、ほぼ独占状態を享受しているごく少数のペースメーカー製造会社が事実上、価格を決めていたのだ。[*6] そして、医師ひとりひとりが、どの患者にペースメーカーが必要かをみずからの裁量で決め、〝通常の、慣習的な診療費〟「メディケア等の創設を定めた一九六五年社会保障修正法で使用された文言。実質的には医師が診察料を決めてよいと言っている〕をメディケアに請求した。病院は、手術室とさまざまな付随サービスを提供し、病院を使う医師についてはほとんどなんの管理もせず、メディケアには個別に請求をおこなっていた。メディケアはただ支払うだけだ。このユニークな財政構造――市場のチェックも資本主義的なバランス調整も受けず、政府による社会主義的なトップダウン式の統制も免れた奇々怪々な混成物――のおかげで、ペースメーカーをはじめとする最新医療テクノロジーは、事実上、無償で病院や外科医や患者に届けられていた。このシステムにはブレーキがなかったのだ。

メディカル・アレーの利益が増大し、販売力が拡大するにつれ、全米各地の多くの心臓専門医の考え方や診療方法も変化した。黎明期のペースメーカーは、致命的な心拍の異常のほかには健康上の問題がない、ごく一部の患者に使われる特殊な救命機器と見なされていた。しかしメディケア発足後、技術面での改良が進み、植え込み手術が簡単になり、利益が出ることがわかってくると、適応基準が変わってきた。医師たちは、より層の厚い、軽い不整脈を持つ高齢患者を対象に、彼らの〝生活の質〟を向上させるためと称して植え込み手術をおこないはじめた。そして次には、無症状ではあるが、老化現象として自然に心拍数が落ちてきた比較的健康な人々に、〝万一に備えて〟という理由で手術をするようになった。わたしの父もそのひとりだったのだ。

一九七四年、俳優メル・ファーラーの姉でコロンビア大学メディカルスクールの心臓専門医だったアイリーン・ファーラーは、「断続的、あるいは持続的な洞性徐脈〔つまり、心拍数が少ない状態〕が見られれば、たとえ症状がなくとも、もはや問題なしとすることはできない」とし、とりわけ、〝洞不全症候群〟という新たな広義の診断カテゴリーに分類される患者には、「予防的」処置としてペースメーカーを植え込む必要があると述べた。この疾患は、精度の高い最新診断機器でしか発見できない軽い不整脈を特徴とする。ペースメーカー植え込み手術の件数は年を追うごとに倍増していった。最大限の推進と最大限の治療というのが、当時のガイドラインだった。

しかし一方では、メディケア――ペースメーカー装着費用の八五パーセントを支払い、この業界を飛躍的に成長させた責任者――がアメリカの医療の形を変えようとしていた。メディケアの立案者たちは、高齢者によりよい医療を提供したいと願っていた。その思いがかなったのだ。一九四〇年には六五歳だった平均寿命が、一九七〇年には七一歳まで伸びていた。心臓病による死亡者は減少した。しかしメディケアは、既存の保険プランに倣って出来高払い制をとったため、時間に関係なく、処置をすればするほど高額の支払いが得られる状況を生み出してしまった。一次診療(プライマリケア)を提供する医師が冷遇され、いろいろな処置を繰り出す専門医が過度に厚遇された。プライマリケアに携わる総合診療医の中には、あまりに報酬が少ないので、メディケア加入者の診察を拒否する人も出てきた。医師は自分の技能を出来高払いベースで切り売りした。医師同士のコミュニケーションはめったにとられず、考えることに時間をかけないケースも多かった。医療行為が拒否されたのでは、誰もお金を儲けられない。すべてを動かしていたのは市場だった。

メディケアだけではなく、民間医療保険も追い風となり、医師の平均収入は五倍に跳ね上がった――二〇一一年のドル価値に換算すると、一九四〇年に五万ドル程度だった年収は、一九七〇年にはほぼ二五万ドルに増えていた。[*7] 増加分のほとんどは専門医の懐におさまった。お金のあるところに医師が集まるようになった。[*8] 一九六九年には、専門医の数が総合診療医の三倍近くに達していた。メディケアが大腸内視鏡検査費の給付を認めると、消化器科医の収入が増え、消化器科医の人数も増加した。

新たに規模を大きくした高層建築の病院が全米の都市に建設された。それは民間保険と、連邦からの研究助成金、建設助成金、患者の診療費を財源としたテクノロジーの殿堂だった。その陰には、生活困窮者やワーキングプアの暮らす地域があった。そこで開業している医師はほとんどおらず、いたとすれば、それは減少の一途をたどっていた内科医か、総合診療医だった。彼らは不当なまでの低収入、低地位に甘んじて、気心の知れた患者と生涯にわたるつきあいを続けていた。このような地域の貧しい人々に加え、もっとも苦しい思いをしていたのは、社会的階層にかかわりなく、慢性的な体調不良に悩む高齢者だった。治らない病をかかえた彼らが何より必要としたのは、心のこもった古きよき時代のソフトテクノロジーの医療であり、生活習慣や適応についての助言であり、時間と手間をかけて診てくれる総合診療医だったのだ。メディケアの立案者がよかれと思って構築した支払い制度は、その意図とは裏腹に、多くの高齢者に必要なスローメディスンを手がける医師の労に報いず、最先端のハードテクノロジーを扱う医師を利する結果を招いてしまったのだ。

心臓病をめぐるマーケティング活動は熾烈をきわめ、ついに手術室とメディカル・アレーという閉じた世界の外でも注目を集めるようになった。一九八一年、その後何度となく繰り返されることになったスキャンダルの第一号が発覚し、上院小委員会が開かれた。数人の関係者が証人として召喚されて、医師の中には、必要性のないペースメーカー植え込み手術をし、その見返りに医療機器業界からリベートをもらっている者がいると証言した。あるペースメーカー製造会社――たまたま、商品安全性でも悲惨な記録を残している企業――の営業担当者は、もっとも〝生産的な〟医師を、会社が保有するハンティング・ロッジやヨットに無料招待していた。コメディアンのジョージ・バーンズとダラス・カウボーイズのチアリーダーが出演するディナーショーやパーティーを開き、医師を招待した会社もあった。この小委員会に出席したひとりの元セールスマンは、「医療関連の営業歴は二〇年になりますが、これほど汚くて、これほど大きな利益が得られて、しかも正常な競争による価格調整がこれほど機能していないビジネスを見たのははじめてです」と述べた。*9

この小委員会は、「メディケア・ペースメーカー業界における不正、浪費および悪弊」と題した手厳しい報告書を提出し、FBIも捜査に乗り出した。メディケアはコストが把握できるように、給付システムを抜本的に改革した。一九八三年、連邦政府は、シーメンス・ペースセッター社（のちにセント・ジュード・メディカル社に買収され、わたしの父のペースメーカーを作った会社）がペースメーカー植え込み手術をおこなった医師にリベートを支払ったとして、経営陣を起訴した。幹部数名が罪を認め、前CEOは不抗争の答弁〔起訴事実は認めるが、罪は認めない答弁〕をおこなった。彼らは執行猶予付きの判決を受け、罰金を科せられた。*10

心臓専門医の中には――とくに、開業医として生計を立てておらず、大学から給料をもらっているような人は――この事業がどこへ向かおうとしているのか、次第に不安になっている人もいた。心臓発作撲滅をテーマとして、マンハッタンで開催された心臓病学会で、ある病院の心疾患集中治療室長だったヘンリー・グリーンバーグが「突然死のすすめ」と題した先見の明のある型破りな論文を発表した。[*11] 彼が非公式に心臓専門医の友人や家族にアンケートをとってみたところ、「全員が、申し分のない健康状態にあるときにぽっくり逝きたいと答えた。家族に囲まれて息を引き取る古典的な臨終シーンをよしとする人は皆無だった」そうだ。このような最期を迎えるのに理想的な年齢は、八〇歳くらいという回答が得られたという。一九八二年、彼は同僚たちに、「わたしたちはみな、喜楽を感じとれる人間として、その能力の限界まで生きることを望んでいるが、適切な時期が来れば、永遠の眠りによって、すみやかに穏やかにその生涯を閉じてもよいのだ」と語った。

すでに収穫という目的を十分に遂げたあとはどうする？　もうろくして記憶が抜け落ちていくのを目の当たりにしながら、新たな危険因子の活動を切望するのか。受け入れがたい不調をいつまでも引き延ばされることを恐れ、持病のために医者や病院にかかるのをやめるのか。

ペースメーカー・スキャンダルを受けて、一九八四年、米国心臓病学会に指名された委員会が、過剰医療を減らす目的で、臨床ガイドラインをまとめた。煎じ詰めれば、「壊れていないのなら治すな」という主旨に従い、委員会は、身体的な自覚症状のない患者、わずかに心電図に乱れがある、心拍数が少ない、あるいは洞不全症候群のようにあいまいな診断が下された患者にはペースメーカーを植え込まないよう提言した。それから五年のうちに、メディケア加入者を対象としたペースメーカー植え込み手術の件数は二五パーセント減少した。[*12] しかし、基本的なパターン――

つまり、最大限の販売促進活動をし、心臓機器の適応疾患をじわじわと増やし、巧妙なカムフラージュを使って心臓専門医にチップをはずみつつ、メディケアとのいたちごっこを続ける戦略——に終止符が打たれることはなかった。メディケアがどのようにルールを変えて栓をきつく締めようと努力しても、お金は医療機器メーカーへと流れ、その一部は、水が低いところへ向かうように心臓専門医の手に落ちていった。一九八七年には、心臓血管外科医の平均年収が二七万一五五五ドルであったのに対し、総合診療医のそれは一〇万ドルをかなり下回っていた。[*13]

わたしが話を聞いたメドトロニック社の元営業担当者は、一九八〇年代に、高級ワインの三日間コースに参加させられたことがあった。見込み客である裕福な心臓専門医とワインを飲んで食事をしながら、より幅広い話題で会話を楽しめるようにという配慮からだった。また、ある心臓血管外科医は、匿名を条件にこんな話を聞かせてくれた。大学を拠点に活躍し、ペースメーカーのパイオニアとして尊敬を集めているその医師は、一九九〇年代のはじめ、九〇歳を超えた義理の母親のペースメーカー植え込み手術に立ち会うことになり、東海岸からロサンゼルスに向かった。そこで事態がとんでもない方向へ進んでいることを知ったという。「たぶん二月だったと思います。わたしは土曜日にシダーズ・サイナイ医療センターに行きました。とても静かな日でした。手術はすぐにははじまらず、執刀医とわたしはなぜか手持ち無沙汰で待たされました。やがてメーカーの営業担当者を待っているのだとわかり、しばらくするとようやくその本人がやってきました。執刀医が首尾よくペースメーカーを植え込んだあと、その営業担当者が彼に小さな箱を渡して帰っていきました。執刀医は困惑したようすをみじんも見せずに、その箱をわたしの目の前であけました。中には、高級そうな金の腕時計が入っていました。プレゼントだったのですよ」[*14]

時が過ぎ、事態は変わった。だがある意味では、変わらなかった。標準的なペースメーカーに組み込まれるトランジスターの数は、当初のわずか二本から、四〇〇万本以上にまで増えた。アメリカの医療費はふくらみ続け、ヨーロッパのいくつかの国々の二倍近くに達したが、それに見合うだけの健康は得られていなかった。わたしの父がペースメーカーを装着した二〇〇三年には、アメリカの医療費の対GDP比は一五・九パーセントとなり、平均寿命は七七歳まで伸びていた。メディケアが実施したある調査では、医療機器メーカーが平均二〇パーセント近い純利益率をあげていることがわかった。[*15] ニューヨークタイムズ紙によれば、この数字は、S&P五〇〇〔米国の証券取引所に上場された代表的な五〇〇銘柄〕のほかのすべての企業の平均値の二倍に相当する。心臓の手術は高い利益が見込めるので、多くの病院は、救急救命科などの不採算部門にもよい影響がおよぶことを期待し、主要な新聞に全面広告を出して新しい顧客を呼び込もうとした。心臓専門医は八〇歳以上や九〇歳以上の患者で成功した手術について、学会誌に論文を書いた。二〇〇三年、メディケアは機器に関わる心臓外科手術だけで一五〇億ドル近い支出を記録した。[*16]

そのころには、ありとあらゆる機器が開発されていた。たとえば、詰まった血管を広げるために挿入する、ステントと呼ばれる小さな籠のようなチューブ。また、金属製のステントより再狭窄を起こしにくい、薬剤をコーティングしたステント。のちにディック・チェイニー元副大統領が使用したような体外設置式補助人工心臓。どの手術でも、メディケアの負担は五〇万ドルを超える。さらに、人の死体や豚から摘出した心臓弁に化学的処理を施し消毒した生体弁、カリフォルニア州南部の工場でベトナム系、カンボジア系アメリカ人女性が、消毒ずみの牛の心膜から手縫いで作る生体弁も使われるようになっていた。

二〇〇三年五月、JPモルガン社の上級アナリスト、マイケル・N・ワインスタインは、心臓機器ビジネスを「莫大な利益のあがる領域」と呼んだ。医療機器製造業そのものが一七〇〇億ドル規模のグローバル産業となり、心臓機器だけでも、世界全体で一四〇億ドルを稼ぎ出していた。[*17] ワインスタインはニューヨークタイムズ紙のマーケット情報コラムのインタビュアーに、「わたしのおすすめする厳選銘柄は、セント・ジュード・メディカル社です」と語った。「心拍リズム市場の注目株ですよ」と。[*18]

しかし二〇〇六年の春、メディケアからさらなる改正案が出されると、市場は喜ばなかった。メディケアは、機器の植え込み手術に対する支払額を減らし、脳卒中の急性期集中治療など、それまで十分に報われてこなかった処置への給付を増やそうとしたのだ。[*19] こうした支払額の減少率は、ペースメーカー植え込みの場合が一三パーセント、除細動器植え込みが二五パーセント、ステント留置手術は三三パーセントとなる見込みだった。ワシントンで医療機器産業を代表する声として機能している事業者団体、先進医療技術協会(AdvaMed)が反撃に出た。四月、この協会は下院歳入委員会の保健小委員会の元スタッフをふたりと、テッド・ケネディ上院議員のもとで保健政策に関わる仕事をしていたスタッフをひとり雇い入れた。[*20]

その後の数カ月間に、先進医療技術協会は一〇〇万ドルを注ぎ込み、会長が述べたように、「ワシントンでの宣伝に努め、広くメディアに働きかける一方、〝地方有力者〟の支持を取りつける努力もし、上院下院の有力議員へのロビー活動にも力を入れた」のだった。[*21] また、キャピトルヒルで写真展を開催し、レーガン政権の元高官で、人工膝関節を使用しているマイケル・ディーバー、腹圧性尿失禁の治療のためスリング埋め込み手術を受けて快適な生活を送っている元スピードスケート選手のボニー・ブレア、それに、ペースメーカーを装着しているNBAの元バスケットボール選手など、熱心に機器の効用を説いてくれる患者たちにスポットをあてた。また、記者会見を開き、草の根グループと思われるふたつの非営利組織――主として心臓機器メーカーから資金提供を受けて除細動器の普及を進めている心臓突然死協会と、助成金の大部分をメドトロニック財団とボストン・サイエンティフィック社から受けている女性健康研究会――の代表者に意見表明をさせた。

そのあいだも、ワシントンではたえずある種のBGMが流れていたのだが、これに注目が集まることはなかった。製薬会社と医療機器メーカーは、防衛産業、ウォールストリートとともに三大ロビー勢力を形成している。二〇〇六年、先進医療技術協会とペースメーカー大手三社、そのほかの医療テクノロジーや機器の製造流通に関わる企業がロビー活動に二七〇〇万ドル以上を投じ、メディケアや食品医薬品局、議会など、連邦政府の諸機関に働きかけた。[*22] 政府の政治キャンペーンに一五〇〇万ドルの寄付もした。[*23]

資金と熱意を注ぎ込んだ甲斐があった。上院下院の民主、共和両党の議員二〇〇人が、メディケアに宛てて報酬削減案を疑問視する内容の手紙を書くと、メディケアの責任者であったマーク・マクレランは、反対意見を「真摯に」受けとめると言い、事実上、プランを骨抜きにする変更を加えた。[*24] 先進医療技術協会の推計によれば、これで医療機器業界は三〇億ドルの損失を免れた。[*25] そのニュースを受け、メドトロニック社、セント・ジュード・メディカル社、ボストン・サイエンティフィック社の株価が上昇した。

ビジネスはそれまでどおりに続けられ、お金は医療機器メーカーから、心臓専門医のもとへとこぼれ落ちていった。二〇〇七年——父がディナーナプキンの用途を忘れてしまった年——、セント・ジュード・メディカル社のミズーリ州セントルイス営業所に勤務していたチャールズ・ドニジアンという名の看護師が会社を辞めた。彼は所長を補佐して、ペースメーカーと除細動器の植え込み手術を受けた患者のフォローアップ調査をしていたのだが、倫理規定を曲げることを求められ、それを拒否し、解雇される前に退職したのだった。その後ドニジアンは、内部告発者を保護する連邦法にもとづき、損害賠償請求訴訟を起こした。

のちに司法省も巻き込むことになったその訴訟で、ドニジアンは、会社が自社製品を選んだ医師に対し、おこなってもいない「市販後調査に関わる費用」の名目で事実上のリベートを渡していると述べた。[*26] ある調査によれば、セント・ジュード・メディカル社は登録された患者ひとりにつき二〇〇〇ドルを医師に支払っていた。医師たちはおもに患者の名前を伝えるだけで、そのあとの書類仕事はドニジアンらセント・ジュード・メディカル社の社員が代行し、医師からメディケアに送られる請求書まで作成していたという。

ドニジアンの証言によると、営業担当者もまた、カナダへの釣りツアーや、セントルイス・カージナルスの試合観戦チケット、ラスベガスへの往復航空券、ステーキハウスの食事券などを医師たちに贈っていたらしい。ある営業担当者は、心臓専門医の接待・報酬に使う経費として、会社から年間二五万ドルを与えられていたという。こうした贈賄行為は一方的な働きかけだけで成立したわけではない。ある病院の心臓カテーテル検査室は、セント・ジュード・メディカル社の製品を一個植え込むごとに、職員全員分のケータリング・ランチを手配するよう要求していたという。

ドニジアンはさらにこんな証言もした。セント・ジュード・メディカル社の従業員が、心臓病に関する追跡調査の結果をまとめた研究発表用の原稿を代筆し、トップ研究者とされる医師に出張費を支払って、不整脈学会──心臓機器の専門家集団──の年次総会に出席させた。そして展示ホールでおこなわれたポスターセッションで、あたかもその医師自身が発見したかのように、この調査報告を発表させたというのである。

ドジニアンは、セント・ジュード・メディカル社が一億五八〇〇万ドルを投じて、心臓専門医を対象にした研究助成金制度をスタートさせ、心臓機器を扱う電気生理学の専門家を養成して、キャリアガイダンスをおこなおうとしているとも言った。社内のマーケティング報告書は、こうした助成金給費生一〇〇人全員が心臓電気生理学者として巣立ち、せっせと自社製品を処方してくれれば、年間二七〇万ドルの売上高を見込めると推計している。二〇一一年のはじめ、司法省が裁判に介入してくると、セント・ジュード・メディカル社は不正を認めもせずに一六〇〇万ドルの和解金を支払い、ドニジアンはこのうち二六〇万ドルを受け取った〔残りは罰金として司法省に納付された。和解金を支払う代わりに刑事訴追を免れるという司法取引が成立した〕。[*27] セント・ジュード・メディカル社のウェブサイトに掲載された行動指針によると、販売員から医師への贈り物は「過剰」または「慣例の範囲を超えるもの」であってはならないとされているが、その定義は明らかにされていない。[*28]

ドニジアンが会社を辞めた翌年の二〇〇八年、米国心臓病学会と不整脈学会、アメリカ心臓協会（患者支援団体）が、ペースメーカーに関する最新の治療ガイドラインを発表した。この指針がはじめて発表されたのは一九八四年だが、それ以降、ペースメーカーの装着が強く、またはある程度推奨される疾患の数は増加していった。一九八四年のガイドラインでは五六の症状が対象とされていたが、二〇〇八年にはこの数が八八にのぼっていた。こうした範囲拡大の強力な裏付けとなる研究成果は少なかった。積極的な推奨の対象とされた症状のうち、〝ゴールドスタンダード〟である二重盲検法による複数の研究を根拠にしたものはわずか五パーセント、ほとんどは「専門家の意見」の一致のみを根拠としていた。二〇〇八年度版の指針を書いた一七人の心臓専門医のうち、一一人が心臓機器メーカーからなんらかの形で金銭的な利益を得ているか、資金提供を受けている研究所に所属していた。このうち七人は、金銭的コネクションの範囲が問題になり、執筆には参加したもののの、ガイドラインについて票決がおこなわれる際には、メンバーから外された。[*29]

二〇〇九年、「アメリカ医師会雑誌」に論文を発表したデューク大学の心臓専門医、ピエルリッジ・トリコッチとその共著者たちは、心臓病治療のほぼ全域でこのパターン――乏しい科学的根拠、過剰なまでの業界とのコネクション――が見られると述べた。そしてさらに、「専門家もまた研究者と同様、利益相反（患者の利益より資金提供をした企業の利益を優先して研究結果を評価するようなこと）を犯しやすい」と指摘し、現状では、心臓病研究のテーマも「新製品を紹介したがる業界の自然な欲求に大きく左右されている」と書いている。

その欲求がもろに露呈するさまをわたしが目にしたのは、父が亡くなってから二年後のことだった。二〇一一年の春、わたしは以前の勤務先、サンフランシスコ・クロニクル紙の本社にほど近い、ミッション・ストリートの市営駐車場に車をとめ、徒歩でモスコーニ・コンベンションセンターへ向かった。そこで不整脈学会の年次総会が開かれることになっていたのだ。晴れた日で、サウス・オブ・マーケット地区では強い風が吹いていた。最初にわたしの目を引いたのは、そのブロックを何度もまわっている黒いオートバイの一団だった。どの一台も、セント・ジュード・メディカル社のロゴ（「健康管理でリスク軽減！」）が描かれたぴかぴかの黒いミニトレーラーを引っ張っていた。わたしの前にそびえる二階建てのビルディングの側面には、オレンジ、青緑、ブルー、紫の、映画館の看板より大きな広告板が五枚掲げられ、巨大企業メドトロニック社の植え込み型除細動器（「ショックが少ない！　ＭＲＩ検査対応！」）、心筋焼灼術という処置に使われる各種器具（「拡張（インフレーション）・焼灼（アブレーション）！」）と、会社名（「生きるためのイノベーション！」）が、キャッチフレーズとともにでかでかと宣伝されていた。歩道のわきでは、車体の長い白のリムジンタクシーがアイドリングをしながら客待ちをしていた。

コンベンションセンターの外には、各社のロゴに車体を覆われた専用シャトルバスがとまっていた。中に入ると、ホールでさらにたくさんのロゴに迎えられた。バイオセンス、ジョンソン・エンド・ジョンソン、シーメンス、ゾール、グレートバッチといった社名を書いたステッカーが、冷水器や山と積まれた無料配布のサンフランシスコ観光地図、インターネットアクセス用のブース、ノートパソコン無料充電コーナーの壁に、貼りつけられている。疲れたようすの医師たちがメールチェックをしていたインフィニティ・サークル（不整脈学会に資金援助をしている企業のグループ）のソファの上にも表示板があった。「年間を通じたご支援にかぎりない感謝を捧げます——不整脈学会」という謝辞の下に、寄付金額の多かった会社が紹介され、メドトロニック、ボストン・サイエンティフィック、セント・ジュード・メディカルや、製薬会社のサノフィ・アベンティス（「健康がたいせつだから」というキャッチフレーズ付き）といった名前が並んでいた。会議は四日間の日程で開かれる予定で、三〇〇〇人以上の医師が出席することになっていた。医療テクノロジー企業は、ここで展示ブースを借り、これらの医師に販促活動をおこなうために総計五一〇万ドルを不整脈学会に支払った。それは不整脈学会の年間予算額一六八〇万ドルの三分の一近くに相当した。[*30] 心臓専門医は、そんな海を泳いでいたのだ。

　父のペースメーカーの製造元で、この会議で三番目に多くのお金を使ったセント・ジュード・メディカル社の支払額は六五万三〇〇〇ドルだった。これには、階段広告の費用一万五〇〇〇ドル、ホテルのバンケットルームで医師を対象にしたセミナーや研修を兼ねた無料ディナーを主催する権利料四万五〇〇〇ドル、階段の上の天井からバナーフラッグを吊す代金五万五〇〇〇ドル、医師が泊まるホテルのキーカードにロゴを載せる費用七万ドル、ショールームフロアでのブース使用料三〇万八〇〇〇ドルがふくまれている。セント・ジュード・メディカル社は、「フォーチュン」誌の〝世界でもっとも賞賛される企業〟に選ばれている。営業担当社員の数は一三〇〇人、[*31] 会社の株式時価総額は一三〇億ドルで、〝フォーチュン五〇〇〟〔米国企業の総収入ランキング上位五〇〇社〕にも入っていた。[*32]

わたしは報道関係者用のバッジをつけ、備品が豊富に揃ったプレスルームでトートバッグをもらって、地下の広大な商業展示ホールに入っていった。カーニバルの屋台コーナーと、自動車メーカーのショールームと、アップル社の世界最大の店を足して三で割ったようなところだった。どこを向いても、明るく光るフラットスクリーンがあって、医療テクノロジーの広告を流している。アメリカ人の平均寿命は七八・五歳となり、医療費の対GDP比は一七・九パーセントに達していた。命をあずかる医師たちが、スリムな体に颯爽とダークスーツを着込み、あちこちにグループを作って集まっていて、そのまわりに、お金のかかっていそうな髪型の営業担当者が群らがっていた。飛行機の格納庫のようなホールの天井からは、「セント・ジュード・メディカル」「メドトロニック」「バイオトロニック――先端技術で命をつなぐ」と書かれた目の覚めるような青と緑と白の、大きなプラスチック板が吊り下げられていた。

セント・ジュード・メディカル社のブース――実際はブースなどというものではなく、わが家の居間の四倍以上の広さがあった――に行ってみると、親切そうでハンサムな販売担当技術者(セールスエンジニア)が、一個のペースメーカーをわたしに手渡した。何年も前にアラノフ先生が父の鎖骨の下のあたりにメスを入れて植え込んだものとそっくりだった。やや平らで卵形の、いぶし銀の色をしたチタンのケースに入っている。ポケットウォッチほどの大きさで、線路で轢(ひ)かれた一ドル銀貨を思わせた。「セント・ジュード・メディカル、TM」という文字とともに、「カリフォルニア州シルマー」と、製造された工場の所在地が刻印されていた。それはわたしのてのひらにすっぽりとおさまった。

多くの命を救い、莫大な儲けを出し、わたしの家族を不必要な苦しみへと追いやったその小さな機械を、わたしはぎゅっと握りしめた。

第13章

動作停止をめぐって

二〇〇七年の春、八四歳の父が大小便の失禁をし、おぼつかない足取りで歩き、日中何時間も眠って過ごし、事実上、家にこもりきりになっていたころ、ブライアンとわたしは休みをとってイングランドへ旅をした。ある日、わたしはひとりでバスに乗ってソーンクリフ・ロード二一番地へ行き、煉瓦と灰色の石を使って建てられたテラスハウスを訪ねた。子供のころ、オックスフォード大学の学生だった父が暖炉の前でお話をたくさん聞かせてくれた家だ。わたしはインターホンを押した。当時そこを借りていた若いお母さんが、一階の部屋を見せてくれた。キッチンが改装されていたほかは、ほぼわたしの記憶しているとおりだった。子供のおもちゃが散らかり、二、三の小さな部屋があり、塀に囲まれた裏庭がある。そこに立っていた一本のリンゴの木はなくなっていた。玄関先に立って写真を撮ってもらい、旅行から帰ると、それを父に送った。わたしの右側、かつてのわが家と隣家の境界には、なんの変哲もない低い煉瓦の塀があった。

五月、わたしはほとんど判読不能の小さな手書き文字の手紙を受け取った。認知症で視野の欠けた父が送ってきた最後の便りだった。わたしはひと文字、またひと文字と、謎を解くようにして読み、完全に解読できたいくつかの文に心を奪われた。手紙は次のように書かれていた。

親愛なるケイティへ
オクスフォードからの手紙手紙おありがとう。古き時代のよきよき古いソーンクリフ・ロードじつにすばらしいです。ほかの少しが思い出し、手紙を読んで読みました。
あの塀はわたしが作りました。きみが小さいときに。

わたしは写真を取り出して煉瓦の塀を見た。一九五〇年代のころの、ある土曜日の朝、黒い髪の頑健だった父が、口笛を吹きながら片腕であの塀を作ったときのことを思い出した。煉瓦をきちんと積み上げ、白い糸を水平にぴんと張って列が一直線になるようにし、四角いベニヤ板に載せたセメントをこてで塗りつけていた。

きみの数はきみがだったときに、そしてわたしはそしてそうでした。
撮った写真に見ます。わたしは見ます。わたしは作りました。それはそれはまだそこにあります。
つまりそれはずっとそこに立っています。郵便ありがとう。ほんとうにうれしかった。
愛を込めて、ジェフより

母の話によると、父は毎日、何か言葉を忘れ、できないことが増え、記憶を失っていくという。以前は、母が一時間ごとにケアをしなければならなかったが、このころには、分刻みで見ている必要があった。母は日記に、父の「認知症がゆっくりではあるが進んでいる……」と書いた。「彼の問題に悩まされるのはもううんざり。自分の人生を取り戻したい」と。のちにわたしは、父の認知症が、進行度を大きく七段階に分けたうちの、ステージ五か六に達していたことを知った。[*1] これは不治の病だ。最後のステージ七になれば、歩くことも微笑むことも、飲食も呼吸も忘れてしまう。母はペースメーカーについて、わたしと同じように考えはじめていた。そして日記にこう記した。「わたしたち家族はみんな、ペースメーカーなど植え込まなければよかったと思っている」

母は、障害があって介護の必要な夫を持つミドルタウン在住の女性三人といっしょに、自助グループを作り、月に一度、コーヒーショップやメンバーの自宅のキッチンで例会を開いていた。ひとりは七〇代のファイナンシャルプランナーで、夫が入所している老人ホームの費用を稼ぐため、まだフルタイムで働いていた。もうひとりはパーキンソン病の夫を自宅で介護していた。三人目のメンバーは大学教授で、若年性アルツハイマー病で話すことができない夫をやはり自宅で介護していた。母と彼女たちは老人ホームや介護ヘルパーや成人向けのデイケア・プログラムについて情報交換をし、わたしが母に送った〝あいまいな喪失〟について書かれた雑誌記事をいっしょに読み、ともに泣いた。ある晩、彼女たちは母の家で持ち寄りパーティーを開いた。女性たちがおしゃべりを楽しんでいるあいだ、まだ放っておいてもだいじょうぶだった夫たちは、黙って座るか、気まずそうに立ったまま、おたがいに見つめあっていたらしい。

母がどういうきっかけで、時が来たと判断したのか、正確なところはわからない。けれども二〇〇七年の夏、心臓病センターへ定期検診に行った際に、母はペースメーカーを停止してほしいとローガン先生に頼んだのだった。先生は、裁判所が父には意思決定能力がないと判断して、機器の停止を命じないかぎり、それはできないと答えた。母はわたしにそのことを連絡してきた。わたしがのちに、このときの母の決意について話を聞くと、彼女は「そりゃあ、つらかったわ。でもわたしは、立場が逆だったら、ジェフにしてほしいと思うことを、してあげようと思ったの」

わたしがローガン先生に、裁判所の命令が必要とはどういうことかと問い合わせると、後日、先生から手紙が届いた。母の要望にはショックを受けたと書いてあった。先生は以前、救急救命医として、臨終のベッドでペースメーカーのスイッチを切ったことがあった。だが彼の見るかぎり、父の状態はそのようなものではないという。死に瀕しているわけではなかったからだ。「お父さんは自力で歩くことができ、簡単な質問に適切に答えることができます。お母さんは動作停止を望まれましたが、お父さんの本来の心拍がさほどしっかりしているとは思えないので、わたしは、ペースメーカーを無効化すれば、すぐに亡くなられるかもしれません、と答えました。するとお母さんは――わたしは一生忘れないでしょう――『いいんです、わたしはそうなってほしいと思っていますから』とおっしゃったのです。お父さんご自身がそのように希望しておられるふしは見られませんでした。わたしの知るかぎりでは、そのときのお父さんは十分な判断能力をお持ちだったのです」

それが母の転機となった。父が活発で意識清明だったころは、母は、医療を有能な味方として、老化や病気や死を遠ざける闘いを生涯続けていくつもりだった。だがこのとき、味方と敵が入れ替わった。医療が敵のように見え、死が友と思えてきたのだ。母がこのあと、父を内科の定期検診に連れていくと、フェールズ先生は静かにこう言った。「何もかも先方の言うとおりにする必要はありませんよ」と。

母は神経内科の診察予約をキャンセルした。父が再度脳梗塞を起こしていないか調べる画像診断を拒否し、認知症治療薬のアリセプト、出血が止まらなくなるリスクがあって緊密な監視を必要とするうえ、緑黄色野菜の摂取を制限しなければならない抗卒中薬のワーファリンをやめたいと言った。ローガン先生から、心臓の検査をふたつ受けにくるよう言われたときには、それぞれに数時間の絶食が必要とわかり、ひとつだけ受けることに同意した。それ以降のローガン先生の診察予約はすべてキャンセルし、年に二度だけ、電話でペースメーカーのチェックを受けることにした。「何があろうと、わたしが責任をとる」と、母は書いている。「過剰医療はもうたくさん！　耐えられない！　生活の質のためですって？　わたしの生活の質はどうなるの？」

そのころ、わたしは毎週水曜日の夜を、サンフランシスコの商業取引所ビルの会議室で過ごし、主としてハイテク企業に勤める人たちが即席の短いスピーチをするのを聞いて、ここぞというときに熱い拍手を送っていた。わたしが話すときには、彼らもそうしてくれた。わたしは、元自動車セールスマンだった弟のジョナサンにすすめられ、デール・カーネギーの研修コースの受講を申し込み、良好な人間関係の築き方とコミュニケーションスキルを学んでいた。両親から資産運用をまかされ、ふたりの不透明な未来に備えるプランを立てようとしていたが、遠距離介護も六年となり、孤立感と疲れを感じていた。このトレーニングを受けることで、ブライアンの息子たちともっとうまくやっていけるようになり、縮小しつつある雑誌市場で、わたしがラブコールを送っている編集者に好印象を与える秘訣をつかみたいと思ったのだ。母には言っていなかった。父が昔から、デール・カーネギーのセミナーは、うわべだけ愛想よくしておけばよいとする、商業主義に毒されたプラス思考過剰のアメリカ的偽善を手っ取り早く教え込もうとするものだとして軽蔑していたからだ。

このコースのほかの受講者の多くは、わたしよりも若かった。何人かはインドやベトナム、ヨーロッパで生まれ、H－1Bビザという特殊技能職ビザを取得して、ソフトウェアや携帯電話の会社に勤務していた。毎週わたしたちは、相手のファーストネーム（英語ではもっとも心地よく響く音らしい）を覚えて使う練習、たくさん褒めて相手の趣味やペットや子供のことを尋ね、政治や性的嗜好や宗教については何もきかない訓練をした。そして、「避けられないことは受け入れよ」と教えられ、口論に勝つ唯一の方法は、それを避けることだと学んだ。「わたしがあなたの立場なら、まったく同じように感じるでしょう」と言い、批判や非難はせず、不満も口にしてはならない、と習った。コースが終了すると、わたしはクイックカット専門の美容院で髪を切ってもらい、東海岸へ飛んだ。

コネティカットの空はくっきりと晴れわたっていた。トニが母の白のカムリで空港まで迎えにきてくれ、日が暮れるころ、パイン・ストリートの両親の家に着いた。母が扉をあけ、父はうつろな表情で居間に座ったきり立ち上がらずにいた。わたしがキスをしても微笑まない。そんなことははじめてだった。わたしは母に、家をきれいにしていると褒め、母が枯れ枝をねじってこしらえたリースが暖炉の上の壁に掛かっているのを見つけて、ひとこと感想を述べた。その下には、母が昔、メイン州の森で見つけた馬の細長い頭蓋骨を漂白したものと、馬の首が描かれたアルブレヒト・デューラーの版画の複製が掛けてある。母はいつものように、以前バーモント州で買った銀のフープイヤリングを着け、白い髪をうなじのところできちんとまとめて、髪が薄くなった頭頂部をじょうずに隠していた。疲れた顔をしてはいたが、わたしの髪や服に、査定の目を走らせる余力は残していた。わたしはぶかぶかのブルージーンズに、白のスポーツソックスとランニングシューズ、ノーアイロンの白いシャツ、紺のフリースジャケットという出で立ちだった。カットしたばかりの茶色に染めた髪は、丸いヘルメットをかぶったような格好になっていた。母とわたしが挨拶代わりの言葉をせわしなく交わしているあいだ、父は時折、「なんの話だ！」とか「いま何をしてるんだ？」と言うほかには、ほとんど何もしゃべらなかった。数分もすると、母もわたしも、まるで父がそこにいないようにふるまっていた。

父がおもに口にする言葉からは、たえず混乱していることがうかがえた。夕食の時間になったときには、不安そうに母を見ているだけで、母がうなずくまで、キッチンへ移動しようとしなかった。父にとって母は、真北の方角を教えてくれる北極星のようなものだったらしく、つねに姿を目にしていないと落ち着かないようだった。

父が食事をするようすを見るのは楽しかった。このときだけは、健常者と変わらない能力を発揮しているように思えた。父は年をとったオウムのように、黙ってゆっくりと慎重に食べた。親指と人差し指をくちばしのように使い、お皿に載ったレタスの最後の一枚まで几帳面に追いかける。母が、鶏胸肉のバターソテー——仕上げにエシャロットとベルモットを加えたもの——の残りを片付けると、わたしは父に水の入ったグラスを渡し、錠剤とビタミンを陶製の青い角皿に載せて父の前に置いた。父はグラスを手にとると、角皿に水を注ぎはじめ、その水がテーブルにこぼれて、床へ滴るのを顔色ひとつ変えずに見つめていた。わたしがグラスを取り上げるまで、注ぐのをやめなかった。それ以後わたしは、グラスを背中の後ろに隠しておいて、父に薬を渡し、錠剤を口の中に入れるように言ってから、グラスを持たせ、犬にでも命じるように、飲んでと指示するようになった。

こぼれた水を拭いていたとき、父がもう容易には椅子から立ち上がれなくなっていることに気づいた。のちにわたしは、それが全面的な衰弱の近づいている証拠であることを知った。親指と人差し指でテーブルの端をつかみ、上体を振り子のようにあぶなっかしく前後に揺すって弾みをつけないと立ち上がれない。寝たきりになるまであとどのくらいだろう、そのときはどうやって世話をすればよいのだろうと思った。父は頼りなげな足取りでよろよろ歩いていた。階段を上がるときには、わたしが手をとり、おっかなびっくり誘導した。父の握力はまだ強く、手はあたたかくて、まだ活力が全身にみなぎっていることを実感した。父は傷ついた身ではあったが、母とわたしにとっては心を支えてくれる柱の役目を果たしていたのだ。

二階のバスルームの入口にたどり着くと、わたしは背を向け、寝支度に取りかかる父と母を残してその場を離れた。その儀式は厄介きわまりなくて、わたしの目には、不必要なまでに煩雑に見えた。母はこの期におよんでもまだ、高いお金を払ってインプラントした父の歯をきちんと手順に従ってすみずみまで磨き、フロスをし、ウォーターピックで洗浄することがたいせつなのだと、かたくなに信じているようだった。

バスルームの扉が閉まった。わたしはキッチンへお皿を洗いにいこうとして、階段の曲がり目で足を止めた。バスルームの扉と薄い石膏ボードの壁を通して、母が父に向かって怒鳴る声が聞こえたのだ。少しのあいだ沈黙が続いたかと思うと、突然、泣き声がした。疲れて、意気消沈した子供のように、父がめそめそ泣いていた。あの声をわたしは生涯忘れることはないだろう。ちなみに、母はのちに、何度か父を〝ぶった〟ことがあると打ち明けた（母だけが特別なのではない。重い認知症の人を長期にわたって介護している家族の五〜一〇パーセントが、しばしば気分の落ち込みや過労、いらだちから、こうした身体的虐待を加えてしまった経験があると答えている）[*2]。

手術や放射線治療や乳癌を乗り越えた母は、五〇代のころには、最悪の経験が最良に転ずることもあるという言葉を好んで口にしていた。アーネスト・ヘミングウェイと同様、この世はありとあらゆる人を打ちのめすが、打たれた場所で強くなる者もいると考えていて、自分はそのような強者のひとりだと信じていた。でもいまや母はそうした言葉を口にしなくなっていた。詩人のジェーン・ハーシュフィールドは、「心を広く、大きくする悲しみもあり、萎えさせる悲しみもある」と書いた[*3]。父が機能低下をきたしたことで、はじめのうちは、母は以前より受容的になり、わたしは以前より率直に愛情を表現できるようになった。けれどもこのときのわたしは、介護が母の道徳観を打ち砕き、心をむしばんでいる現実に直面し、しびれたように立ち尽くしていた。

臨床倫理コンサルタントが延命技術について議論するときには、それが母のような人々にモラル上、身体上、どのような影響を与えるかは、考慮に入れていない。けれども、父が亡くなる少し前〔二〇〇七年九月〕、オハイオ州立大学が認知症の人の介護家族のDNAを研究した結果を発表した。[*4] それによると、こうした介護者のDNAでは、染色体末端部のテロメアと呼ばれる構造の劣化が進んでいて、寿命が四年から八年縮んでいる可能性があるという。この推計をもとにすれば、ペースメーカーは、父の余命を一年延ばすごとに、母の寿命を一年ずつ奪っていたことになる。

翌日、朝食をすませてから、わたしがキッチンの電話を使ってウエスト・ハートフォードの在宅医療介護事務所に電話をかけようとしていると、父が戸口に姿を見せ、困ったような顔をして下を指さした。わたしは、母がその必要はないと言うのを無視して、父を一階のバスルームのほうへ連れていきかけた。母が「二階に行きなさい！」と怒鳴り、お尻を自動的に洗浄してくれるTOTOのウォシュレットを使うよう指示したが、無視した。父はかろうじて間に合うタイミングで一階のトイレに腰をおろした。母が狭いスペースへ入っていき、父を立たせてお尻を拭こうとした。すると父は床におしっこをし、もう一度座って排便をした。わたしは吐き気をもよおして顔をそむけ、二階へ駆け上がって、清潔なタオルをお湯で濡らして母のところへ持っていった。母はそれを受け取ったときも、まだ父に向かって怒鳴り続けていた。わたしは精一杯の愛と力を込めて穏やかに母の両肩を押さえると、ファーストネームで呼んだ。「バレリー、やめて」と。

わたしが母に力で対決したのは、一〇代のころ、もう母にぶたれるのはごめんだという意思表示をして以来のことだった。母は憤然としてこちらを向いた。だがそこにわたしが見たのは、しょんぼりとして、精根尽き果てた哀れでみっともない老女の姿だった。もし母が四〇歳若ければ、わたしを〝ぶった〟ことだろう。母はタオルを下に落とし、涙を流しながらバスルームを出ていった。すると、夫婦の機微ともいうべきものがわたしを不意打ちにした。すでに六〇年にわたり、時と場合を選んで母の声を聞き流してきた父が、わたしと目を合わせ、肩をすくめて、愉快がっているような、何かたくらんでいるような、いたずらっぽい笑顔を見せたのだ。その目は、仕方ないさと言っているようだった。どうしようもないだろう? きみのお母さんはそういう人なんだから、と。

ドラマチックなひとコマが終わると、母はトイレをきれいにして父に着替えをさせた。そして、わたしがこの前帰省したあとに母が庭から居間に運び入れた、重くて倒れにくい錬鉄製の椅子に父を座らせた。そこが父のいつもの席だった。父は防水クッションに腰かけ、膝に本を載せて、ページを繰ることもなく、時折居眠りをしたり、目を上げて木の葉が舞い落ちるのを眺めたりして何時間も過ごしていた。

わたしはわざとらしく、いっしょにデッキに出ましょうと父を誘い、たいせつなことでもあるかのように、たえず落ちてくる枯れ葉を掃除するのを手伝ってほしいと頼んだ。

わたしには、その帰省中にひとつだけ、やり遂げたいことがあった。手を貸してくれる人にもっと来てもらうよう、母を説得することだ。すでに計算はしていた。思いきり贅沢に人を雇ったとしても、両親には、三年から五年やっていけるだけの資力がある。わたしの見るかぎり、それが唯一の選択肢だった。母はどうしても父を老人ホームに入れようとしなかった。自助グループのメンバーにすすめられて、デイサービスも試してみたが、父は混乱して不穏になり、次にはもう行かないと言い出した。母はしぶしぶ、トニのほかにもうひとり、誰かさがしてみると言ってくれた。母は日記に、「それが必要なことはわかっている」と書いた。「でも、プライバシーが失われるのも、自分がいちばんうまくできると思えなくなるのもいやなのだ」

大手在宅医療介護チェーンの事業所から、西アフリカ出身の若い女性が四時間のサービス――それが最小単位だった――に派遣されてきたときには、重苦しい沈黙が流れた。母は家の中に赤の他人がいることに耐えられず、たとえその人が食事の時間に居間で静かに本を読んでいるだけだとしてもがまんできなかった。かつて苛酷な制度が全土にしみわたっていた南アフリカで、母は自分の母親が黒人の使用人を虐げる姿を見て育った。それに、自分が捨ててきた故郷を思い起こさせるものには、なんであろうと拒否感をあらわにした。わたしたちは白く泡立つ急流に入ろうとしていた。古いルールはもう通用しない。母が一歩を踏み出さなければ、わたしたちは溺れてしまうのだ。

昼食のとき、母はわたしに右を向かせ、それから左を向かせてから、その髪型はなんとかしたほうがいいわねと言った。そして父が昼寝をしているときにはじめて、父のペースメーカーを停止させるのに手を貸してほしいと切り出したのだ。わたしはふたりが溺れようとしているのを見ていたが、それでもイエスというのは容易ではなかった。

お茶のあと、母は心臓専門医のローガン先生に電話をかけ、「娘がこちらにいるあいだにお目にかかりたいのです。緊急に」と告げた。彼女はいじらしいことに、自分の要求は通らなくても、わたしが理路整然と主張すればうまくいくと信じていた。しかしローガン先生はその日、旅行に出かけるところだった。面談の時間はとれないという。母はどうにかして、先生にあとでかけ直してもらうよう約束を取りつけた。

五時に電話が鳴った。母は先生に、わたしが客間で電話をとるまで待ってほしいと頼んだが、先生は急いでいると答えた。わたしは二階へ駆け上がった。面識のないこの男性と、父の死を早める手立てについて話をする時間はせいぜい五分程度だろうと踏んでいた。

わたしは受話器をとり、ふたりの通話に割り込んだ。声が険しく、張り詰めていた。電話をもらったことに感謝もせず、デール・カーネギーがすすめる、友を得て人々に影響を与える方法も何ひとつ実行せず、わたしはいきなり、「単刀直入におききします」と切り出した。先生は、たとえわたしたちが裁判所命令を取りつけたとしても、わたしたちの要望には応えたくないとお考えなのでしょう、と。ローガン先生は少し間をおいてから、「そのとおりです」と答えた。ペースメーカーの電池が切れても取り替えないというのであれば、かまいませんが、動作を停止するというのは、「あまりに積極的」すぎるでしょう、と。のちに彼は、それは「お父さんの顔に枕をかぶせるようなこと」だったのだと言った。

わたしは受話器を置いて一階におりていくと、ソファに座って母を抱きしめ、体を左右に揺すった。

翌朝、母はわたしに、メインストリートの先にある美容院の電話番号を書いたメモを渡した。母の自助グループのメンバーである大学教授の行きつけの店だという。わたしはそれを受け取った。その日の夕方、顎先までの長さできれいに切りそろえたボブヘアを見せびらかすようにして、わたしは母とふたりで、両親のかかりつけ医、フェールズ先生のオフィスの明るく照明のともった小さな待合室に座っていた。きちんと整理された母のファイルには、〝医療に関する永続的委任状〟の関連書類がおさめられている。それを取り出したわたしは、父が医療上の決断が下せない状態に陥ったとフェールズ先生が判断した場合には、母とわたしに代行の権限を与えると書かれていたことを知った。父がみずからそう決めていたのだ。

待合室の掲示板に、ハートフォード・カーラント紙に掲載された内科医の署名入り記事が貼ってあった。メディケアのプライマリケアへの報酬の少なさを痛烈に批判した内容だった。やがてフェールズ先生がわたしたちを診察室に招き入れた。先生は最初からペースメーカーの植え込みには反対だった。しかし、わたしたちに割り当てられた一五分のあいだに、先生もやはり、動作を停止するとなると、それはまた別の問題だと言った。

「あとで後悔するようなことをしてはいけません」というのだ。ペースメーカーを止めれば、父はふらついたり気を失ったりして、転倒する恐れが出てくる。腰の骨でも折れれば、病院か老人ホームで余生を送ることになるかもしれない。「どんなことをしてでも、病院に入れないことにしましょう。九一一に通報しないようにしてください」先生はそう言い、目に涙をいっぱい溜めて、母を見た。「電池が切れるのを待ってはどうでしょう。あれは五年しか保たないはずです。その時期は近づいています」

時間切れとなり、先生は机の奥から出てきて、母を抱きしめた。家に帰ると、母は地下室におりていって、あるファイルをさがし出してそれを調べた。父が七九歳のときに装着したペースメーカーの電池の寿命は、一〇年であることがわかった。つまり、あと五年ほど先までということだ。

心が乱れたとき、母は瞑想するか家中の掃除をする。わたしはグーグルで検索をかける。その日の午後、わたしは、終末期患者の人権と選択権の尊重を訴える活動をしているNPO〝コンパッション・アンド・チョイシズ〟のフリーダイヤル番号を調べ出した。この団体は、ヘムロック協会──不治の病にかかった人が医療の介入なしに死ぬ権利、死期を決める権利を認めるべきだとはじめて公に提唱した支援組織──の志を引き継いでいる。看護学の博士号を持つマンハッタンの看護師、ジュディス・シュワルツが折り返し電話をかけてきてくれた。法律は明確に規定していますと、彼女は言った。わたしの父には、どんな医療であろうと、中止を求める権利があるという。ペースメーカーのように、体内に植え込まれた小さな機器も例外ではない。父が意思表示できなくなれば、母とわたしが父に指名された代理人として、本人の希望どおりにするよう主張する権利を持つ。心臓専門医には、機器を停止させるか、もし心理的に抵抗を感じるなら、ほかの人をさがす倫理上の義務があるのだ。

けれども、わたしはやがて知ることになる。先進医療テクノロジーの時代にあっても、法的、倫理的権利を持っていることがそのまま、実行できる力につながるわけではないのだ。複雑な機器にイエスと言うのはたやすいが、それを撤回するのは至難の業だった。わたしたちは、奇妙な新しいアルゴリズムを前にしていた。父のことをいちばんよく知っていて深く愛していたフェールズ先生と母とわたしは、彼を自然な形で死なせたいと願っていたが、その力がなかった。父のことをほとんど知らず、彼の苦しみをほとんど理解していない人々は延命を望み、そのノウハウを知っており、そうする力も持っていたのだ。

ジュディス・シュワルツは、まず、ローガン先生の望むことをひとつ残らずやってみてはどうかとすすめた。老年精神科医をさがして、父がみずからに関わる医療上の決断をする能力がないと宣言してもらう。もう一度ローガン先生に、機器の動作停止を依頼してみる。もしことわられたら、誰か代わりに停止してくれる医師を見つけてほしいと頼む。その一方で、独自に、もっとこちらの心情をわかってくれる心臓専門医をさがす。必要なら、裁判に持ち込む。

これだけのことを一週間でやってのけるのは無理だった。

言葉のひとつひとつを慎重に選ばなければならない。聖トマス・アクィナスの〝二重結果説〟や数百年の歴史がある刑法に鑑みれば、わたしは父の死期を早めたいと言うわけにはいかなかった。それでは殺人を企図していると受け取られる恐れがあるので、「本人の基礎疾患に対するすべての機械的介入を中止」したいと言わなければならない。父にとって最良の道を望むとも言えなかった。そうではなく、母とわたしは「詳細に知りえた本人の意向にもとづき、われわれは本人がみずから話すことができれば選ぶであろう行動をとる」と言うべきなのだ。死よりも不幸な運命があると思う、などとも言ってはならない。最高裁判所がナンシー・クルーザンの件で、各州は生命維持に絶対かつ正当な関心を持つ、と宣言したからだ。母が介護で押しつぶされそうになっているとも言えなかった。母の苦しみには、倫理上、法律上、なんの立場も与えられていなかったからだ。父はわたしたちの家族ではなく、「当該患者」だったのだ。

わたしは無礼な口もきけないし、訴訟を起こすと脅すべきでもなかった。家族が興奮して取り乱すと、カトリーナ・ブラームシュテットのような臨床倫理コンサルタントは、代理人が〝意思決定能力〟を欠いていると判断してもよいことになっていて、医療チームは家族を無視して法的手段に訴え、トラブルメーカーを排除してほしいと要求することにもなりかねない。そんな事態にいたれば、父の委任状は紙切れ同然になってしまう。

ブラームシュテットは、二〇〇三年にオンラインの国際的な内科医学会誌、「インターナル・メディスン・ジャーナル」に論文を投稿し、医療後見人が親族を死なせるよう強く要求する中で、「暴言」を吐き、「興奮して騒ぎ立てた」事例を報告している。[*5] その女性は弁護士を呼ぶと脅し、患者が院内感染症を発症すると、ブラームシュテットをふくめた集中治療チームのメンバー全員を「クビ」にしようとした。当の患者は六九歳の糖尿病の女性で、ICUに入ってすでに三週間が経過していた。二度目の四重バイパス手術を受けたあと、複数回の脳梗塞を起こし、敗血症性ショック（ときに死にいたる血液の感染症）に陥り、人工呼吸器を使用しながら人工透析を受けていたのだ。そこへ、汚染されたチューブを通じてさらなる感染症にかかってしまった。この女性は明らかに脳にダメージを受けて会話ができなくなっていたうえ、鬱血性心不全も起こしていた。確実に死にいたる経過をゆっくりとたどっていたのだ。
その患者も、わたしの両親が言われたとおりのことをすべてしていた。標準的なリビングウィルに署名し、昏睡状態に陥るか、六カ月以内の死亡が予期される場合には延命処置を中止するよう依頼していた。だが医療チームの意見では、彼女はどちらでもなかったのだ。患者はみずから意思表示ができなくなった場合の医療代理人として、三人の親族を指名していた。しかしブラームシュテットは、敵対的な親族の「判断能力」に疑問を感じたという。彼女はこう書いている。延命装置を外してほしいという要請は、「騒々しく攻撃的な態度で」おこなわれた。そのような行動におよんだのは、なんらかの投影が生じているからかもしれない。つまり、激しい感情の吐露は、代理人が患者の思いを代弁しておらず、自分の価値観や意向を表明している可能性を示唆するものだ、と。

彼女の論文では、この患者に関わった医師たちの激しい感情の吐露や攻撃性や、彼らがみずからの価値観や意向を表明した可能性にはいっさい触れていない。医師たちは頑として譲らず、その親族は第一医療代理人を辞退して、今後は「傍観者および面会者として」のみ関わっていくと言った。第二、第三に指名されていた親族は医療チームに決断をゆだねてしまった。

それから三週間、ブラームシュテットが「積極的な治療」と呼ぶ処置がＩＣＵで続けられ、死に瀕していた患者は状態が安定して、老人ホームへ送られた。しかし四日後、また病院に担ぎ込まれてきた。熱を出し、呼吸困難をきたしていて、またもや敗血症に侵されていた。医療チームは、今度は延命処置をしなかった。病院の規定により、女性は数時間後、医療チームが決めた時刻に、一瞬も遅れることなく息を引き取った。彼女は、生涯最後の六週間の大半を集中治療室で過ごした。数十万ドルを費やし――一部はメディケアから支払われ、残りは病院に吸収されて、間接的に健康保険料率を引き上げ――計り知れない苦しみの果てに……。

その患者が過ごした最後の数週間は、シャーウィン・ヌーランドが『人間らしい死にかた――人生の最終章を考える』〔邦訳は鈴木主税訳、河出文庫〕に描いたような状況下にあったにちがいない。

甲高い音を立てるモニター、シューッと空気を送る人工呼吸器、繰り返し圧迫されるマットレス、色とりどりの光を点滅させる電子機器。こうしたテクノロジーを背景とした戦術により、患者は当然望む権利のある平穏を奪われ、彼らの最期に寄り添いたいと願う少数の人々から遠ざけられているのだ[*6]〔文脈に添う形にするため引用部分の邦訳は拙訳とした〕。

父をそんなところに送りたくなかった。

わたしが父の死を望んだのは、〝尊厳ある死〟が父にふさわしいと考えたからではない。尊厳の問題だとは思っていなかった。また、検品をすり抜けた不良品のセーターのように、父の生活の質が劣悪だと判断したからでもない。オーストラリアの哲学者、ピーター・シンガーが言ったように、わたしは、「価値ある」命とそうでない命があるとは思っていなかったし、父が深刻な機能低下に陥っているからといって、父の命に「価値がない」とも思っていなかった。父はわたしが生まれる前から、世間の目から見れば障害者だったのだ。それに、わたしは威圧感のあった壮年期の父より、老いてひとりでは何もできなくなった父のほうが好きだったし、若いころよりもたくさん愛を伝えてきた。

わたしが父の死を望んだのは、断じて、冷蔵庫のブランドでも比較するように父の生と死を天秤にかけ、「治療を続ける負担と恩恵」を冷静に分析したからでもない。わたしたちは、どうにかなってしまいそうなくらい、愛と絶望に追い詰められていたのだ。また、わたしが父の死を望んだのは、憲法で保障された父のプライバシー権と自己決定権を行使するためでもない。父が役立たずな人間だと思ったからでもないし、わたしが高齢者に差別感情を持っているからでもない。わたしは自分たち家族を、もっと大きなコミュニティの愛の手で抱きしめてもらいたかったのだ。医師たちに助けてもらいたかった。わたしは、父を愛していたから、死なせたいと思ったのだ。家族みんなの苦しみを終わらせたかった。ジュディス・シュワルツは、そのためには、悲しみに暮れる娘としてではなく、異国の言葉で話さなければだめだと言ったのだ。

この厄介な状況を作り出したのはわたしたち家族ではない。父の死期を延ばし、母の苦しみを長引かせていたのは、無限の長寿を礼賛し、やみくもに信奉してきたわたしたちの文化なのだ。わたしに言わせれば、これは万物がたどる自然な道を否定するもので、モラル上の罪でしかない。なぜわたしたちが裁かれる側に立たなければならないのだ?

わたしはミドルセックス病院に連絡し、ホスピスの申し込みをしようとしたが、電話に出た親切な看護師から、父の場合は〝老衰〟なのだと教えられた。回復する見込みはないけれども、現在の状態では、メディケアがホスピスの給付対象と認定するレベルには届かないという。その看護師は、コネティカット州からオレンジ色のプラスチックの〝蘇生処置禁止（ＤＮＲ）〟指示証明ブレスレットをもらいましたかときいた。それを持っていないと、蘇生処置をしないよう指示する書面があっても、救急医療士が従わないことになっているらしい。[*7]

わたしはそれをメモし、またもや、自分が父の処刑執行人になったような気がした。のちになってはじめて、父のように弱っている人にとっては、ＤＮＲが疑いの余地なく救いとなることを知った。病院の外で蘇生処置を受けた高齢者のうち、生きて退院できる人はたった八パーセントだ。そのほとんどは脳に重い損傷を受けていて、二度とひとりで生活することができなくなり、老人ホームに入所する。父と同年代の人では、自立した生活ができるまでに回復する事例はわずか三パーセントにとどまっている。[*8]

わたしは地域のクレイグズリストに広告を出し、平日の毎晩、ミドルタウンまで車で来て、一時間ほどかけて父の就寝介助をしてくれる人を募集した。報酬は二五ドルとした。弟のジョナサンは、そんな仕事をしたがるのは、よほどのばかだと言った。しかしほんの数日後、隣町に住む既婚の看護学生が見つかった。わたしはほっとして一日を自由に使わせてもらうことにし、ニューヘイブンからメトロノース鉄道でニューヨーク市に行って、いくつかの記事をエディターに売り込んだ。それから、カリフォルニアに帰った。

自宅に戻ると、看護学生からのメールがわたしを待っていた。授業のスケジュールが変更になったので、働けなくなったという。わたしはカリフォルニアの自宅の書斎から、ハートフォードのクレイグズリストにまた広告を出して、応募してきた雑多な人物に電話をかけた。中には、ドラッグをやってへろへろになっているような者も何人かまじっていた。やがてようやく、適任者が見つかった。娘をひとりかかえ、日中は保険会社に勤め、夜は遠い郊外の町のビュッフェ式の中国料理店で働く中国系アメリカ人女性だった。わたしは彼女の声が気に入った。母にその女性の電話番号を教えた。母も彼女を気に入り、ほっとしたことに、アリス・テンという名のその女性が三日後に中国料理店を辞め、わたしたちのために働きはじめた。

感謝祭が過ぎて、クリスマスも終わった。わたしは母を脅すような手紙を書き、そろそろフルタイムで助けてくれる人をさがすべきだと告げた。自分が引き受けるとは言わなかった。ペースメーカーを停止してくれそうな心臓専門医もさがしたが、はかばかしい結果は得られなかった。ブライアンとわたしは、ミルバレーの家の暖炉に火を入れ、彼の息子たちや独身の友人を招いて、持ち寄りパーティーを開いた。わたしは体重が二キロほど減った。読書グループからも抜けてしまった。なぜライターとしてもっと成功していないのだろうと自問していた。

このころ、母はまた日記を開いていた。「けさジェフは上から下までそっくり全部着替えて、シーツまで取り替えるはめになった――これで二度目。午前中ずっと眠っていて、昼食後も三時まで寝ていた。わたしは彼を連れてワズワース邸公園へ散歩に行こうと思い立った。でも、その帰り道、彼はうんちが出たと言い出した。たいへんだったけど、なんとか車の中を掃除するなどした。もうほとほと、いやになる」母は縦七・五センチ、横一二・五センチのカードに一茶の俳句を書き写し、自分の机の上の本棚に貼りつけた。「世の中は地獄の上の花見かな」と。冷蔵庫には、脳梗塞の前兆をリストアップした古い小冊子の横に、新しいマグネットシートを貼り、そこにウィンストン・チャーチルの言葉をわかりやすく言い換えた一文を書いていた。「きみが地獄の中を進んでいるのなら、決して立ち止まってはいけない」

わたしたちを取り巻く沈黙は次第に深まりつつあった。

わが家の内情を理解していそうな人は、フェールズ先生と、そのほかには、母や大学教授の奥さんがひいきにしていたメインストリートのミドルセックス果物店の店主、テディと、当時もまだポンコツのSUV車で週に三回来てくれていたトニ、それから、近所のスーパーマーケットのベーカリー・コーナーで、毎週、物言わぬ父が厳かにさし出すパンを受け取りながら、敬意とやさしさを込めて父と目を合わせ、それを機械でスライスしてくれる男性店員だけだった。

ミドルタウンからカリフォルニアへ帰るときはいつも、何か小さな課題を成し遂げた誇らしさを感じると同時に、やり残していること、いずれ着手する必要のあることを考え、胃がよじれるような思いを味わった。ブライアンと弟たちと、たまに参加するアルツハイマー協会の自助グループの集まりで会う母と同世代の名も知らぬ女性たちのほかには、ほとんど誰にも深い話をしていなかった。カリフォルニアの生活に戻るときには、そういうことを表に出さずにいるつもりだった。コネティカットであったことはコネティカットに置いてきたかったのだ。誰かよその人の娘の身に起きたことのように。

友人には、断片的な言葉を使ってかいつまんで話した。脳梗塞。ペースメーカー。動作停止。認知症。母。父。コネティカット。誰もが当惑した。わたしとしては、胸がつぶれそうだと言うより、ローガン先生に腹を立てていると言うほうが楽だった。父のガウンが便で汚れた話や、母がついにたまりかねて暴力をふるった話をするよりは、医療代理人や、患者の自己決定権、ナンシー・クルーザンの件について最高裁が下した判決のことを話すほうが楽だったのだ。両親の苦しみを目の当たりにすること自体が苦しみだったが、その事実には気づいていないふりをした。わたしたちの暮らすマリン郡内に、遠距離介護者の心理療法のグループはないか、さがしてみたが、見つからなかった。アルツハイマー病の母親を持つ友人、ノエル・オクセンハンドラーにだけは、なんのためなのかしら、と言うことができた。ブライアンにだけは、お父さんはもうすぐ死ぬのに、と言えた。日記には、「わたしはもうくたくた。腹が立って、やけくそになっている。もう何もしてあげられることがない」と書いた。

母は父をフェールズ先生のところへ連れていき、先生が父の手首に、州から支給されたオレンジ色のプラスチックのDNRブレスレットを巻きつけるのを黙って見ていた。その前の診察日に、危険薬の処方箋と同様、三枚複写式になっている書類に、フェールズ先生が必要事項を書き、ブレスレットを申し込んでくれたのだった。その同じ月に、父は階段で足を滑らせ、手を引いていた母といっしょに玄関ホールまで転がり落ちてしまった。母は父の下敷きになった。父は手首を骨折し、母は腰から足首まであざだらけになった。母は椅子式階段昇降機を買うべきか、借りるべきか考えはじめた。するとアリスが、お使いになるのはあと半年から一年くらいでしょうと言ったので、レンタルすることに決めた。ウェザーズフィールドの医療用品会社からふたりの担当者がバンで来て取りつけてくれた。父が死に近づきつつあることを示すものがまたひとつ、増えたのだった。

わたしのすすめで、母は父を連れて、ミドルタウンの老年精神科医、リチャード・キータイ先生を訪ねた。これはわたしがコンパッション・アンド・チョイシズの看護師といっしょに立てた長期計画の一部だった。目的は、母が父に代わって医療上の決断をし、ペースメーカーの動作を停止させてもらう法的権利の有効性を実証することだ。キータイ先生は、「バトラー氏は、いまが何年か、何月か、どの季節か、何度教えても、言うことができません」と手紙に書き、父には、医療上の選択肢を理解し、決定し、それを伝える能力がないことを証明してくれた。「ものの名前を答えるテストでは、腕時計と櫛は正しく言えますが、ペンについてはまったくできません。ペースメーカーなど装着していないと言い、それがどんなものかも知りませんでした。わが子の名も、三人のうちふたりを思い出すのがやっとでした」

次にミドルタウンへ行ったのは、早春のころだった。フェールズ先生のオフィスの窓からは、木々の枝が淡い緑にふんわり覆われているのが見えた。父がはじめて脳梗塞で倒れたときと同じように、先生はまた机の奥に座り、母とわたしに向きあった。そして今度もまた、母がペースメーカーの話を持ち出した。結局、進展は見られなかったのだ。心臓専門医のローガン先生は、自分が医療業務権〔病院との契約にもとづき、院内で医療行為をおこなう権限〕を持っているカトリック系の病院でほかの医師たちに尋ねてみてくれたが、やはり引き受けようという人はいなかった。母は、以前のかかりつけ内科医でミドルセックス・メモリアル病院の生命倫理常任委員会の長を務める医師に相談してみたが、父は入院患者ではないので、委員会としては関与できないと言われたらしい。

以前、相談したときには、フェールズ先生は、ペースメーカーを停止させれば、父がめまいに襲われ、転倒して腰の骨を折るようなことになりかねないと警告していた。けれどもこのころの父は、ペースメーカーを使っていてさえ、しょっちゅう転倒するようになっていて、フェールズ先生の考えも変わっていた。母は床に倒れた父をひとりで起こすことができず、それまで二度、救急車を呼んでいた。そして母は二度とも、病院へ搬送しようとする救急医療士に激しく抵抗した。フェールズ先生は、「ジェフのことをいちばんよく理解しているのも、何が彼にとっていちばんいいのか知っているのも、あなたなのです」と言った。その目には涙が浮かんでいた。先生のお父さんもアルツハイマー病で、症状が進み、メイン州の病院に入院していたのだ。先生のお母さんも、うちの母と同じように疲れ果てていた。先生はできるだけ早くメイン州へ行って、病院のスタッフに、お父さんには「手出しをしない」こと、蘇生処置をしないことを頼みにいくつもりだった。わたしはカトリック信徒なのですよと、先生は言った。しかし、必要以上に延命することは望ましくないと思っているという。

「ジェフには意思の疎通ができません」と、先生は言う。「前は、どこが痛むのか、わたしに言うことができました。でもいまはただにっこりして、バレリーやわたしの言うことに、なんでもうなずくだけです」先生は、わたしたちの希望どおり、手紙を書こうと言ってくれた。しかしペースメーカーの動作停止については、どういう手段があるのか知らないという。

サンフランシスコに住む友人が電話をくれた。わたしのプランについて話すと、彼女は「それは安楽死よ」とにべもなく、自信を持って言い切った。また、カトリックで中絶に反対の立場をとるブライアンは、心臓専門医がわたしたちを助けてくれない理由がわかると言った。「それが彼らの義務だからさ」と。わたしの編集者で、ワシントンDCで精神医療関係の雑誌を手がけている男性が、知り合いのソーシャルワーカーの電話番号を教えてくれた。ボルティモアでおもに高齢家族の支援にあたっているそうだ。その人に連絡してみると、わたしが主導権を握るべきだと助言してくれた。必要とあらば、お母さんの意向に逆らってでも、お父さんを老人ホームに入れるべきです、と。弟さんたちを呼び寄せて手を貸してもらいなさい、と。要するに彼女は、そのほうがペースメーカーを止めてもらおうとするより望ましいと考えているようだった。「あなたとお母さんの希望はわかりました。でも、お父さんはどうなさりたいのでしょう」と、尋ねてきた。

それを考えると胸が締めつけられた。わたしはどの父に忠実であればよいのだろう。最初の脳梗塞を起こしてからまもないころ、足を引きずりながら、わたしといっしょにワズワース邸公園を散歩していたとき、「だが、これは……これは!」と言ったほぼ健康な父か。それとも、その一年後、母に「長生きしすぎたよ」と悲しそうに言った父か。あるいは、「バレリーが死んだら、わたしがお父さんの世話をする」と約束した、ほとんどしゃべらなくなった愛すべきあの父か。言葉を失い、年老いたオウムのようになった父？　あるいは、最後の細胞の最後の光が消えるまで生き抜こうとしている父の脳幹？

運悪く、わたしは長寿家系の出なんだよ。

わたしたちがどんな状況に置かれているかは、自分自身にさえ、はっきり説明することはできなかった。どうすれば、本人に理解できる言葉を使って、父に話すことができるだろうか。

わが子の名も、三人のうちふたりを思い出すのがやっとでした。

わたしの愛する父の抜け殻に、自分の「生活の質」をどう考えるか尋ねるのは、残酷でしかないのだろうか。ジュディス・シュワルツが提案したように、どんな葬儀にしたいかと父にきくのはどうだろう。医療処置を続けるメリットとデメリットについてどう考えるかときいてみるのはどうだろうか。

ペースメーカーなど装着していないと言い、それがどんなものかも知りませんでした。

わたしはハーバードの臨床倫理コンサルタントに電話をした。

すると、こう提案された。かつての頭脳明晰で堂々としていたお父さんが魔法か何かでよみがえり、キッチンのテーブルに現れて、あなたと一五分ほど話をするところを想像してはどうでしょう、と。さっそく試してみると、わたしの父は、生きているというより、スローモーションで死を迎えつつあるような状況はぞっとするねというように、首を横に振った。こんな方法ではだめだと思った。父が死んだあとにわたしの夢に出てくるとしたら、そのときはきっと何も言わずに微笑んでいるだろう。そしてそんな父をわたしは恋しく思うはずだ。ほんとうは、昔の父の腕にすっぽり抱かれ、お父さん、なんとかしてちょうだいと頼みたかった。だが、それはできない相談だった。

父は八五年の生涯で、何度も生まれ変わった。南アフリカの少年だった父は死に、戦争の英雄に生まれ変わった。身体能力の高い若者であった父は死に、障害者として、夫として、子を持つ父親として新たな生を得た。傷痍軍人の年金で食いつなぎながらオックスフォード大学の博士号取得をめざした学生は死に、移民として、アメリカ国民として生まれ変わり、のちには、元ウェスリアン大学教授として悠々自適の生活を送るようになった。その父を、さらに新たな死に追いやる必要はない、とわたしは思った。老人ホームに入れて、身にまとった殻をことごとく剝ぎ取られ、メディケアの加入者番号と、鍵のかかった〝記憶障害（メモリー）ケア・ユニット〟のベッドサイドテーブルに飾る二、三の写真しか手元に残らないような生活を送らせるわけにはいかない。

心のいちばん深いところでは、できるかぎりのことをして父の死を早めること（そんな勇気はないが、殺人の一歩手前の行為）が、倫理的に正しく、悲しいけれども必要な対処法だと思っていた。母はのちに、「わたしには、性格っていう古めかしい言葉でしか言い表せないわ」と言った。

わたしのイメージにはどんな言葉があてはまるだろう。考えていると、すべての命がたがいにつながっていることを表す、〝帝釈天（インドラ）の網〟という仏教の古いたとえが思い浮かんだ。これは昔、南フランスの瞑想センター、プラム・ビレッジで修行中に、華厳経で読んだ言葉だ。寒くて曇りがちな冬のことだった。帝釈天の網は、宝珠をちりばめた巨大な網で、世界全体をすっぽり包んでいる。網の結び目のひとつひとつに宝珠がついていて、どの宝珠の表面にも、ほかのすべての宝珠が映っている。父の人生は、この無限に広がる網の一個の結び目に掛けられた宝珠であり、そこには、わたしの人生や、弟たちと母の人生が映っている。そしてフェールズ先生やローガン先生の人生も映り込んでいる。この世では、誰もがみな、はじめも終わりもなく、たがいを映し、たがいに影響しあっている。そして神聖なエネルギーが輝きを放ちながら、人から人へと流れているというのだ。

その網の中で、父のペースメーカーとわたしたちの引き裂かれた人生は着々と時を重ねている。わたしたちが生きているこの現実は、石の板に戒めを記したひとりの神によって治められている世界ではない。その人生においてただの一日も、おとな用のおむつを交換して過ごした経験がなく、ナンシー・クルーザンのうめきを聞いたこともない男性聖職者が解説する世界ともちがう。生命倫理を盾にとった法律尊重主義や詭弁、言い逃れ、巧言に貶められてはたまらない。

わたしたち家族が生きていた世界では、行動するにせよ、行動できないにせよ、そのあとには必ず、さざなみが広がるようにして、苦しみが残っていった。どこを向いても聖観音（しょうかんのん）の姿は見えなかった——千の手と目とを持ち、どこにいようと声をあげれば聞きつけて、いろいろな道具を使って助けてくれるというインドの菩薩の姿は見当たらなかった。〝苦しみ〟という言葉さえ見つからなかった。ましてや、愛する人がそれに押しつぶされそうになっているときにどうすればよいのか、道筋を示す地図など、見つかるはずはなかったのだ。

そんなある日、ふたりの女性が両親を訪ねてきて、自己紹介をした。ひとりは作業療法士、もうひとりは訪問看護師だった。父がしょっちゅう転倒していると知って驚いたフェールズ先生が、わたしたちには内緒で、緩和ケアと呼ばれるプログラムにつないでくれたのだった。それまでわたしは、そんなものがあるとは聞いたことがなかったのだが、のちに、このプログラムが身体的、精神的な苦痛をやわらげることを中心にした比較的新しい専門分野として成長しつつあったことを知った。破綻した医療システムにとって、これはひとすじの光明だ。看護師の説明によると、緩和ケアでは、連携のとれた医療チームとソーシャルワーカーが自宅を訪問してくれるという。ホスピスとちがって、父が六カ月以内に死亡するという医学的な根拠は必要ない。回復の見込みのない父を治そうとするのではなく、ケア――それもわたしたちみんなの――に重点が置かれるとのことだった。看護師は、父が転倒するたびに救急車を呼んで、病院搬送をめぐって押し問答をせずにすむよう、消防署の〝助け起こし〟サービスの電話番号を母に教えてくれた。作業療法士は、家の中を見てまわり、小さなラグを取り除けば、父が転びにくくなるかもしれないと助言してくれた。そして、父の寝室に置くポータブルトイレと赤ちゃん用のビデオモニターを買うことをすすめた。

ついに、わたしたちは孤立から救われたのだ。

夕食どき、わたしは父が手首に巻かれたプラスチックのDNRブレスレットを仔細に調べて興味を示し、オウムのようにのんびりしたしぐさで、はっきり見えない文字を読み取ろうとしているのを見た。誰もあれのことを父に話していないのだと悟った。でも、なんと言えばいいのだろう。

両親とわたしが見ていたニュース番組が終わるころ、玄関のチャイムが鳴った。アリス・テンが入ってくると、父がぱっと顔を輝かせた。よろよろと立ち上がり、キャスター付きのテレビ台を定位置である壁のくぼみまで押していこうとしたが、母が厳しい口調でだめよと言った。最近、ひっくり返したことがあったのだ。「どうすればいいのか、教えてください、ジェフ」アリスがやさしく言い、台を片付けはじめると、父はおとなしくあとについていった。それから、椅子式階段昇降機までいっしょに行き、椅子に座らせてもらった。アリスはまた、どこに足を置けばいいかを教え、ベルトのバックルを留め、父を二階へ運ぶボタンを押した。わたしは天使の存在は信じていなかったが、アリスに力を与えてくれるものに感謝していた。イエス・キリストは、家を建てる者の捨てた石が隅の親石（おやいし）となったと言った〔マタイによる福音書二一・四二〕。アリスはつねに敬意のこもった態度で父に接し、母を母自身と疲労から救ってくれた。毎晩、父の歯を磨いて、父をベッドに寝かしつけ、「おやすみなさい、ジェフ！」と明るく声をかけて帰っていく。アリスとトニはわたしたちにとっては、まさに隅の親石、家の基礎のようなものだった。ふたりの厚意に対してお金を払っていたことは重要ではない。アリスとトニが赤の他人に近いわたしたちに、愛と知恵とやさしさをくれたことに、わたしは信仰心と言ってもよいほどの感謝の念をいだいていた。

状況は改善したが、母自身の状態は悪化した。睡眠がとれなくなっていたのだ。朝、わたしが住み込みの人を雇う話をしかけると、母は気を失いそうだと言い出し、キッチンテーブルのそばで椅子に座ったまま、頭を両脚のあいだに入れた。それから居間へ行ってソファに横になった。

ある朝、まだ父が眠っているあいだに、わたしは母が日課としているヨガにつきあった。猫と牛のポーズをし、背中を上下させてストレッチをしていると、母が、あなた拒食症みたいに見えるわよと言った。そう言われたのは空港に着いてからこれで三度目だった。またもやわたしはげんなりし、またもや、いい加減にしてと返した。わたしはいつまでお母さんのものさしに合わせなきゃいけないの、と。お母さんの目から見て、痩せすぎでも太りすぎでもいけなくて、近すぎず遠すぎず、いばりすぎず、おとなしすぎず、依存しすぎず自立しすぎず、服装もだらしなさすぎないよう、色数が多くなりすぎないよう気をつけてなきゃいけないわけ？　すると母は言った。「ケイティ、あなたにはユーモアのセンスってものがないのね！」

　ヨガが終わると、わたしは二階に行って着替えをし、静かにサウスウエスト航空に電話をかけて、予約を一日早めてもらった。批判も非難もしないし、不平を並べる気もなかった。母との口論に勝つ唯一の方法は、それを避けることだ。母がこんなふうにちくちくわたしを攻撃しはじめるのは、そろそろ帰れというしるしなのだと、自分に言い聞かせた。

　その日の昼前、わたしは父を最後の散歩に連れ出した。人や車が行き交う道路の端を歩いて、元の修道会の建物をめざした。家から遠く離れた一時停止標識まで歩いていくつもりだったが、父がぜいぜいと、びっくりするほど大きな音を立ててあえぎはじめた。戻りましょうかと言うと、父は苦しそうに息をしながら、昔、わたしたちが反目しあっていたころのように、軽蔑をあらわにして、「こわがって……いるのは……きみのほうだ」と、吐き捨てるように言い、意地を見せて進んでいく。腹を立ててすり足で歩いているこの引きこもり老人に比べたら、脳梗塞の後遺症をかかえる身でウェスリアン大学のプールへ週に三回、ひとりで歩いて通っていたころの父は、スーパーヒーローだったと思った。

　昼食のとき、母がわたしの手をとり、「帰らないでちょうだい」と言って泣きだした。「もう少しここにいてほしいの」と。わたしは涙に濡れた母の青い瞳を見つめ、彼女の手を握った。母はありのままの自分をさらけ出し、心を開いて嘘偽りのない愛を伝えてきた。美しかった。わたしは、拒食症と決めつけられることに耐えられないとは言わなかった。あれをやめてくれたらここにいるわ、とも言わなかった。わたしは母の手を撫でて慰めるようなことを言ったが、フライトを変更しようとはしなかった。

サンフランシスコへ帰る日の朝、わたしは父の部屋の前でためらったが、中に入って父を起こした。六時半で、外はまだ暗かった。父は目をあけてわたしに微笑みかけた。父に理解できるかどうかわからなかったが、「トニが空港まで送ってくれるの」と言った。

「起きたほうがいいか。わたしも行くのか」と、父がきく。

「いいえ」わたしは答え、父の頬にキスをした。「さようなら。お父さんは寝てていいのよ。愛してるわ」

三週間後、母がカリフォルニアに電話をかけてきて、こう言った。「来て」

第 5 部

受容

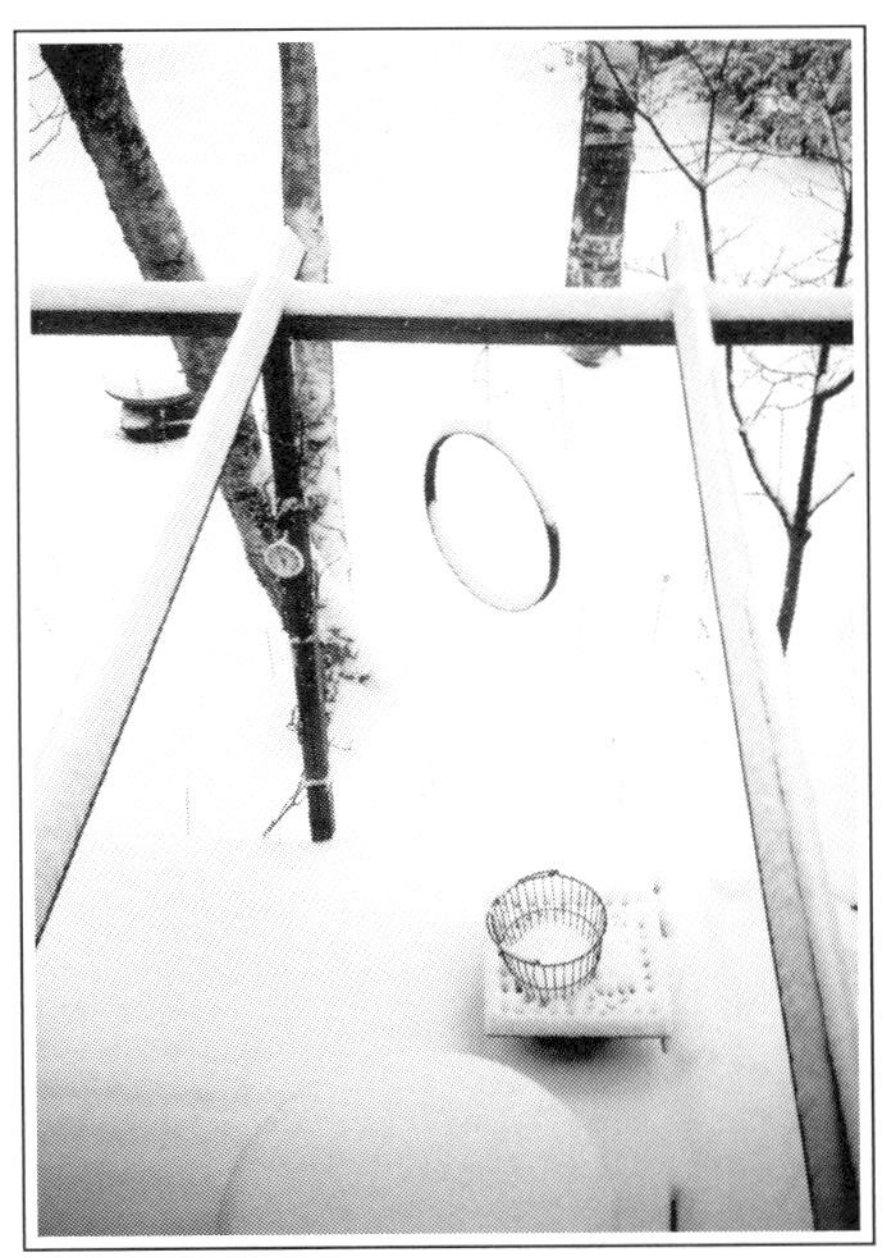

コネティカット州ミドルタウン、パイン・ストリートの冬
Photograph by Valerie Butler

第14章

死ぬ技術

父の気管支炎が悪化したという。母は医師に連絡をとっていなかった。父は日中は眠っていたが、夜には主寝室でのたうちまわり、ときには起き上がって転ぶこともあった。母は眠れぬままに、隣室のベビー用モニターでようすをうかがい、異変を察知するたび、父をベッドに戻しにいっていた。父は呼吸困難をきたしていて、興奮気味だった。やがて緩和ケアプログラムの訪問日の朝、看護師がやってきた。彼女は妙な音を立てる父の胸に耳をあてるなり、肺炎を起こしていますねと言った。ようやく父が終末期に入ったことが確認され、ホスピス病棟に入院できることになった。このプログラムを利用していたおかげで、父は救急外来へ搬送されずにすみ、集中治療室で死を迎える事態を避けることができた。看護師が病院に電話して手続きをとり、母が救急車を呼んだ。ミドルセックス病院のホスピス病棟に運ばれた父は、殺されるとでも思っているように暴れ、看護助手に蹴りかかり、噛みつき、「失せろ」と怒鳴った。トニが駆けつけてくれた。わたしが誰だかわかりますかと彼女がきくと、父は片目をあけ、あたりまえだと言わんばかりに、鋭い視線を投げた。父は夕食をきれいに平らげ、その後、十分な量のモルヒネを投与された。

わたしが駆けつけたころには、父は静かにベッドに横たわっていた。少しずつ肺に水が溜まりつつあり、言葉を交わすこともできない状態だった。父は目を閉じ、まるで機械のように規則正しく、耳障りな呼吸音を立てていた。

ホスピス病棟には、落ち着いた家庭的な雰囲気があった。パンフレットには、最後まで残る感覚は聴覚だと書かれていた。本を読んであげたり、好きな音楽を聴かせてあげたりしてもよいし、それまで胸の内に秘めてきた思いを言葉にするのもよいという。廊下の突き当たりには、カーペットを敷き詰めた居間があり、家族が使えるように、電話と座り心地のよいソファと、ビデオテープが用意してあった。ウォークインクローゼットの二倍くらいの大きさの、どんな宗派の人でも礼拝できるチャペルもあり、キッチン、コーヒーメーカー、それにシートケーキがたくさん入った冷蔵庫も備えられていた。

母はベッドのそばにひざまずき、父の手を握って髪を撫でながら、いらいらしてばかりいたことを詫びて泣いていた。すると、父の目尻から涙が流れ出し、看護師が母に、やめましょう、ご主人を泣かせてしまいましたよと言った。わたしは、ふたりの愛、そして、自分がずっとそれを理解できていなかった事実に気づき、またしても不意を衝かれたようなショックを受けた。

母は苦悩に苛まれながら父に付き添っていた。医師や看護師たちに、モルヒネの投与量を増やして早く楽にしてやってくださいと懇願し、どうかペースメーカーを停止させてくださいと何度も頼んだ。しかしホスピス病棟がようやくローガン先生の勤務する病院に電話をかけたころにはもう土曜日になっていて、オンコール勤務のドクターがそれは許可できないと答えた。結局、ローガン先生には何も伝えられなかったらしく、先生は後日、自分が連絡を受けていれば停止したでしょうと言っていた。父が亡くなってから一カ月後、アメリカ心臓協会と不整脈学会、米国心臓病学会のメンバーから成る合同委員会が「合意声明」を出し、患者の希望によるペースメーカーの無効化は、倫理上、法律上、容認できることであり、自殺幇助にも安楽死にもあたらない、という見解を示した。もちろん、わたしたちにとっては遅すぎた。

だから五日間、たいへんな苦しみを味わうことになったのだ。

愛は非情に見えることがある。わたしたちは父に酸素も食べ物も与えず、生理食塩水の点滴も、コップ一杯の水もことわった。与えたとしても、ただ体内の諸器官の機能停止を遅らせ、死のプロセスを引き延ばすだけに終わっていただろう。ある看護師が、飲食をしないことによって死を迎えるのは苦しいことではないと言ってくれたし、わたし自身も苦痛を感じることなく、何日も断食をした経験があった。しかし、マタイによる福音書の言葉を忘れることもできなかった。その中でイエスは、「おまえたちは、わたしが飢えていたときに食べさせ、喉が渇いていたときに飲ませてくれた」〔二五-三五〕と言うのだ。歴史上、かつてこれほど多くの息子や娘や夫や妻が、最後の最後に、愛する人をこんな目に遭わせたことはなかったのだ。

犬でもこのような扱いは受けないだろう。

ほんの二、三日で死が訪れるのであれば、本人のことだけを考えて過ごすのは、家族にとってたやすい——少なくとも可能な——ことだ。だが徐々に死に向かう人をすでに何年も介護してきた場合はむずかしい。わたしはずっと病室にいて、父の苦しげな息づかいと母のすすり泣く声を聞いていることに耐えられなくなった。そこで部屋を出てメインストリートのドラッグストアに行き、「エル」誌を買った。そして病院に戻り、弟たちの到着と父の死を待った。また、一度は母と、一度はひとりでデパートへ行って靴を買った。新しい靴を履いて病院に戻ってきて、父のベッドのそばで「エル」誌を読み、父の手を握った。わたしは五九歳だったが、それまで一度も、人の死を看取ったことがなかったのだ。

その昔、わたしたちは人がどのように死ぬのかを知っていた。看取り方も心得ていた。なぜなら、幼少期、青年期、中年期、老年期、すべての年代で何度となく、愛する人の死を見てきたからだ。いずれも、苦痛を取り去ってやれない死であり、機械を使って先延べできない死だった。わたしたちの祖先の死はきれいごとではすまなかった。痛みに絶叫しながら事切れる者もいた。しかしわたしたちは何百年もかけて、愛する人がどのように死に向きあったかを語り伝え、死ぬための技術を学んできたのだ。

一二二六年、四〇代だったアッシジの聖フランシスコ〔フランシスコ会を創設したカトリック修道士。清貧を旨とした〕は、長患いの末に死期が近づいたことを悟り、「服をすべて脱ぎ捨てて地面に横たわり、貧者として死のうとした」という。しかし死は、彼が予期したほどすみやかには訪れなかった。彼は家の中に連れ戻され、ふたたびベッドに寝かされた。聖フランシスコは弟子たちに、自分が作った『太陽の賛歌』を歌ってほしいと頼んだ。修道士たちは、「たたえられよ、我が主、姉妹なる月とあまたの星によって。あなたはそれを大空にちりばめ、美しく貴くきらめかす」と歌い、聖フランシスコが少し前に新たに付け加えた新しい言葉も添えた。「たたえられよ、我が主、我らの姉妹、肉体の死によって。生けるものはだれもその手から逃れることがない」と〔エリク・ドイル『現代に生きる「太陽の賛歌」――フランシスコの環境の神学』石井健吾訳、サンパウロより〕。翌日、痛みがいくらかやわらぐと、聖フランシスコは修道士ひとりひとりの頭に手を置いて祝福を与え、そこにいる者、いない者にかかわらず、修道会の者すべてに、そして世界の終わりにも、祝福があるようにと願った。

「太陽が沈みはじめると同時に、大きな沈黙が広がった」と、ビクトリア時代のあるエッセイストの手になる聖フランシスコ臨終の物語には、書かれている。

仲間たちは、まだ彼が自分たちとともにあるしるしが見えはしまいかと希望をいだき、彼の顔を見つめていた。すると見よ、彼の横たわる家の上に、おびただしい数の小鳥が集まり、屋根を中心に円を描いて飛びはじめた。その美しいさえずりは、彼とともに主を讃えているかのようだった。*1

このような崇高な死は、聖人だけのものではなかった。ヨーロッパでペストが猛威をふるい、たくさんの人命が奪われた一五世紀には、死を迎えるための最後の秘跡を施すカトリック司祭の数が不足した。そのため、わたしたちの祖先は死に方の手引き書を作った。聖職者によってラテン語で書かれた最古のものには、〝死亡術〟という意味の、『アルス・モリエンディ〔*Ars moriendi*〕』という簡素なタイトルがついている。プロテスタント神学に合うよう、長年、改訂を重ねられてきた英語版には、『死の技法の書〔*The Boke of Crafte of Dyinge*〕』『死に方を熟知するための技術と技法、崇高なる死の決まりごとと儀式〔*The Art and Craft to Know Well to Die, and Rules and Exercises of Holy Dying*〕』などがある。

『アルス・モリエンディ』は、死の苦しみを直視し、現代に生きるわたしたちにはなじみの薄いシーンを描いてみせる。自宅のベッドのそばに親族、友人が集まり、『アルス・モリエンディ』に書かれた手順に従って、その場にふさわしい質問をし、指定どおりの祈りを捧げて、死にゆく人に慰めと希望を与える。よい死とは、苦しみがないことではなく、信仰と勇気と受容によって、それに向きあえることだった。ストイシズムは求められなかった。聖公会のイングランド人神学者、ジェレミー・テイラーは、一六五一年に刊行された著書、『崇高なる死の決まりごとと儀式』の中で、臨終の床ではうめいてもかまわないと書いている。

『アルス・モリエンディ』は、決して死を、意義深い成長を遂げてきた生涯のクライマックスと位置づける欺瞞を犯してはいない。一四九一年でさえ、その執筆者たちは、「人々は、心よりも体のためになる薬のほうを性急に求める」傾向にあると嘆いている。彼らは臨終の床を、無力と無意味な苦悶を象徴するみじめな場としてではなく、天使と悪魔が魂の支配をめぐって激しく争う、力強くも壮大な戦場として描き出す。主役は医師ではなく、死に瀕した人自身だ。その苦悩のもとは、数々の罪の誘惑だった。信仰心の揺らぎ、絶望、あきらめ、過去の悪行に対する悔恨、別れを告げたくない気持ち、とりわけ、死と地獄への恐怖。死は単なる肉体の苦ではなく、魂の試練でもあり、その苦しみには意味があった。勇敢な人は、死神に抗わず、死は神への信頼が試されるときだと考え、この世の生が清められ、その報いとして天国へと導かれる過程だと受けとめていた。洗礼や結婚と同じように、家族の一員として意味のある通過儀礼と見なしていたのだ。よい死は、最後の言葉で決まる。過去のあやまちを悔い、神のご意志を受け入れ、神のご慈悲を信頼することを誓い、あとに残された者がのちのちまでたいせつにしていく言葉を与えなければならなかった。

だがわたしの父の死にざまはちがっていた。『死の技法の書』がすすめるように、「主よ、あなたの御手にこの魂をゆだねます」と三度唱えたりはしなかった。わたしも『アルス・モリエンディ』で推奨されているように——ということはのちに知ったのだが——父に、神の許しを乞うかなどと問わなかった。自分を傷つけた人を許すのか、この世の幸福をすべて捨て去るか、キリストの贖い(あがない)の犠牲に感謝するかどうかとは、ききもしなかった。わたしはただ父の手を握り、ほとんど何も言わなかった。

目を閉じて苦しげに呼吸する父を見ていることしかできなかったのだ。

エリザベス・キューブラー・ロスは、一九六九年のベストセラーとなったその著書の中で、死にゆく人は、否認、怒り、取引、抑うつ、受容の五つの段階を経験すると述べている。ただし、必ずしもこの順序ではないらしい。父の場合はむしろ、時を経るにつれて受容から抑うつ、怒りへと、逆の経過をたどった。

父は窓のない内なる小部屋で、死という長い苛酷な作業に取り組んでいた。かつて好んで議論を吹っかけてきた朗々たる声は、認知症と聴覚障害、脳梗塞、脳損傷、肺炎とモルヒネによって絶たれてしまった。父はあの内なる小部屋で叫んでいたのだろうか。仲違いをしていた息子のマイケルとの和解を望んでいただろうか。ジョナサンにも、父親として無関心であったことをあやまりたかっただろうか。母を許しただろうか。白い光か、亡き兄が天国へようこそと歓迎しているのが見えていただろうか……。それをわたしは決して知ることはないのだ。

著名なホスピス・緩和ケアの専門医、アイラ・バイアックは、死に瀕した人への助言として、愛する人とこういう言葉を交わしなさいとすすめている。愛している、ありがとう、わたしを許してください、わたしはあなたを許します、さようなら、と。[*2] 父とわたしはひとこともそんな言葉を口にせずじまいだった。

父はただ呼吸をしていた。聞くに堪えない大きな音で、しかもその音はさらに大きくなっていく。懸命に何かに取り組んでいるように、塀を建てているかのように、赤ちゃんを産もうとしている人のように、昼も夜もそんな呼吸を続け、父の肺にはどんどん水が溜まっていった。報酬を得て働く見知らぬ親切な人に、体を拭いてもらい、着替えをさせてもらい、きれいにしてもらっていた。母は泣いて許しを乞い、わたしは部屋を出たり入ったりしては、父の手を握った。わたしたちにはもう、何もできることはなかった。それまでの七年間に、わたしは言葉ではない形で、愛している、ありがとう、わたしを許してください、わたしはお父さんを許しますと伝えてきた。この前帰省して、カリフォルニアに戻る日の朝に父を起こしたときのことを思い出し、わたしは自分を慰めた。あのとき、わたしはこう言ったのだった。「さようなら。お父さんは寝てていいのよ。愛してるわ」

ミドルタウンの静かな通りでは、人々がローストチキンを買ったり、車の窓をあけたり、ただぶらついたりしていた。そこを歩く母とわたしも、そうした人たちとなんら変わりがないように見えた。夕刻にパイン・ストリートの家に戻ればいつも、父のかつての同僚たちの留守電メッセージが待っていた。まだ父を愛してくれる人々の輪が外にあることをいやでも思い知らされた。みんな、父が倒れてから長いこと、会いたいと思いながらも、多くがどのようにして連絡をとればよいのかわからずにいたのだ。母は悩みに悩んだ末に、恥ずかしいと思ったからか、あるいは、移民らしい自立心のせいか、あるいは反射的に気持ちが内向きになってしまったのか、お見舞いをすべてことわってしまった。主人は意識がないんです、来ていただいても意味がありませんから、と。

ひと晩中窓に明かりがともっていても、近所の人には——どのみち、配置を考慮して建てた家だから、表の通りからは見えないのだが——古来、多くの家族が経験してきた眠れぬ夜をわたしたちが過ごしていることは伝わらなかった。弟たちはふたりともまだ西海岸にいて、スーツケースに衣類を詰めたり、葬儀用の服を買いにいったりしていた。わたしはふたりがやってくるのを恐れていた。ブライアンも、そばに行ってきみを支えたいと言ってくれたが、わたしはまだ「あなたが必要なの」と言う術を知らず、ノーと答えた。

父は、死を待つホテルの客だった。ホスピス病棟の看護師は、現代人の心にあいた穴を埋める方法を心得ていて、さしでがましい態度はとらずに、かつて聖職者や家族が担った役目を果たして、わたしたちを気遣ってくれた。ありがたかった。ある物静かな看護師は、お父さんの死期を正確に予測することはできないけれど、必ずそのときはやってくるのですよと言い、父が回復して退院できるかもしれないという幻想から、わたしを解放してくれた。ホスピス病棟の看護師にとって死は緊急事態ではなく、想定されたプロセスの一部だったのだ。彼女は、そのときが近づけば、父の手足が青ざめてくると教えてくれた。死の地図を示してもらったことで、わたしは気持ちを落ち着けることができた。

その看護師は、モルヒネが効いているから、父は苦しんでいないと言ったが、わたしは信じなかった。わたしたちがひとこと言えば、父はただちに集中治療室へ運ばれて、ありとあらゆる抗生剤を打たれ、点滴のチューブと、おそらく人工呼吸器にもつながれて、また一日生き延びることだろう。わたしは父に、できるだけ早く死を迎えてほしかった。でも、弟たちがやってくるまでは死なずにいてほしかった。まるでわたしたちが父を殺そうとしているように感じていた。父には絶対に死んでほしくなかった……。

わたしはずっと父の死を願い、待ち、予期していた。だがいざそのときが迫ってみると、わたしは死が近づいたことに驚いていた。

昔の人は、自分がなぜ死んでいくのかはわからなくとも、多くの場合、自分がもうすぐ死ぬことは知っていた。死期を悟り、まだ時間のあるうちに、自分の愛する人を慰めたりもした。望みなしとなれば、受容という古くからの方法をとることにした。一八七六年、クエーカー教徒だったわたしの曾祖父、ジェイムズは、「ぼくのことで気を揉まないでください」と、母親のメアリ・ワッツ・バトラーへの手紙に書いた。ジェイムズはイングランドの村の農場に滞在中、結核にかかってしまったのだ。同じ病気で彼の父親は背骨に変形をきたし、彼の祖父と叔母が命を落としていた。このときのジェイムズはまだ二〇代の前半だった。「ぼくらはしょっちゅうそのことを考えるわけじゃないけれど、人はみんないつかは死ななきゃならないこと、幸せな家族の輪も少しずつほどけていく運命にあることは誰もが知っています」彼は、妹のメアリが一三歳のときに、クエーカー教会の寄宿学校でチフスのために急死したことに触れ、その死が「いやおうなしに、ぼくらみんなに教えてくれました。人生の一歩先は闇であること、いつ死んでもいいように覚悟しなければならないことを。ぼくはかわいい妹に再会できると信じています。そして、ひとりまたひとりと、家族がこの世を去っていけば、天国でまた家族の輪を作り直せるだろうと思います」ジェイムズの医師は、晴天の多い地域への転地をすすめる以上のことは、何もできなかった。母親に手紙を書いてからまもなく、ジェイムズは船で南アフリカに渡った。そして砂漠地方に身を落ち着けて、驚いたことに健康を取り戻し、クラドックでミッドランド・ニューズ・アンド・カルー・ファーマー紙という新聞を発刊した。さらにレティ・コレットという名の農家の娘と結婚し、男女取り混ぜて七人の健康な子供たちに恵まれた。その子たちは全員が長生きをした。

父のベッドに付き添っていたときのわたしは、いずれ天国で家族が再結成されるという考えに慰めを見出すことはできなかった。仏教徒の仲間の何人かは、死者が別の形で生まれ変わると信じていたが、その考え方はさらにしっくりこなかった。再生も天国も迷信で、暗闇をこわがる子供をなだめる作り話としか思えなかったのだ。父は、彼の命を支える物質的状態が存在するあいだだけ、生きているのだ。そうした状態が崩れ去れば、父もいなくなり、あとには思い出のかけらが、霧箱を通過した放射能の飛跡のように、わたしたちの心に残るだけだ。父の肉体を構成していた分子は、植物やトカゲ、ヒメツルニチニチソウ、イチジクなど、ほかの生物の細胞の一部となるだろう。父がわたしに注いでくれた愛は、わたしの中で生き続ける。弟のジョナサンの中で〝見捨てられ感〟がずっと生き続けるように。永遠の命というものをわたしが信じるとしたら、そのあたりが限界だった。

わたしには、目を閉じて苦しげに呼吸する父を見ていることしかできなかった。

ペースメーカーは小さなパルスを送り続けていた。

やがてその呼吸が荒くなり、看護師が予告していたように、父の足が徐々に青ざめはじめた。時折、口から黄色い痰が出てきて、看護師が枕のそばに置いていった布の上に滴った。父のあまりの無力と苦しみを前に、わたしは時折、恐怖と不快感に襲われた。けれども、祈る言葉を持たなかった。

わたしは母を部屋に残し、ひとりでウェスリアン大学の図書館に行った。そこで用例集を調べ、ミドルセックス病院の生命倫理委員会に宛てて、ペースメーカーの無効化を依頼する手紙の下書きをはじめた。でも、午後四時ごろには匙を投げ、コンピュータをシャットダウンして降参した。第二の矢で自分を傷つけるのはやめようと思った。変えられないことは受け入れよう、と。わたしには、父の苦しみを短くすることも、父の死を早めることもできないのだ。戦士として戦うのも、医療後見人でいるのもやめて、ただ悲しみにくれる娘でいようと思った。

わたしは車で病院へ戻った。母の姿はなかった。父のあたたかい手を握ると、力強い脈が感じられた。まだエネルギーが全身を駆けめぐっているのがわかった。この人はまだわたしの父親で、わたしはまだ、この人の娘なのだ。わたしは何時間もそうして手を握り、最後にもう一度、父から愛をもらっていた。

日本の禅宗の葬儀を研究した人類学者のウィリアム・ボディフォードは、「宗教の目的のひとつは、生者を導いて死の体験をさせることだ」と述べている。[*3] 母とわたしは何か宗教的なものを求めていたが、それを父の臨終の床へどう持ち込めばよいのかわからなかった。わたしたちは仏教の修養会に参加してきたし、チベット仏教の女性僧侶、ペマ・チョドロンの本も読み、それぞれに瞑想もしてきたが、ふたりとも、この地域の仏教徒のコミュニティには加わっていなかった。だが宗教は、不完全な人間の血肉を通じてしか、わたしたちに父の死を体験させることはできないと思った。わたしはホスピス病棟の看護師に仏教の司祭(チャプレン)を呼んでもらえないかときいてみたが、ミドルタウンは住民の大半がアフリカ系アメリカ人のプロテスタントか、ポーランド系、ラテン系、シチリア系のカトリックだった。彼女はそのような人は知らないと言った。

ある日、青いワンピース姿のやさしそうな女性がやってきて、自己紹介をした。名前をエリザベス・ミエルといい、米国聖公会のボランティアのチャプレンだという。わたしと彼女は、父のベッドの両わきに座った。わたしは、父方の祖母が聖公会の信徒だったと言い、オックスフォードで暮らしていた子供のころには、両親がいつも聖ミカエル及諸天使教会の聖餐式（せいさんしき）に出席していたこと、わたしも日曜学校に通っていたことを話した。

あの学校では、神はあらゆる場所におられ、あらゆるものを見ておいでだと教えられた。わたしは、魚眼レンズがたくさんくっついた透明なシャワーカーテンが何枚もかかっていて、風が吹くたびに揺れているところを想像していた。夜になると、ベッドのそばにひざまずき、ほんとうに神さまがいらっしゃる証拠が見られますようにと祈った。けれども神は黙っていた。少なくとも、わたしが考えていたような方法ではしゃべってくれなかった。それもある土曜日までのことだ。その日、わたしは自転車に乗って小川沿いに広がる原っぱへ行き、苔のような草に胸をくっつけて寝そべっていた。体が緑のエネルギーを吸い上げるのがわかった。わたしは家族から教えられた以上の完璧さを感じていた。努力はいらなかった。ただ受ける姿勢をとるだけでよかったのだ。その後も緑は、わたしが魂と呼ぶものに活力を与え続けてくれた。透明な風の中で神の魚眼レンズがぴかぴか光って揺れるところは見られないのだと悟ってあきらめたあとも。わたしは聖なる水と聖なる土を、祈りと呼ぶようになるはるか前から崇拝していたのだ。

だが、病院の部屋には、緑のものは何ひとつなかった。

チャプレンは父に塗油の式をしましょうかと申し出てくれた。わたしは母が入ってきたらどうしようと思い、ちらっと後ろを見た。そして、お願いしますと答えた。

　チャプレンは、オリーブ油に浸したコットンが入っているステンレスの小さな容器の蓋をあけた。それから、親指で父の額に十字のしるしをつけ、米国聖公会祈禱書を開いて、臨終の祈りを読みはじめた。「病の床にあるあなたのしもべ、ジェフリーを顧みてください。永遠の命の約束によって慰めをお与えください」

　肩から力が抜けるのを感じた。父は気にしないだろう。父にとっても慰めになるかもしれない。わたしは慰められていた。

「彼をあらゆる重荷から解放し、父と子と精霊の支配なさる永遠の御国（みくに）で、主の聖徒とともに安らかに憩わせてください」わたしは、苦しんでいる哀れな父の魂がどこかへ旅立つという考え方を好ましく思った。たとえわたしが信じてもいない聖徒の栄えある国へ行くのだとしても。「彼の魂に安らかな憩いをお与えください」と、チャプレンが言った。

　彼女はわたしに小冊子を渡した。青い表紙に、光輪を背負った人物の絵が描かれている。わたしたちは、詩編二三を声に出して読んだ。その後も、幾度となく訪れた眠れぬ夜に、わたしはこの詩に慰められることになった。「死の陰（かげ）の谷を行くときもわたしは災いを恐れない」名前しか知らないチャプレンと声を合わせて読んだ。疼（うず）いていた心の穴に息が吹き込まれ、あたたかさが広がった。「あなたはわたしの頭に油を注ぐ」「神の恵みと慈しみは、生きているかぎり、わたしにともない、わたしは永遠に主の家に住む」

　ほどなく、エリザベスは立ち上がって出ていき、扉を閉めた。

　弟のジョナサンが到着し、父の肩に手を触れて、「だいじょうぶだ」と言った。

父はその長い生涯で三度、暗い川を渡る舟に乗りかけ、幸運と宿命と医療によって救われている。最初に不慮の死を免れたのは、一九三〇年代、砂漠地方で暮らしていた少年時代の、あるあたたかい夜のことだ。父は親友ふたりが盗んできた車に乗り損ねた。だがそのふたりは車もろとも、クラドック郊外の草原で溝に転落したのだった。二度目には、戦死を免れた。一九四四年、イタリアの野戦病院で、医師たちがペニシリンを使い、手術用メスをふるって、死神の腕をもぎ離してくれた。次にやってきたのは、自然死だ。それは、徐々に衰えゆく父の心臓の中に、猫のように背を丸めて縮こまっていたが、ペースメーカーが入ってくると、こそこそ逃げ出してしまった。そのあとには小さな死がたくさん訪れた。神経細胞がひとつ壊れるごとに、父は記憶を失い、自由を失い、視覚、聴覚、平衡感覚を失い、ついには人格を失った。そのあとにようやく、安らぎとなるはずの最後の死、困難な、遅すぎた死が人工の障害物をかいくぐり、母が開け放った窓から、コウモリのように革の翼をはばたかせて飛び込んできたのだった。母は父に水も食べ物も抗生物質も与えないことで、やさしくも残酷な結婚の誓いを果たそうとしていた。翌日の午後、母だけに看取られて、父の肺と心臓は力尽き、呼吸を止めた。

わたしは家で母からの電話を受け、野獣のように絶叫した。父はわたしがいないときに死んでしまったのだ。けれどもすぐに、父がもう苦しんでいないこと、ひとりで逝ったわけではないことに気がついた。母がそばにいてくれたのだ。ジョナサンとわたしが病院へ向かったころ、上の弟マイケルはハートフォード郊外のブラッドリー空港を出て、レンタカーの申込書にサインしているところだった。病棟の看護師が父の部屋の外に青いライトを吊していった。

父の胸の中ではまだペースメーカーが、死んだ筋肉に小さな電気信号を送っていた。わたしたちは三人で黙って座っていた。詩も読まず、祈りの言葉も唱えなかった。携帯電話が鳴り、わたしはぼうっとしたまま、それを開き、火葬サービス会社の職員と話をした。この瞬間を神聖なものにする術を知らず、何を言い、何をすべきか、教えてくれる手引き書も持っていなかった。

わたしたちは、父の表情に安らぎがおりるのを見届けないうちに帰ったが、二、三時間後にひとりで病室へ行ったマイケルは、父の顔が透き通るように清らかで美しかったと言った。きっと何もかもを手放し、すべての闘いを終えて安堵したのだろう、と。

第15章 その後

わたしの曾祖父ジェイムズは、結核であやうく死にかけてから四〇年後、六七歳のときには、もう長く生きられないことがわかっていた。次第に疲れやすくなり、顔色が悪くなって、南アフリカの砂漠の町で経営していた新聞社の階段を上がるときに息切れするようになってきた。心臓に問題があったのだ。医師には、仕事を休んで毎日少量のウイスキーを飲むようすすめられたが、厳格なクエーカー教徒で絶対禁酒主義者のジェイムズにとって、それは論外のことだった。もはや医師にできることはほとんど何もなかった。時は一九二三年、心臓外科手術はまだおこなわれておらず、心臓病の薬も皆無に等しかった。親類の者が経営する牧羊場で休暇を過ごしてみたが、あまり効果はなく、ジェイムズはイングランドにいる親類に手紙を書いて、新聞社を息子――つまりわたしの祖父――のアーネストに継がせることにしたと伝えた。

ある冬の午後、ジェイムズは頼りなげな足取りで、クラドックのブリー・ストリートにあるメソジスト教団の教会へ歩いていった。そして約束していたとおり、青年会の若者たちに禁煙をすすめるスピーチをした。ジェイムズの未婚の妹、イライザ・バトラーが、のちにイングランドの親戚に送った何通かの手紙——後年わたしが南アフリカの図書館に保管されていたファイルから見つけ出した——によれば、ジェイムズはこのとき、着席したままで話をしたらしい。講演が終わると、ひとりの青年が質問をした。曾祖父は「もうおしまいにしたほうがよさそうだ」と言うなり、意識を失い、がくっと首を垂れた。そして死んでしまったのだ。

　脳卒中だったのか、心臓突然死か、心臓麻痺か、誰にもわからなかった。蘇生を試みた者もいなかった[*1]。心肺蘇生法が考案される四〇年も前のことだ。当時は臨終と死と哀悼は不可分のものだった。遺体はすぐに町の救急車で自宅へ運ばれた。親族の手紙は葬儀社のことには触れていないので、おそらく古くからのしきたりに従って、他人ではなく、家族か家の使用人がジェイムズの遺体を洗い、埋葬の準備を整えたのだろう。彼の娘のメアリとわたしの祖母アリスが花輪とブーケを作って居間に飾り、そこに、蓋をあけた棺が安置されて、ハエよけのため、ジェイムズの顔にハンカチがかぶせられた。親戚や町の人々が弔問に訪れた。彼の妹イライザはロンドンにいるきょうだいに手紙を書き、「わたしはそっと部屋に入り、メアリもあとからついてきました。メアリがご遺体の顔の覆いをとると、そこに兄さんがいました。静かに、穏やかに。顔は青白く、体は硬く、目を閉じていました。まちがいなく安らかな眠りについていていました。『かわいそうに、ジミー……』と言うと、わたしの目から、涙があとからあとから流れてきました」誰も彼女に、半年以内に〝気持ちの区切り〟をつけろとは言わなかった。メソジスト教会で公の葬儀をする前に、イライザとメアリは、町の数少ないクエーカー教徒とともに、沈黙集会を開いた。葬儀の日には、荷馬車が棺を教会へ運び、クラドックのさまざまな肌の色をした住民のほぼ全員が、あとについていった。町でもっとも高い建物のひとつである教会の尖塔で鐘が打ち鳴らされ、町中に、砂漠に、ジェイムズが永遠の旅に出たことを伝えた。

弔鐘によって死を知らせる習慣は、中世までさかのぼる。それは死が現実であることを人々の心に強く印象づけてきた。一六六五年七月三〇日、ロンドン大疫病のさなか、官僚のサミュエル・ピープスは、「弔鐘の音は悲しいものだ。きょうは死や埋葬を知らせる鐘が何度も鳴った。五回か、六回は聞いたと思う」と書いた。[*2] ロンドンではその週、七四九六人が死に、そのうち六一〇二人が疫病の犠牲となった。だが実際の死者数は一万人近かったのではないかと言われている。あまりに数が多かったため、貧しさゆえに気づかれなかった人々や、クエーカー教徒など、鐘を鳴らすことを拒む人々がいたからだ。

父の死は、ウェスリアン大学のウェブサイトで報じられた。

病院から戻ったとき、母は泣かなかった。パイン・ストリートの自宅の玄関に入ると、上着を脱ぎ、コートを掛けるフックの上の棚に載せてあった父の山羊革のミトンを手にしてガレージへ出ていき、ごみ容器にそれを放り込んだ。そのあと、椅子式階段昇降機をリースしていたウェザーズフィールドの医療用品会社、ペルトンズ・メディカル・サプライ社に電話をかけた。「できるだけ早く引き取ってください」と、母は言った。「見るのも苦しいので」

死にいたる過程は、死にゆく人にとってつらいものだ。そしてその死は、生きている人にとってつらいものだ。

母は居間に入り、父がソファから立ち上がれなくなってから使っていた錬鉄製のガーデンチェアから、防水クッションを取り外し、椅子を外のウッドデッキに戻した。それから、父の青と白のチェックのナプキンを、できるだけ上品なよだれかけに見せるために安全ピンで留めてあった黒い平ゴム紐を外した。次に主寝室へ行き、父のマットレスから、ビニールの防水カバーを剝がした。わたしが介護用品カタログで見つけて買った長い柄つきの櫛も捨ててしまった。

そのとき、ドン!という音がした。茶色の小鳥が玄関ホールのガラスの壁に激突し、首の骨を折ったのだ。鳥はヒメツルニチニチソウの葉っぱの上に落ちて動かなくなっていた。母は玄関扉をあけ、鳥の脚をつまんで拾い上げると、斜面の下をめがけて、乱暴に放り投げた。鳥は森の中に吸い込まれていった。母は家の中に入って扉をぴしゃりと閉め、大きな声で叫んだ。

「ジェフ！　わたしより先に死なないでって、言ったのに！」

わたしはそれまで、両親の結婚生活の深淵を少しも理解していなかった。ときにきらめき、ときに波立つ水面しか見ていなかったのだ。ふたりはカップルとしていつも輝いていた。パーティーを開くときも、メイン州に旅をするときも、イタリアでシエナのパーリオ〔トスカーナ州シエナの広場で開かれる伝統的な地区対抗競馬。騎士は華麗な衣装をまとって裸馬に乗る〕を観戦したときも。それから、ふたりにしかわからないジョークをささやき交わすときも。何かにつけて母はこうるさく、えらそうにしているので、父はよく、「このガミガミ屋！」と怒鳴っていた。やがて父は年々、一階の書斎に引きこもって仕事をすることが多くなった。わたしは両親のあいだに多少なりとも残っていた愛が燃え尽きてしまったのだと思っていた。あとには義務と疲労と、怒り、不安、依存だけがあったのだと考えていた。

一階の部屋には、一九二〇年代のクラドックでアルファルファの収量の記録を保管するのに使われていた、父のオリーブ色のファイルキャビネットが置いてある。母の死後、わたしはその中に、父が六〇代半ばのころ、調査旅行先のアフリカから母に送ったラブレターを見つけることになった。父の言動に傷ついた母が、たいせつに思われていないと感じて、出ていくわよと脅したあとのことで、手紙には悔悟の念と深い愛情が込められていた。わたしは誰にもそんな手紙を書いたことがなかったし、ブライアンからもらった手紙をだいじにとっておいたりもしていなかった。母の机の中にも、父が脳梗塞で倒れる前に送った短い手紙が何通もたいせつにしまい込まれていた。どれもサインをしたうえ、山高帽をかぶっているか、横縞のTシャツを着た笑顔のイラストが添えてあった。一九八〇年代のいつごろだったか、陽光の降り注ぐキッチンで、母が濡れた長い灰色の髪をとかすのを、父が見ていたときのことを思い出した。そのとき父は、「母さん、きれいだな」とわたしに言ったのだ。わたしにはただの六〇のおばあさんにしか見えなかった。でもいまやわたしもうすぐその歳になろうとしていた。父がかろうじて母の誕生日を思い出せていたころに苦労して書いたバースデーレターも出てきた。

ふたりの愛が奏でるハーモニーやリズムを、わたしは聞き取ることができなかったのだ。父と母のように誰かを愛したこともなかった。ブライアンとのあいだにさえ、七年のあいだ、一定の距離を置いてきた。わたしは自分がいかにわかっていなかったかを理解しはじめていた。

母がすさまじい勢いで家の中を駆けまわり、いろいろなものを袋に入れていくさまを見ていると、胸が痛んだ。わたしはガレージに行って、ごみ容器から、母が捨てた父のミトンを引っ張り出した。母が何もかも処分してしまう前に、何か父が身につけていたものに触れたかったのだ。けれどもミトンは生ごみに覆われていて、すでに腐臭がしみついていた。「姉さんは父さんが好きだったからな」と、ジョナサンは言い、顔をしかめた。彼はもうかなり前に、父に軽んじられた過去と折り合いをつけ、怒りを神にあずけてしまったという。父の息があるうちに来られて別れを告げられたのはよかったし、着くのが早すぎて、手持ち無沙汰でみじめな思いをしながらわたしたちと座っているはめにならずにすんで幸いだったとも言っていた。わたしは悪臭を放つミトンをごみ容器に戻し、二階へ上がった。父のバスルームでふけにまみれたタイメックスの防水腕時計を見つけた。ウェスリアン大学のプールへ水中ウォーキングに行くときのために、わたしが買ってあげたものだ。わたしはそれをポケットにしまった。

日が暮れるころには、六年半におよんだ父の闘病生活をうかがわせるものが、ほぼ一掃されてしまった。残ったのは、玄関わきの壁の、低い位置に付け替えたフックと、その上のふたつの釘穴をパテでふさいだ跡だけだった。

母は、ジャーナリストのジェシカ・ミットフォードが一九六三年に出版してベストセラーとなった『アメリカ式の死に方〔原題 *The American Way of Death*〕』――米国葬儀業界の実態を調査し、批判した本――を忘れたことはなかった。火葬の際に父に着せる服を用意することさえいやがり、「裸でそこに帰るのよ！〔旧約聖書ヨブ記一－二一より〕」と、葬儀社の担当者に言い放った。家族みんなでダイニングテーブルを囲んで座り、火葬契約について説明を受けていたときのことだった。しかし弟のマイケルに、ほんとうに母さんは、自分の夫の遺体が透明なビニール袋に詰め込まれて炎の中に放り込まれるのを見たいのかときかれ、ようやく矛先をおさめて、わたしがクリスマスにプレゼントした青い木綿のシャツと、すり切れたカーキ色のズボンを渡すことに同意してくれた。母は書類に署名をし、父がはめている指輪について質問し、小切手を切り、担当者を送り出して扉を閉めると、弟たちとわたしに向かって、お葬式はしたくないのと言った。まやかしの哀悼の言葉を聞くなんて、考えただけで虫酸が走るわ、と。

「死者は気にかけない」と、エッセイストで葬儀屋のトマス・リンチの言葉を引用して言った。

でも、生きている人は気にかけるわよと、わたしは言った。

父の亡骸は、病院の遺体安置所からロングアイランド湾岸の町、オールド・セイブルックにあるスワン葬儀社へと運ばれた。わたしたちは曾祖父の親戚とは異なり、自分たちの手で父の体を洗ったり服を着せたりしなかった。葬儀社には、うちの前にも数件、火葬の予約が入っていた。父の遺体がどこかに冷蔵保存されているあいだに、弟たちとわたしは、葬儀のプランを立てることにした。

わたしたちはそれを〝生を祝う会〔celebration of life その人の生きた軌跡を偲び、昇天を祝福する会〕〟とは呼ばないことにした。わたしたちは死を悼むのであり、そのことをよく承知していた。父とは面識すらなかった司祭をわざわざ雇い、故人について何か適当なことを言ってもらうつもりもなかった。わたしは手作り追悼式のテンプレートをダウンロードし、弟たちと三人で、近ごろよくおこなわれているように、自分たちの好きな詩や音楽を使ったポストモダンな要素を盛り込んで、クエーカー教徒やアルコール依存症者の会のように、参加者ひとりひとりの思いをみんなで聞かせてもらう場にしたいと思った。火葬場で父の遺体が冷蔵保存されているころ、わたしたちはウェスリアン大学のブラウンストーンのチャペルで尺八のCDをかけ、大学を通じてつながりのできた父の旧友など、二〇〇人ほどの参列者を招き入れた。

最前列には、わたしたち家族と並んでトニが座り、アリス・テンはみずから選んで、自分の娘といっしょに静かに後方の席についた。母譲りのエレガントさを持つ俳優のマイケルが、黒のタートルネックと黒のジーンズという出で立ちで式を取り仕切った。彼はディートリヒ・ボンヘッファー〔ドイツのルーテル派教会牧師。ヒトラーを批判し、暗殺計画に加担して発覚、一九四五年に処刑された〕の著書を朗読し、参列者ひとりひとりを壇上に招いて、父のすばらしかったところや、父への思いを語ってもらった。

敬虔なクリスチャンの教授夫人は、幼い息子に、父が天国に行ったらなくした腕を返してもらえるのかときかれた話をした。トニは、バトラーさんはわたしたちを見おろして微笑んでいらっしゃる、もう苦しんでいらっしゃらないのですと言った。また、父が半ば息子のように思っていたハンサムな教え子で、たびたび両親を訪ねてくれていたベン・カールトンは、父といっしょに屋根に上がって修繕を手伝いながら、イタリアで戦傷を負ったときの話を聞かせてもらったと言った。父は自分の足跡に血が溜まっていたのを見たという。わたしたちも何度となく父の武勇談を聞かされてきたが、そんなふうに、大量の血が噴き出すのを見ていたことや、あと何分の命だろうと思っていたことなどは話してくれたことがなかった。

末弟のジョナサンが最後に立った。黒っぽい色のシャツに幅の広いネクタイを締め、前日に母のクレジットカードを使って格安衣料用品店で買った薄い色のシアサッカーのスーツを着ていた。彼は、自分は大学を出ておらず、トラックの運転で生計を立てているような人間なので、家族の中ではいつも「はみ出し者」だったと言った。そして、子供のころ、家の地下室にしつらえた木工作業場で父が居間の本棚を作るのを手伝ったときのことを話した。そこで使っていた古い大工道具は、父が祖父のアーネストから受け継いだものだが、偶然にも、この近くのメリデン市で二〇世紀のはじめに鋳造されたものだった。いまではジョナサンがカリフォルニアの自分の作業場でそれを使っているという。

ジョナサンはラドヤード・キプリングの詩、『もしも――』を読んだ。父が好きだった映画、『戦場にかける橋』の中の、英国人戦争捕虜のテーマ曲「ボギー大佐」が流され、幽霊が吹いているような口笛の音がチャペル内に満ちた。最後にわたしがシェイクスピアの葬送歌を読んだ。リズムが荘厳で、大仰（おおぎょう）な約束をすることなく、真心のこもった素朴な慰めを与えてくれる。信仰を持たない人々にとっては完璧な賛歌だった。

もう怖くない　夏の暑さも
荒れ狂う　冬の嵐も
この世での務めは終わり
給金をもらい　家路をたどる
金色の少年少女も
煙突掃除夫も　みな塵にかえる〔『シンベリン』松岡和子訳、ちくま文庫〕

出演料を払って来てもらったウェスリアン大学音楽学科の教授が、バルコニーで立ち上がり、トランペットで軍葬ラッパの曲を演奏した。就寝介助に通ってくれた――わたしにとっては天使のような――アリスが、チャペルに白い花束を置いていった。添えられたカードには、毎晩、帰り際に彼女が口にしていた言葉が書かれていた。「おやすみなさい、ジェフ」と。

葬儀社が父の遺灰を集めてくれたあと、わたしはそれをおさめた茶色のプラスチックの箱を、元の修道会の建物を囲む森へ持っていった。そこは、父が脳梗塞で倒れてまもないころ、わたしが人生はまだ生きるに値すると思っているかどうか、父に尋ねた場所だった。それから六年後、わたしはその敷地内の雑木林に父を連れていき、父がパンツの中に漏らした便を捨てた。四月の終わりのことで、まだ雲が垂れ込めていて寒かったのを覚えている。

「人の一生とは、なんとはかないことか！　今日(こんにち)この世界で、人間としての体を一〇〇年維持できる者がいるだろうか。わたしが先に死ぬか、ほかの人が先か、きょう死ぬかあした死ぬか、知ることはできないのだ」と、一五世紀の日本の僧、蓮如（れんにょ）は「白骨の御文（おふみ）」と呼ばれる文章にしたためている。彼の言葉は、アメリカで浄土真宗が執りおこなう葬儀でもよく読まれている。

わたしたちは、ひとりまたひとりと、草の根や葉の先に宿る露よりも早く旅立っていく、と言われている。それゆえ、朝には輝くばかりに生き生きとした顔をしていても、夕暮れどきには白骨と化しているかもしれないのだ。いったん無常の風が吹けば、たちまち目は閉じ、呼吸は止まって二度と戻らない。輝いていた顔も色が変わり、桃李の花のように美しい表情も失われてしまう。[*3]

蓮如はさらに「茶毘（だび）に付され、夜更けて煙となったあかつきには、白骨のみが残る」と言う。「その悲しさはとても言葉では言い表せないほどだ」と〔稲垣久雄による英訳版より〕。

川のそばでわたしは箱をあけ、ビニール袋に入った遺灰を手ですくい取り、渦を巻いて流れる水に撒き散らした。比重の重い骨片が沈み、灰が浮かんで白いベールのように水面に広がり、下流へ運ばれていった。

白い灰や骨片のあいだには、奇妙な螺旋状のワイヤがまじっていた。おそらく、ペースメーカーと父の心臓をつないでいたリードだったのだろう。

父はウェスリアン大学の西側にあるインディアンヒル墓地への埋葬を望んでいた。脳梗塞で倒れる何十年も前、父はわたしに、墓石を置いてほしい位置まで正確に伝えていた。その丘の斜面の低いところからは、パイン・ストリートごしに、ウェスリアン大学の一年生用の食堂と、ウエスト・ベリイング・グラウンドと呼ばれる、植民地時代からの墓地が見えた。ワンパノアグ族の最後の砦だったインディアンヒルを散策するのは、家族の楽しみのひとつだった。一八世紀や一九世紀の墓石を読み、ポーランドやイングランドやアイルランドの名前を見つけたものだ。故人の名に添えて、コーク、ブリストル、ドニゴールなど、出生地も記されていた。シチリア系アメリカ人は、たいていあとから移ってきたので、ハイ・ストリートの向こう側にある比較的新しいカトリック墓地に埋葬されていた。

わたしは帰省すると必ず、父を連れてインディアンヒルの南北戦争記念墓地を訪れた。そこは、ワシントン・ストリートに面した斜面に盛土をして石材で囲った区画だった。軍服軍帽姿の若者をかたどった灰色花崗岩の像が見張りに立ち、その下に、死者の名前を記した小さな墓石がたくさん並んでいる。父は歴史家として、元軍人として、この場所を愛していた。彼もまた、自分の生涯を記した墓碑を遺したいと考えていた。そうして後世の人々が、ミドルタウンの歴史や、海岸に打ち寄せる波のように続々とこの地に渡ってきた移民について理解を深めるきっかけになればよいと思っていた。

けれども母は火葬すると決めていた。一〇〇回以上も決定できる権利を得ていたし、死者は気にかけない。しかもミドルタウンに墓を建てても、どのみち、そこを訪れるバトラー家の者はいずれひとりもいなくなってしまう。ジョナサンが飛行機で帰っていったあと、わたしは母とマイケルといっしょに、インディアンヒルへ行き、父の遺灰の一部をそこに埋めることにした。

わたしたちは丘のてっぺんにのぼった。よく晴れてあたたかい日で、時刻はそろそろお昼になろうかというころだった。わたしは、移植用のこてと、チャック付きのビニール袋に入れた父の遺灰を持ってきた。母が地面にしゃがみ込み、父の死後はじめて、さめざめと泣きだした。そして、まるで父が生きていて、元気な姿でそばにいるかのように、まるでふたりきりでそこにいるかのように、愛しあう夫婦のように、話をした。

わたしは移植ごてを地面に突き入れた。すると母が叫んだ。「まあ、ケイティ！　そんなふうに刺さないでちょうだい！」母はわたしの手から移植ごてをとると、地面や草が生き物であるかのように、土の塊をそっとすくい上げた。なおも泣きながら父に話しかけつつ、母はビニール袋から遺灰を少し取り出して、土の中に入れた。それから土の塊を元に戻し、そのまわりに、デイジーの花を円形に並べて飾った。

母は激しく泣きじゃくりながら立ち上がり、すぐ家に帰りたいと言った。わたしは帰りたくなかった。南北戦争記念墓地のそこかしこに遺灰を撒き、父がほかの軍人たちとそこに眠っていると思うことで心の慰めにしたかったのだ。わたしは怒りと悲しみで胸をいっぱいにして、母から離れると、記念墓地のそばの木の下に腰をおろし、がっくり頭を垂れて泣いた。マイケルがわたしをさがしにきて、やさしく車へ連れ戻してくれた。わたしはいまだにケイティで、母はいまだにバレリーのままだった。わたしたちは何も乗り越えていなかったのだ。きっと死ぬまで、わたしは母の、母はわたしの許しを乞い続けることになるのだろう。

わたしは、父の死を契機として、母とふたりで愛と贖いの境地にいたれるものと期待していた。けれども、「そのくらいにしておきなさ~い」と歌うように言った人は、ひとつの記憶として、わたしの神経細胞や二、三のフォルダーに保管された手紙、古い服でいっぱいのクローゼット、未完の本の中に残り、灰となって丘に埋められ、川底に沈み、茶色のプラスチックの箱におさめられたのだ。父はもう夏の暑さを恐れることはない。自著をこきおろす批評家を恐れる必要もない。マイケルとの和解も望まなくてもよい。そしてもう二度と妻に、きみは美しいと言って彼女を輝かせることもなくなったのだ。

第 6 部

恩寵

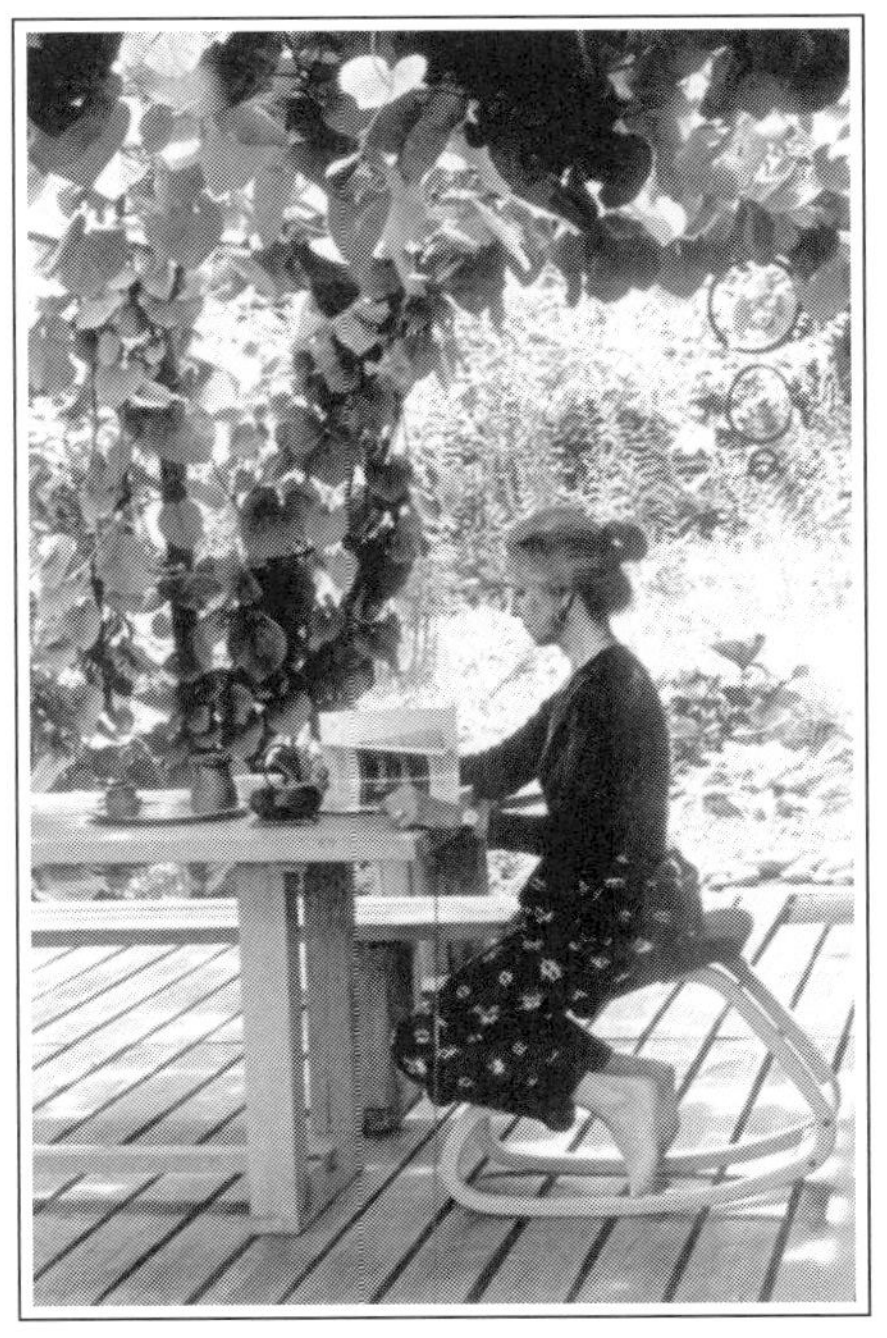

バレリー・バトラーによるセルフ・ポートレート。コネティカット州ミドルタウン、パイン・ストリートにて
Photograph by Valerie Butler

第16章 バレリーの決意

父が亡くなったあと、母とわたしは一カ月間を離れて過ごし、別々に喪失の悲しみと向きあった。母は、人生が空っぽで無意味に思える、と電話で打ち明けた。トニも同じように感じているという。母は父がわたしのことをとても誇りに思い、深く愛していたと繰り返し言った。「あなたとわたしは、しっかりお父さんの面倒を見ることができたわ。あなたの頭脳とわたしの実践力とで、みごとなチームワークを発揮したのよ！」

わたしは髪が白くなるのもほったらかしにして、もよりのメンタルヘルス・センターが提供する無料のグリーフ・カウンセリングを六回受け、ありったけの涙を流した。父の死により、わたしは心に傷を負った。黒い服は着なかったけれども、その傷がはっきり表れることを望んでいた。ペースメーカーの歴史について書かれた本を何冊か読んで、わたしたちに何が起きたのか理解しようとし、医療制度についての本も読みあさった。そして、父の死をテーマにした記事を書いて、「ニューヨークタイムズ・マガジン」誌〔ニューヨークタイムズ日曜版の別冊付録雑誌〕に原稿を持ち込んだ。母が父を怒鳴りつけていた姿や、インディアンヒルの墓地で口論をしたときの母の姿など、トラウマになりそうなイメージにも悩まされていた。クリスマスが来ても、わたしは母を訪ねなかった。母が父のためにしたことには敬服していたし、わたしにはあれだけの介護はできなかったこともわかっていた。心から愛していた人にむごい仕打ちをしてしまうほどに母が追い込まれていたことも理解していた。それでもわたしは怒っていた。

一月、わたしは自分の六〇歳の誕生日を祝うため、父がわたしにも少し遺産を遺してくれたのだと思うことにして（父の資産は自動的にすべて母のものとなった）、マイレージを換金してバリ島へ行き、ティルタウンプルという聖水の寺院に何度も足を運んだ。ティルタウンプル寺院は、ヤシの木々に囲まれたいくつかの敷石庭から成り、入口に近いところに、長方形の石造りの沐浴場があり、神さまの頭のような形をした吐水口から、たえず泉の水が注ぎ込まれてくる。わたしは一日をそこで過ごした。サルンという腰布を巻き、クバヤというバリ島の伝統的なチュニックを着て水に入り、花とお香を石の頭のそばにお供えしてから、どうかわたしを清めてくださいとつぶやきながら、体がすっかり冷えてくるまで、何度も吐水口の下に頭を突っ込んだ。まるで副流煙の充満する部屋で七年間眠り続けた末に、ようやくこの寺院で、自分の骨にまとわりついていた父の死の穢れやいとわしさを洗い流すことができたような気がした。

わたしは放心状態で出てきて、乾いた服に着替えた。寺院の中庭は、列を成す島民男女で込みあっていた。頭の上に果物や花を塔のように積み上げた人もいれば、中国のお正月を祝う龍のような姿をしたバロンと呼ばれる神さまの彫像を持った人もいた。わたしはおおぜいの人たちといっしょに座り、ガムランと呼ばれる打楽器合奏のやさしい音色に耳を傾けた。それは、生気に満ちた聖なる日だった。

ウブドという村のバーでは、テレビに地球の裏側で大統領就任演説をするバラク・オバマの姿が映し出されていた。まわりにいたオーストラリア人やバリ人は、褐色の肌のアメリカ大統領を見て驚き、歓声をあげていた。わたしは、ずらりとモニターの並んだインターネットカフェで、「ニューヨークタイムズ・マガジン」誌の編集者からのメールを受け取った。父のことや、ペースメーカーのこと、父に対する過剰処置の裏にあった医療界のゆがんだ経済的動機について書いたわたしの記事に、興味を持ってくれたのだった。

母はミドルタウンで変わりなく暮らしていた。二〇〇通のお悔やみ状に返事を書き、ウェスリアン大学のジムでウェイトトレーニングをし、引っ越してきたばかりの近所の人といっしょに太極拳を学んでいた。新しい友だち――おもに夫を亡くした人、離婚した人、それからシングルの女性――も何人かでき、お気に入りの名付け娘に会いに南アフリカに行くプランを立てた。それから、シャム猫を飼おうと決めて、木の杭とロープで猫の爪とぎを作り、自分が死んだら猫を引き取ってほしいとわたしに頼んできた。わたしは猫は大きらいだったが、嘘をついて承知した。その後、母はひとりで家にいるときに気を失ったが、わたしには黙っていた。ただ、アフリカに行くのも、猫を飼うのもやめたと言ってきた。

母はライフライン社という会社と契約をし、救急サービスを呼ぶボタンのついたペンダントを身につけるようになった。さらに、フェールズ先生を訪ねて、所定の書類にサインをし、オレンジ色のDNRブレスレットを足首に巻いてもらった。
母は日記にこう綴っている。

ジェフの心身の状態が悪化したとき、わたしはつらい決断をしてでも彼を死なせてあげるべきだ、抗生剤などで延命してはならないと思った。いまはわたし自身の心臓に問題が起き、自分の衰えにどう対応するのがいちばんいいかを思案中。高齢者施設で暮らすのは、考えるだけでも恐ろしい。たとえレッドウッズのようなすばらしい施設でも、死を待つたくさんの老人といっしょに収容されるのは、わたしの考える最良の道ではない。

母は自分が持っていた『最後の願い』と題する本を再読した。ベティ・ローリンというジャーナリストが、終末期の母親に薬を過剰投与して安楽死を助けた体験記だ〔邦訳は、長岡沙里訳、二見書房〕。母はわたしに、車の排気管をビニールホースに替えようかと思うことがあると言った。日記にも、「タイミングよくガス漏れが起きるかもしれないからだ」と書いている。「わたしはそこに賭けたい。マイケルとジョナサンにははっきり言っておかなければならない。ケイティにわたしの介護負担を背負わせずにすむように」わたしは東海岸へ飛んだ。

父の死から一年近くたったある春の日、わたしと母は、豪雨を衝いて、車でボストンのロングウッド・メディカルエリアと呼ばれる区域へ行った。すさまじい交通量の街路や、路面電車の軌道、高層建築の病院群に取り囲まれた場所に、ハーバード大学メディカルスクールがある。じつはウェスリアン大学の屋内競技場で母のウォーキングにつきあったわたしは、母が途中で休憩をとらなければトラックを一周できないと知って愕然（がくぜん）としたのだった。何十年も前から心雑音――心臓の僧帽弁が正常に閉じていないことを示す徴候――があるとは言われていたが、それまでとくに問題となる症状は出ていなかった。しかし母の僧帽弁は長年にわたる酷使のために弱くなり、とうとう限界が来てしまったのだ。それまでの人生で、母の僧帽弁は三〇億回近く開閉を繰り返し、[*1]たるみやゆるみが生じたうえに、老化した骨から流出したカルシウムが付着して石灰化していた。

ボストンに出向く前、わたしは母に付き添って、ミドルタウンの心臓専門医（ローガン先生ではない）のもとを訪れていた。診察の結果、大動脈弁にも硬化、狭窄が見られることがわかった。その医師はノートパソコンのキーをたたきながら、イェール・ニューヘイブン病院で両方の弁を人工弁に置換する手術を受けることをすすめた。そして、これにて一件落着とばかりに、自分の信頼する外科医の電話番号を書いて母に渡した。

でもわたしはその番号には連絡せずに、インターネットで情報をさがし、ボストンのブリガム・アンド・ウィメンズ病院――元のピーター・ベント・ブリガム病院――が低侵襲心臓外科手術のパイオニアであることを知った。その方法なら、胸骨を、喉のくぼみから肋骨の下部にある剣状突起まで切り裂かなくてもすむと思った。

母はこの病院には好印象を持っていた。一九七一年、母はここで新進気鋭の外科医長、フランシス・ダニエルズ・ムーア医師の執刀による、二回目の――おそらく命拾いすることになった――

乳房切除術を受けたからだ。しかしわたしたちがふたたびブリガム病院を訪れたころには、ムーアは、人々に敬意とともに胸の痛みを呼び覚ます存在となっていた。

ムーアは一九八一年、六八歳で引退した。[*2] 八〇歳を過ぎてから、主として抗生剤と、みずからが広範に研究した安全な手術技法のおかげで、レジオネラ症を克服し、二度にわたるヘルニア手術を乗り切ったうえ、膵臓良性腫瘍の切除も受けて生き延びた。だがその後、僧帽弁逆流と鬱血性心不全に見舞われた。ブリガム・アンド・ウィメンズ病院は、高齢者の心臓外科手術ではトップレベルの技術を持っていたが、主治医たちは、ムーアは適応ではないと判断し、投薬で対応することにした。息切れに苦しめられ、制限の多い生活を送りながら、彼は次第に衰弱していった。

二〇〇一年の秋――偶然にも、父が最初の脳梗塞を起こしてから一カ月後――ムーアはボストン郊外の町、ウエストウッドの自宅の書斎で拳銃自殺を遂げた。このときの彼は八八歳。じつに衝撃的で、血なまぐさく、古めかしい最期だった。ムーアはみずからの貢献によって作り上げた先進医療から、死ぬ時期と方法を決める主導権をもぎ取って、死出の旅の主役となったのだ。母も同じことを望んでいるのではないかと、わたしは思っていた。

病院に着いたときのわたしは、ぴりぴりしていて、心ここにあらずの状態だった。それは、フロントガラスを舐めるようにして降りしきる激しい雨のせいではなく、ミドルタウンからここへ来る途中のできごとに関係していた。マサチューセッツ有料高速自動車道の入口料金所を抜けたあと、母がいきなり、わたしに運転を代わってもらおうとして、通行可能となっていた右側車線で車をとめたのだ。危険には気づいていないようだった。わたしは、後ろの料金所から出てきてゆっくり加速するトラックにちらっと目をやり、急いで運転席に滑り込んだ。このときはじめて、母の認知機能にかげりが出てきたのかと思ったのだ。

その少し前、わたしはニューヨークタイムズ紙で「心臓を救う手立てが記憶力低下を招くこと も」と題した記事[*3]を見つけて、母に送っていた。それによると、心臓バイパス手術から半年を経た患者を検査した結果、一〇パーセントから五〇パーセントに、記憶力や思考力の低下をうかがわせる徴候が見られたという。そのような状態が何年も続くことを示唆する研究成果も発表されている。一般には、人工心肺装置の使用と関係があるとされているので、医師たちはしばしばこの現象を〝ポンプ・ヘッド〟と呼んでいる。だが同じような精神機能の低下は、人工関節置換術などの大きな手術を受けた人にも見られることがある。心臓病患者の場合は、体内でもっとも太い血管である大動脈をいったん鉗子（クランプ）で遮断し、またその遮断を解除するので、血管内壁をコーティングしていた脂肪やカルシウムが破壊されて、小さな血栓が大量に解き放たれ、血流に乗って脳に運ばれていくことが原因と考えられている。比較的大きな血栓が剥がれることもある。多くの研究により、心臓外科手術を受けた人の二〜五パーセントが脳梗塞も経験することが知られていた。

わたしには、ほかにもひそかな不安があった。その年のしばらく前に、カリフォルニアに住むクリスティという親友の八七歳になる母親が、フロリダで三カ月も病院と老人ホームとの往復を繰り返し、壮絶な日々を送ったのちに亡くなっていたのだ。その母親は、医師から心臓弁置換術を受けるようせき立てられ、クリスティも――のちに悔やむことになったのだが――渋る母を強引に説得した。だが手術のショックがあまりに大きかったのだという。

わたしと母は、せわしなく人が行き交う薄暗い正面玄関から、ブリガム・アンド・ウィメンズ病院に入った。そこは、つねに工事中の近代的な空港を思わせる、統一感に欠けた場所だった。わたしたちはエスカレーターで上階に行き、屋外の歩道橋を渡って、空に突き上がるようにそびえるカール・J・アンド・ルース・シャピロ心臓病センターへ向かった。こちらは三階建てくらいの高さの窓がついていて、まるで聖堂のように気持ちを高揚させる雰囲気があった。その建物の中で唯一、老いを感じさせるものは、数人の患者の姿だった。さまざまな健康状態の人が布張り椅子や車椅子に座ったり、酸素ボンベのカートを引いて歩いたりしていた。

わたしたちは、窓のない処置室に座って待っていた。外科医が入ってきて、どうしましたときくと、母は「質問があって来ました」と答えた。母はもはや医師を無条件に信頼し尊敬する患者ではなかった。わたしと同様、かかりつけ医のフェールズ先生は例外として、医師を治療者とも受託者とも思わなくなっていた。わたしたちにとって彼らは、それぞれに考えを持った有能な技術者でしかなかったのだ。けれどもわたしは、何かたいせつなものを失ったような気がしてならなかった——それは、医師という職業、あるいは金銭の授受を超えた、故障の修復以上の〝癒やす力〟に対して、子供のころからいだいていた信頼感だったかもしれない。

母は八四歳だったが、医師は年齢に問題はないと言った。一九五〇年代、心臓弁置換術がリスクをともなう実験的処置であった時代には、医師たちは暗黙の了解のもと、五〇歳をはるかに超える患者を適応外としていた。しかし一九七〇年代に入り、高性能の人工心肺装置が開発されて、メデイケアが十分な診療費を負担する態勢を整え、より安全な手術技法が確立されると、この手術を受ける患者の平均年齢が上昇しはじめた。二〇〇八年、母とわたしがここを訪ねたときには、ブリガム・アンド・ウィメンズ病院で心臓弁の手術を受けた患者の四分の一が八〇歳を超えていた。

外科医は率直に言った。心臓切開手術をしなければ、母は五〇パーセントの確率で、二年以内に死亡するだろう、と。手術に成功すれば、同世代の女性の平均寿命である九〇歳まで生きられるという。リスクは？ときくと、彼は肩をすくめた。回復に六〜八週間以上かかること。脳梗塞を起こす可能性が五パーセントあること。さらにわたしが質問すると、彼は手術後に認知機能が低下する可能性があることも認めた。

母がズボンの裾を引き上げ、オレンジ色のＤＮＲブレスレットを見せると、医師はぎょっとしたような表情をし、いえ、そのブレスレットを着けたまま手術を受けていただくわけにはいきません、と言った。手術にのぞむチームに対してフェアではないからだという。容態が急変した場合は蘇生措置をし、ＩＣＵで回復に向けたケアをするとのことだった。母は涙ぐみながら言った。「もしわたしが脳梗塞を起こしたら、そのまま逝かせていただきたいんです」症状が軽かった場合はどうしますか、と医師がきいた。軽い片麻痺程度の場合は？

わたしは黙っていた。わたしが同席していたのは、母が必要とする情報を得て、どんな形であれ彼女がみずから決断を下すのをサポートするためだったからだ。もし母が認知機能にダメージを受けて手術室から出てきたら、カリフォルニアに連れ帰ってレッドウッズに入所させようと思った。そして、母がここまで自分の健康を犠牲にして父を介護したように、わたしも母の面倒を見よう、と。でもそう考えたら、こわくなった。

母は心エコー検査を受けるため、別の階へ送られた。わたしは待合室に入って弟のジョナサンに電話をかけ、自分の不安を洗いざらい吐き出した。半時間後、母が戻ってきて黒いコートを羽織った。「決めたわ」母は明るく言った。そこには、父のペースメーカーを停止させる手助けをしてほしいと頼んだときと同じ、曇りのない意志が感じられた。「わたしはやらない」

第17章

老梅樹

母はその生涯で最後の春と夏を、家の補修の手配をし、トニに手伝ってもらって父の蔵書を整理し、結局は書き上げずに終わった本のために父が集めた資料のファイルを処分して過ごした。六〇代のころに父からもらったラブレターだけはとっておいた。トニには、死後、子供たちの手を煩わせないようにしておきたいと話していたそうだ。

「マイケルとの関係を修復しなくてはならない」と、母は日記に書いている。「帰ってこられないと言われるととてもさびしい――疎遠にしていて電話もくれないし。こちらがかければ、いつもどこかへ行かなくちゃならないと急いでいる。これはよくない」ついに彼は電話をして母に会いにいこうと申し出たが、レンタカー代を出してもらいたいと言うと母がためらったので、怒ってしまった。母は日記に、「わたしはなんとかして許さなければならない」と書いていた。その前には、マイケルにぶつけられたひどい言葉が書き連ねてあった。「それはじわじわと心をむしばんだ。わたしは見捨てられたような孤独感を感じている」母はわたしに、許しをテーマにしたＤＶＤを送ってきた。それをマイケルに渡してもらいたかったらしいが、わたしはそんな気持ちになれなかった。

母は日記に、父を介護しているときには示せなかったやさしさを込めて、夫のことを綴っていた。「わたしの知っていたジェフを失った悲しみに打ちのめされている。あの知性、思いやり、あのまじりけのない快活さ。ああ、あの彼が恋しい！」

「どこもかしこも静かだ」五月のある月曜日、母はそう書いた。「けさはジェフの書斎にいて、わたしのかわいそうないとしい人が集めた何箱分もの調査資料を整理して過ごした」母の胸痛は悪化し、息切れもひどくなっていた。「庭仕事をしたくてたまらない。丹精込めて作り上げてきたのに手入れを怠っている。それをなんとかしたい。あの庭がなければ、ここはありふれたつまらない家になってしまう。でもしかたがない。受け入れよう」

七月、母はセカンドオピニオンを求めて、ローガン先生とグループ医療をおこなっている心臓専門医の診察を受けにいった。すると、心臓弁の硬化と閉鎖不全だけではなく、冠動脈にも深刻な問題があるようだと言われ、低侵襲手術をすすめられた。心臓内の動脈の詰まった部分にステントを挿入し、血管を広げれば、胸痛が軽減するかもしれないという。その医師はまた、カテーテルによって血管内に人工弁を送り込む、実験的大動脈弁置換術も考えてみてはどうかと提案した。彼はカルテにこう書いた。「脳梗塞を起こすリスクがあると説明すると、彼女はたちまち態度を硬化させ、その話はここまでにしましょうと言い、またしても、緩和ケアを受けることだけが望みなのだと言い出した」医師は母がブリガム・アンド・ウィメンズ病院の医師から不必要に脅されたのだと思っていた。

わたしは母に、『ドクター・ディーン・オーニッシュの心臓病治療プログラム』〔原題 *Dr. Dean Ornish's Program for Reversing Heart Disease*〕という脂肪ゼロの完全菜食ダイエットの本を送った。また、オンラインでミドルセックス病院がマインドフルネスのストレス低減法を取り入れた瞑想教室を開催していることを知った。これは毎朝、母がCDで聴いていたジョン・カバットジンの教えにもとづくプログラムだ。さらに、ミドルセックス郡が提供している〝心臓病専門看護師〟プログラムを利用すれば、母が身体的な症状をコントロールするのを支援してもらえることを知った。そんなプログラムがあったのに、紹介してくれた医師はひとりもいなかった。わたしは母のために両方を申し込んだ。ジョナサンの昔のガールフレンドで、母が娘のようにかわいがっていたピーチズがバーモント州から訪ねてきてくれた。彼女はユニテリアン・ユニバーサリスト教会の牧師になっていた

わたしは行かなかった。

母にはもっとよくしてあげるべきだった。いまとなってはもう遅いのだけど。

母の心臓病専門看護師がわたしに電話をかけてきて、手術を受けさせることをもう一度考えてみてほしいと言った。それ以外はきわめて良好な健康状態だという。わたしは、アメリカにおけるスローメディスンの第一人者である老年科医のデニス・マッカラ博士に電話をした。「八四歳なら、比較的若いほうですよ」というのが博士の意見だった。不安を感じたので、わたしはフェールズ先生に連絡をとった。

「わたしはお母さんのことをよく知っていますし、尊敬もしています」先生は言った。「あとで衰

弱して老人ホーム行きになるリスクのある手術を受ける気になれないのでしょう。わたしがお母さんだったら、同じ決断を下すでしょう」わたしは母に電話をかけ、「ほんとうにそれでいいの？あの心臓外科の先生は、お母さんは九〇歳まで生きられるかもしれないと言ってたけど」

「九〇まで生きたくはないわ」と、母は答えた。

「そんな悲しいこと言わないで」わたしは泣きだした。「お母さんはただ、わたしの母親ってだけじゃないのよ。だいじな友だちなんだから」

八月、母は心臓発作を起こした。わたしはその週末は家を空けていて、あとでマイケルからそのことを知らされた。母はわたしがつかまらなかったので、病院から彼に連絡したのだ。マイケルは感情を高ぶらせることなく、電話を通じて、母の気持ちに寄り添う言葉をかけた。母は、今後の連絡はすべてマイケルを通してほしいと言っているという。活動家並みの行動力で問題解決にあたるわたしよりも、静かに共感を示してくれるマイケルに頼りたかったのだろう。母はＩＣＵで数日間を過ごしたあと、ステップダウン・ユニットと呼ばれる準集中治療室へ移った。まだ入院しているあいだに、母の診療を引き継いだミドルセックス心臓病センターの別の医師からわたしに電話がかかってきた。彼らはどうしても母のことがあきらめられず、死と闘い、何か――どんなことでもいいから――手を尽くして、母のためを思う気持ちを形にしたかったようだ。

その医師のもとに、心臓カテーテル検査の結果が届いていた。鼠径部から心臓まで達する長いチューブを挿入して、動脈に造影剤を注入し、Ｘ線撮影をする検査だ。侵襲的で患者への負担が大きく、しかもリスクがあった。検査結果は思わしくなかった。母の心臓の血管は、ステントを容易には通せない箇所で狭窄しているという。

　医師たちは、冠動脈バイパス術と、母が無事に開胸手術を乗り切れる可能性がはるかに高かった段階ですでに拒否していた僧帽弁と大動脈弁の置換術を考えていた。まるで一発逆転を狙って、強引に母を手術室に送り込もうとしているようだった。どれもみな、リスクと苦痛をともなう、ぞっとするほど危険な手術で、ＩＣＵで死亡する確率の高いものばかりだった。メディケアが負担するコストは推計八万ドルから一五万ドル。[1]うまくいかなければもっとかかるだろう。メディケア加入者の三分の一以上が人生最後の一年のうちに、そして一〇分の一近くが最後の一カ月のうちに手術を受け、五分の一がＩＣＵで亡くなっている。[2]アメリカの医療システムが負担する過剰医療のコストは、年間一五八〇億ドルから二二六〇億ドルにのぼると推定されている。[3]

　わたしは怒りもあらわに、母は心臓発作の前に手術を拒否しているのだから、いまさらそれを受けさせる理由がわからない、と、驚いている心臓専門医に告げた。のちに気づいたのだが、わたしが反射的に不快感をおぼえたのには、医学的な根拠があった。ある重要な研究で、心臓弁とバイパスの手術を同時に受けた八〇歳以上の患者の一三パーセントが病院で死亡しているのだ。[4]より規模の小さな確認調査では、一三パーセントが病院で亡くなり、四〇パーセントが退院と同時に老人ホームへ送られたことがわかっている。[5]

　わたしは入院中の母に電話をかけた。

「わたしたちは藁をも……」と言いさして、わたしは口ごもった。

「つかもうとしているわね」母があとを引き取って言った。静かな声だった。

「むずかしいことよ」と続ける。「望みを捨てるのは」

四時間後、母が折り返し電話をかけてきた。「わたしのミシンは、ほんとうにお裁縫をする女性にあげてほしいの。ベルニナ社の製品だけど、もうあんなミシンはどこも作っていないでしょう。何から何まで金属製で、プラスチックの部品をいっさい使っていないのよ」

「でもそれ、わたしがほしいわ」

「いいえ、ケイティ。あなたは縫い物をしないでしょう」

わたしは答えた。「そのとおりね」

翌日、わたしはまた電話をかけた。母は、「もういつお迎えが来てもだいじょうぶ、覚悟はできてる」と言った。マイケルがまだ愛憎半ばする思いでいることには気づいていないようだった。

「子供たちのことは心配していない」感極まっているようだった。母は、わたしが彼女の八〇歳の誕生日のために手作りした小さなスパイラル綴じの本を受け取ったときの話をした。「とても心がこもっていたわ。でもね、ああ、ケイティ、わたしはちっともうれしくなかったの」

「ブライアンをたいせつにしなさい」と、母はさらに続けた。

「つまり、気取るのはやめてブライアンをだいじにしなさいってこと?」わたしはきいた。

「ええ、そうよ。わたしはブライアンが大好きなの。彼があなたのためにしてくれたことを考えるとね、なんてすてきな人なんだろうと思うのよ」

その昔、ある禅師がこんなことを書いた。

老梅樹は曲がり、節くれ立っている
ひとつ、ふたつ花が咲くと、たちまち
三つ、四つ、五つと数が増えて、無数の花をつけ、
渦を巻いて風になり、暴雨となり、
あるいは雪となって大地に降り積もる[*6]〔道元『正法眼蔵第五十三　梅華』棚橋一晃による英訳版より〕

母はまさにこのような人だった。

退院の日は、下の弟のジョナサンがポータブル式の酸素ボンベとともに母を家に連れ帰った。検査により、母の心臓は、十分にホスピスケアの適応となるほどにダメージを受けていた。階段で二階へ上がろうとすると、必ず失神するようになり、ジョナサンが手配をして、わたしの父やブライアンの父親も二、三カ月使った椅子式階段昇降機を取りつけてもらった。それは、死が迫ってきたことをそれとなく知らせるサインだった。ピーチズが母を訪ねてくれた。わたしはサンフランシスコのホスピスでカウンセリングを受けようと思ったが、断念した。そこの利用者でもない母が東海岸で最期を迎えようとしているわけなので、わたしの相談料はメディケアからは支払われず、自己負担しなければならないとわかったからだ。

一週間後、ジョナサンがカリフォルニアに帰ってトラック運転手の仕事に戻ると、マイケルが、守りに徹してきた長年の方針を転換し、わたしが原稿を書いているあいだ、母のもとへ行ってくれ

ることになった。母はマイケルのために料理をし、彼の使ったお皿を洗った。ふたりは昔のように喧嘩をした。原因は、母がマイケルの食べるローストチキンの量を制限しようとしたこと。かなり激しくやりあったらしく、マイケルがわたしに電話をかけてきて、すぐカリフォルニアに帰れるようフライトを予約してくれと言ってきた。わたしは承知したが、二、三時間待つように言った。結局、ホスピスのソーシャルワーカーがあいだに入って取りなしてくれ、ふたりはまた話をするようになった。今度は誠意と思いやりを持って向きあった。マイケルは子供時代にまでさかのぼり、母との緊張に満ちた困難な関係について、何時間もかけて話した。母は聞き終わると、「ちっとも知らなかった」と言ったらしい。「いまとなっては修復もできないわね。わたしにできることは、ただじっと耳を傾けて認めることだけよ」

母は遺言状を更新し、そしてヘレン・ケラーの言葉をカードに書き写した。「世界でもっともすばらしく、もっとも美しいものは、目で見ることも手で触れることもできない——心で感じとらなければならないのだ」ホスピスの看護師が母の長くてきれいだった白い髪をばっさり切った。衰弱が進み、自分ではもうシャワーや洗髪ができなくなったからだ。母はジギタリス製剤をのみ、胸痛が耐えがたいときには、モルヒネの舌下錠を服用した。息子が大奮闘してくれても、潤沢な財源のないホスピス・プログラムのかぎられた時間の看護サービスでは、とうてい十分なケアができない状態になっていた。

誰かが二四時間そばにいる必要があったのだ。母はわたしに来てほしいと思っていた。けれどもそうは言わず、わたしもばかみたいに、あるいは仕事の虫のように、現実を認めまいとするかのように、ともかく駆けつけるという分別ある選択肢が思い浮かばなかった。ビクトリア時代に生まれた曾祖父のジェイムズなら、わたしが負うべきモラル上の義務についてお説教をしてくれたかもしれないが、そんな人もいなかったのだ。

母は近所の子が持ってきてくれた蛾のさなぎが羽化するようすを観察し、その濡れたしわだらけの羽を人生最後の写真に撮った。母はカリグラフィー・ペンを取り出し、中国宋代の賢人、無門慧開和尚の詩を、もうすぐ誕生日を迎えるブライアンのために書いた。

春には花、秋には月
夏には涼風、冬には雪
つまらぬことで心を曇らせなければ
いまこのときが人生最高の時節となる[*7]（『無門関』、スティーヴン・ミッチェルによる英訳版より）

それから、小さな紙に生涯最後の円相を描き、その下に「わたしの葬儀のために」と書き添えた。

ある日、わたしがカリフォルニアの自宅の庭で、イチジクの木の下に座っていると、何かが空からおりてきて、恩寵のようにわたしの中に注ぎ込むのを感じた。「あなたのお母さんは死を迎えようとしている」と、心の中で声がした。「聖なる時間が来たのだ」わたしは編集者に事情を話し、もう少しで仕上がる原稿を放り出してコネティカットへ飛ぶことにした。そこへ電話が鳴った。マイケルがパイン・ストリートの実家からかけてきたのだ。ずっと母とふたりで話をしているという。解決しなければならない問題がまだあるし、母とふたりきりの時間がもっとほしい、母もそう思っていると言った。わたしは、ミドルタウンに住む父の元同僚に連絡をとった。その人によると、母はまだとても元気で、彼が訪ねたときには、カウチから立ち上がり、酸素ボンベのカートを引いて、マティーニを作りにいったらしい。この分なら、あと何カ月かはだいじょうぶだろう。わたしは自分の気持ちに目をつぶり、弟に母を託すことにして、フライト予約を変更し、出発日を先送りにした。

三日後、母に電話をかけた。わたしはもよりの書店から帰ってきたところだった。少し前に本を出版した元の教え子が朗読会を開いたのだ。お茶の作法について書かれた本だったので、わたしは母のことを思い浮かべずにはいられなかった。母が沸かしたてのお湯を、お気に入りの鉄瓶にまわし入れてあたため、それを捨ててから、新たに熱いお湯を注いで茶葉を開かせ、蓋をして、お手製の藍色の保温カバーをかけていた姿を思い出した。父とわたしのために、薄手の白いボーンチャイナのカップと、六枚のジンジャークッキーを並べた白い皿をていねいに置いてくれたのを覚えている。うまくいかないことがあっても、わたしたちは毎日キッチンのテーブルに集まり、お茶が飲みごろになるのを待ちながら、ともに過ごすひとときを楽しみ、ただ生きていられることを喜んだものだ。そして作法に従ってお茶を飲み、緊張がほぐれると同時に頭がすっきりする瞬間に幸福を見出していた。

母から習っておけばよかったのに、わたしはあまりに臆病で不器用で、母に批判されるのがこわくて、あまりにフェミニストで本にかじりついてばかりいたので、それができなかったのだ。

一気に感情がこみあげてきて、わたしは母に胸の内をさらけ出した。お母さんだから、新聞を読まずに食事ができたのよ。お母さんだから、お父さんの介護がたいへんなときに、夜明けに起きて瞑想ができたの。お母さんだから、同情を行動に移して、誓いを守り通して、自分の愛する人の世話ができたのよ、と。

「でもね、ケイティ」と、母はわたしがようやくひと息つくのを待って、弱々しい声で言った。「あなたはあなた。ほかのことで力を発揮しているじゃないの」

それから、こう付け加えた。「もう時間があまりないわ」

その夜、母は吐き気が止まらなくなった。救急車で病院へ向かうことになり、マイケルが母の白いカムリを運転してあとについていった。ホスピス病棟に落ち着くと、母は「ケイティとジョナサンには連絡しないで」と言ったらしい。「ただあわてて飛んでくるだけでしょうから」

一三世紀、日本の禅に新風を吹き込んだ偉大な禅師、道元は、死についてこんなことを述べている。「生には、生よりほかに何もなく、滅には滅よりほかに何もない。したがって、生が来たときには、生に向かい、滅が来たときには滅に向かって仕えなさい。これらを厭うてはならない。願ってもならない」〔『正法眼蔵　生死の巻』、アーノルド・コトラーと棚橋一晃による英訳版より〕

そんなふうにして母は最期を迎えた。

母はホスピス病棟の看護師に、水分や食事の摂取をやめたいと言い、家には戻らずにこのまま逝きたいと伝えた。心臓病のケアを担当する看護師が母のベッドに来て、これは道路のこぶみたいなものだと思いますよと言った。母は、「雪崩のような感じがするわ」と答えた。母は空（から）えずきを繰り返していて、息切れがおさまらなかった。打ち出し加工の銀のイヤリングを外し、「こういうがらくたは全部処分してしまいたい」と言い、マイケルに、ジョナサンとわたしに連絡するように言った。彼が電話をかけて戻ってくると、母は息を引き取っていた。マイケルは泣き崩れた。

　服用したモルヒネの量が多すぎたのかもしれない。あるいはカリウム不足に陥っていたのかもしれない。心臓カテーテル検査が負担だったのか。見舞い客のために、立ち上がってマティーニを作ったのがいけなかったのか……。しかし結局のところ、そんなことはどうでもいい。

　母は老齢と病気のため、死期が訪れたために死んだのだ。六年間休むことなく介護を続けたせいで、心臓が石灰化し、壊れてしまったにちがいない。八四歳だったから亡くなったのだ。母は最後まで、排泄のコントロールができ、思考力、判断力もしっかりしていた。彼女は医師から自分の体を取り戻し、彼らが妥当と考える死ではなく、みずから選んだ死を全うした。夫を人質にとった欠陥だらけの医療システムから、道徳的権限（モラル・オーソリティ）を奪い返したのだ。母は戦士のように死んでいった。苦痛と混乱のさなかで迎えた完璧とは言えない死にざまだったが、それこそが死というものの御（ぎょ）しがたい本質なのだ。母は正面からそれを受けとめた。ジョナサンはこれを勝利と呼んだ。

　わたしは病院に着いたら、ホスピス病棟の部屋でしばらく母の遺体といっしょに過ごしたいと思っていた。それから、パイン・ストリートの家に連れ帰り、かつて家族が曾祖父のジェイムズのためにしたように、母を飾り気のない木の棺におさめて居間に安置し、まわりに蠟燭を何本も立てようと思っていた。一九八〇年代に禅僧の一山ドーシーが、エイズで亡くなった若者たちにしてやったように、母の遺体を甘茶で洗ってあげたかった。一九世紀のアイルランドで藁葺き小屋に暮らしていた貧しい農民たちのように、自由な方法で母の遺体の処置をしてあげたかった。

けれども、わたしたちはぼう然としていて、儀式を執りおこなうどころではなかった。病院はスケジュールで動いていたし、ベッドの空きを待つ患者もいた。メディケアは、死者のケアには一セントも払わない。葬儀社にも州にもルールがあった。コネティカット州では、遺体の引き取りができるのは葬儀社のみと決められている。わたしを乗せた旅客機が着陸したころには、母の遺体はすでに病院の地階にある冷蔵遺体安置室に運ばれていた。週末にはそこの係員が、早く搬出してくれと何度も電話でせっついてきた。八年前に父が脳梗塞で倒れたときにも、こんなふうに、病院側からリハビリテーション施設に移るよう催促されたことを思い出した。

わたしたちは今回も、一年半前に父を火葬したロングアイランド湾岸の葬儀社に頼むことにした。火葬する前に母と過ごす時間を一〇分間とって、段ボール製の棺に花を飾らせてほしい、承知してくれなかったら、よそに頼むと脅し、なんとか了解を取りつけた。

火葬はいまだに神聖な儀式というより、効率重視の作業に近い。どこかに隙間を見つけて、尊厳を感じさせる工夫をする必要があると思った。火葬場の職員の名前は知らなかったが、みんな物静かで、何かと気遣ってくれた。土葬では、シャベルで最初にすくった土を棺にかける儀式があるが、ここでは、パイロット・ガスバーナーで点火してみせるようなことはしなかった。「灰は灰に、塵は塵に」という祈りの言葉もない。バリ島で見た葬儀のような美しさもまるでなかった。バリ島では、大きな黒い牛をかたどった木の棺に死者の遺体を入れ、それを親戚や村人たちが担いで通りを練り歩き、公園まで運んでいく。そこでガムランが演奏され、棺に火が放たれるのだ。

わたしたちは、段ボール製の棺にユリの花を入れて飾ったが、母の死を美しくすることはできなかった。葬儀社には、母に深紅の絹のアオザイを着せてもらうよう頼んであったが、誰かが後ろ前に着せてしまった。薄い胸を覆った布が不格好に引きつれ、母がデザインして丹念に編んだ飾りボタンが、留められずに首の下敷きになっていた。遺体が硬直しているので、直すことはできない。唇は片方に引っ張られ、髪は短く刈られていて、肌は灰色になっていた。生涯、わたしに畏敬の念をいだかせ、威圧してきた美しさと優雅さはもうそこにはなかった。いつも身につけていた銀のイヤリングとブレスレットも剝ぎ取られ、わたしの耳と手首からぶら下がっていた。物心ついて以来はじめて、わたしは母を恐れていなかった。

けれども、父が亡くなったときのような安堵感はなかった。母の死は、わたしの感覚からすると——母にとってはそうでもなかったろうが——早すぎたのだ。父の場合は遅すぎた。わたしは母にきちんとお別れを言えなかったように感じていた。母に許しを乞いたかった。いや、できるものなら一年前に戻って、もっとやさしく母の世話をしたかった。でも時は前にしか進まない。後戻りはできなかった。わたしたちは最善を尽くしたのだ。それぞれに奇妙で不器用なやり方ではあったが、自分なりに愛情を伝えあった。母は完璧な母親ではなかったし、わたしも完璧な娘ではなかった。母の死にざまも完璧ではなかった。わたしも決して完璧な人生を歩まないだろう。

ジョナサンとマイケルとわたしは、美しかった母の亡骸をおさめた段ボールの棺が、束の間の装飾を剝ぎ取られ、炎の中へ送り込まれるのを、ガラスの仕切りごしに見守った。翌日、茶色のプラスチックの箱がパイン・ストリートの家に届けられた。両親が六一年におよんだ結婚生活のうち四五年を暮らし、たがいに愛しあい、世話をしあって、人間らしく不完全な人生を送ったその家に……。粒子の細かい白い灰と小さな骨のかけらには、金属片はひとつもまじっていなかった。

母の葬儀のあと、カリフォルニアへ戻ったわたしは、ようやくブライアンに「あなたが必要なの」「愛している」と言うことができた。彼の前ですべての殻を脱ぎ捨て、六〇歳のありのままの自分をさらけ出し、彼にきれいだと褒めてもらった。母がわたしくらいの年輩だったころ、父にそうしてもらったように。わたしは、母の着古した日本製のコットンのバスローブをもらうことにした。昔、ふたりでタサハラに行ったときに買ったものだ。布がすり切れてぼろぼろになるまでこれを着ようと思った。それから、父が臨終の床にあったときに母がデパートで買った靴も、半サイズ小さいのだけれど、足に豆ができて痛くなるまで履くことにした。

今後は、死の目前まで待つことなく、その都度、愛している、ありがとう、わたしを許してください、わたしはあなたを許します、さようならと言おうと誓った。母の遺品を整理し、母が撮った写真と、暖炉の上に飾ってあった枯れ枝のリースを取り外し、母が愛用していたベルニナ社製のミシンをジョナサンに、母が日本の藍染めの布切れで縫い上げたパッチワークキルト——両親がベッドカバーとして使っていたもの——をマイケルに受け取ってもらった。母の引き出しのひとつには、絹の長袖肌着とズボン下が入っていた。それでようやく、ヒーターの温度をつねに低く設定してあるのに、母があたたかそうにしていた理由がわかった。わたしはいつも凍えそうな思いをしていたのだ。パイン・ストリートの美しい家は、ある夫婦に売ることにした。そのご主人は、父が著書の執筆に取り組んだ地下室に、ライオネル社製の鉄道模型セットを置くそうだ。母が父を老人ホームに入れないことで、子供たちのために遺した遺産は分けることにした。その後も弟たちとは、死んだ親の愛をめぐる競争意識が残っていたせいか、いまにして思えばくだらないことで口論をした。そしてわたしは自分と関わりのあった人たちに、事の大小を問わず、死ぬまで許してほしいと言い続けなければならないと思うようになった。なぜなら、わたしは人間だからだ。心をもっと解きほぐそう。両親が死に向かう長い回廊に突っ立っていたときにはできなかった形で、わたしはブライアンとの絆を築こうとしていた。

母の最初の命日が来ると、わたしはユダヤ教の儀礼書を一冊借りて、スーパーマーケットのコーシャ認定食品〔ユダヤ教の聖職者により、厳格な食の規定に適合すると認定された食品〕のコーナーで、二四時間燃焼する命日の蠟燭（ヤルツィート）を買ってきた。花を生けた花瓶と並べてそれを置き、その横に、昔、母にもらったタイ製の木の仏像を飾った。両親の写真も用意した。一枚は、ベン・カールトンの結婚式のもので、母が輝くばかりに美しく写っている。もう一枚は、母がこよなく愛した庭で落ち葉をかき集めているところを撮ったもの。そばでは、父がにこにこしながらレンタルのブロワバキュームを使っている。両親が亡くなったときにはできなかったけれど、いまわたしは、美しく厳かに、ふたりの在りし日を偲ぼうとしている。コルクボードには、ベッドで抱きあっている母とわたしのスナップをピンで留めた。「ハニー」とやさしくわたしを呼んだ母の声を思い出し、母に愛されたことがなかったという、長年の思い込みをそっと手放した。わたしは泣いた。もう母を愛することも、恋しく思うこともこわくない。母のほうへ歩み寄ることも恐れていなかった。わたしの涙と悲しみは、愛と不完全の受容という、輝くコインの裏側なのだとわかっていたから。近所の八〇歳になる男性が軽い脳梗塞で倒れたときには、できるだけ連絡を密にとろうと思った。いずれ時が来たら、その人と奥さんをもっと助けてあげようと心づもりをしている。わたしはもう、人生のすべてのコインを仕事という籠に放り込んだりはしない。愛することを恐れはしない。ブライアンをたいせつにする。自分の心に刺さったガラスの破片を抜き取ろうと思う。わたしはわたし自身であり続けたい。

パイン・ストリートから持ち帰り、あこがれを持って崇めていたもの――一生かかっても全部は着られない大量のスイスコットンのネグリジェに、手刺繍が施された紫色のサッシュ一本、それに母が使い残したヘアジェルやコールドクリーム――は、いつしかただのものでしかなくなった。こうしてわたしは、薄暗い自分の時間から抜け出し、長いあいだ両親とともに暮らした生と死の狭間の世界をあとにした。ギリシャ神話に出てくる竪琴の名手、オルフェウスのように、母の亡霊を冥界から連れ戻そうとするのも、歌を歌って母を深い淵から明るい場所へ誘い出そうとするのもやめた。孝行娘としてのわたしは死に、ひとりの成熟した女として生まれ変わった。まだどういう人間なのか、自分でもわからないけれど。土曜の朝には、ハーフ&ハーフ〔牛乳と生クリームを半量ずつまぜたミルク〕を泡立ててブライアンのためにコーヒーを入れ、自分用の緑茶とニューヨークタイムズ紙といっしょに、彼のところへ持っていく。そして何時間もいっしょにベッドに寝そべって過ごす。ふたりだけの贅沢なひとときを楽しむ。春には、お気に入りの山を歩く。友人たちと笑い、これまでに経験したことがないほど、幸せな気分を味わい、残りの人生への感謝を新たにする。

両親の遺品の中から、トニに撮ってもらった写真が出てきた。彼女が来てくれるようになってからかなりたったころのものだ。そこに写ったわたしは、艶やかな茶色の髪をしていて、両親を守るようにふたりの肩に手を置き、明るい笑みを浮かべている。だが母は疲れたような顔をしてカメラから目をそむけ、父は驚いて当惑しているような表情を貼りつけていた。脳梗塞を起こしたあと、いつもあんな顔をしているようになったのだ。あれから一〇年近い歳月が流れ、白髪になったわたしは、「ジェフ、かわいそうに……」とささやき、首を振る。不必要な苦しみに苛まれた父の最後の数年を思って悲しみに胸をふさがれる。わたしの知っているたいていの孝行息子や孝行娘と同じように、自分のしたこと、できなかったことの多くを悔やんではいるが、父のペースメーカーを停止させようとしたことと、躍起となって母の寿命を引き延ばそうとした医師団を首尾よく撃退したことは、今後も絶対に後悔しない。はた目には非情と見えることを、愛ゆえに、行動に移さなければならない場合もあるからだ。

わたしはこんなふうに自分の道を歩もうとしていた。

第18章 よりよい死への道

死に瀕した人々、重篤な病をかかえる人々が、圧力団体として創造的に、そしてかつて考えられたことのない方法で活動すれば、社会を治癒する力になれるかもしれない。

——イヴァン・イリッチ

父の死から二年、母の死からほぼ一年後の、二〇一〇年の父の日、ブライアンとわたしは、友人たちを自宅に招き、裏庭のイチジクの木の下でブランチをともにした。六月下旬のよく晴れたさわやかな日曜日のことだった。その日の「ニューヨークタイムズ・マガジン」誌に、わたしが父とそのペースメーカーについて書いた記事が掲載されていた。読者がわたしと母を薄情だと思うのではないかと不安だった。

わたしのメール受信ボックスには、ブランチのあいだに、続々とメッセージが入っていた。昼ごろにパソコンを開くと、「父の心を傷つけたもの――ペースメーカーはわたしたち家族の人生を狂わせた」は、ニューヨークタイムズ紙でもっとも多くメール送信された記事のトップにあげられていた。週末が終わるころには、直接、わたしにメールを送ってきた人やニューヨークタイムズ紙のウェブサイトにコメントを書き込んだ人の総数が一七〇〇人を超えていた。全米各地から、そしてオーストラリア、インド、アイルランド、イタリア、サウジアラビア、オランダから、医師や看護師、高齢者、高齢の親を持つベビーブーマーがメッセージを寄せてきた。その分量だけを見ても、死に対する現在の医療の不適切な関わり方が、いかに強い不安を引き起こしているかがはっきりした。イタリアのある心臓専門医が多くの意見を代弁して、こうまとめている。「あなたのご両親は苛酷な経験をなさいました。お母さんの対応は正しかったと思います」これまで多くの人々が胸に秘めていた思いを声にする機会をはじめて得て、語りあうのを聞いているような気持ちになった。「わたしは本や新聞をよく読むほうではありませんし、ニューヨークタイムズ紙の熱心な読者でもありません」ミネソタ州に住む看護師の女性はメールにそう書いている。「だから、こんなふうにメールを書くことに少々気恥ずかしさをおぼえます」彼女は八〇歳以上の患者のケアに全力で取り組んでいた。「わたしは、多くのお年寄りが苦しみ、尊厳を守られず、生活の質の全般的な低下に耐えている姿を見てきました。毎日必ず、誰かがわたしにこう言います。『いっそ死んでしまいたい。もう生きるだけ生きてしまった。十分だ』と」

その看護師によると、最近ある患者の家族から彼女の所属する事業所に、父親にペースメーカーを装着させることに同意したとの連絡があったらしい。その患者は高齢で、後期認知症だったのだが、医師から、ペースメーカーを植え込めば、記憶力も生活の質も向上すると言われたのだそうだ。「わたしは絶望的な気分になりました」と、彼女は書いていた。

ご家族にわたしの本心を話すわけにはいきませんでした。すでに手続きがすんでいて、ご家族は誤った道を選ばされていたのです……いらだたしいことに、医師の中には、死に向きあえず、自分の患者が死ぬことを受け入れられず、この自然なプロセスについて話すことさえこわがる人がいます。彼らはすべての人の命を助けたいと思っていて、患者に選択肢を与えようとしないのです。

マレーシアの女性は、わたしや弟たちがもっと手を貸していれば、両親はあれほど苦しまずにすんだだろうと言っていた。何人かの医師は、自分たちが金儲けのことしか考えていないような書き方は不当であると抗議し、家族の執拗な要求や拒絶に遭った医師が、訴訟を恐れて過剰処置に走る場合もあると指摘した。しかし、医療の潮流に抵抗を感じている医師もいた。ニューヨークタイムズ紙のウェブサイトにコメントを寄せたテキサス州のある外科医は、「わたしの周囲で日々、不必要な介入がおこなわれている現状には、しばしば憂慮の念をおぼえます」と書いた。「こうした処置をする医師も決して悪い人ではありません。ただ、個々のばらばらの問題に対して、条件反射のように紋切り型の対応をすることに慣れているだけなのです。治療の真の目標は何なのか、明確なている。

議論をすべきなのに」と。フィラデルフィア在住の医師が、これに付け加える形で次のように述べている。

両親も、わたしが担当した数十人の患者も、苦しみながらこの迷路を進みました。わたしは外科医です。二〇年前、たいした助言も受けられない中で、息子として介護の苦労を経験しました。当時は、人として生きているかぎりは避けられない自然な現象を、いつ受け入れたらいいのか、わかりませんでした。あなたの記事を読み、たくさん泣かせてもらいました。感謝します。心が洗われました。

ある女性は、初期認知症の七九歳の家族が、どのような結果になるか予測もつかないままに、股関節置換術を受けたときのことを書いていた。「彼女は麻酔から醒めたあと、すぐには混乱状態から回復しませんでした。すると、『認知機能が元に戻らないことはよくありますよ』と言われたのです。教えてくれてありがとう！　何がインフォームドディシジョン〔医師から説明を受けたうえで意思決定をすること〕でしょう！」

老人ホームで暮らす認知症の母親にペースメーカーの植え込みをすすめられてことわろうとした人もいる。「外科医がわたしに電話をかけてきて、ぼくはこの一件を院内の生命倫理委員会に持ち込むつもりだと言いました。そうなれば、あなたが委員会と交渉しなければなりませんよというのです」彼女はわたしへのメールにこう書いてきた。

その医者はとても無礼な態度をとりました。腹を立てていて、罪悪感を煽ろうとしたのです。あとはどうなったかおわかりでしょう。わたしはしぶしぶ折れて、医者の言うとおりにしました。きのうは母の八九歳の誕生日でした。母にはわたしがわかりません。自分で着替えもできず、おむつをあてています。髪はどんどん抜けていて、顔中に醜いしみがあり、足首はむくんでいます。身長は一七〇センチなのに、体重はわずか四九キロ。わたしはなぜ、母にペースメーカーを装着させてしまったのでしょう。

一カ月後、わたしの電話が鳴った。知らない女性からだった。ベラ・マクラウドという名のヨガのセラピストで、カリフォルニア州中部からかけてきたという。彼女は認知症の父親を、二年間フルタイムで介護してきた。夫とそれぞれの連れ子をまじえた四人の子供たちと暮らしていた家で父親の面倒を見ていた。当初は、だが家族のみんなに過剰なストレスがかかるようになり、近所の二世帯型住宅(デュプレックス)のうちの、彼女が保有していた一戸に移った。父は夜中に何度も徘徊するようになった。トイレをさがしてうろうろするあとを、彼女もついて歩いた。ときには、混乱した父親がキッチンの床に排尿してしまうこともあった。彼女は疲労困憊し、このままでは早晩、自分の健康とスタミナに限界が来ると思い、父を高度看護施設に入所させるしか道はないと考えた。そこなら、きっと父が徘徊しないよう、精神安定剤で落ち着かせるか、身体拘束さえしてくれるだろう。その一年前、彼女は父親の心臓専門医に、ペースメーカーの電源を切ってもらえないかと相談したが、不可解で屁理屈としか思えないような、巡りめぐってノーとなるような回答を得た。まず、ペースメーカーを無効化すればすぐに死んでしまうかもしれないので、停止させることはできない。また、死期が訪れたときには、ペースメーカーで父を生かし続けることはできないので、動作を止める必要がない、と言われたのだった。

そんな中、彼女はわたしの記事をオンラインで読んだ。そして父のかかりつけの女性医師に電話をし、もよりの病院の救急外来で待ち合わせて、父を入院させる手続きをとろうとした。かかりつけ医が「心臓ペースメーカーを無効化するための入院です」と言うと、彼女が医師になって以来はじめて、病院のスタッフがその指示に疑義を唱えた。このケースは、院内生命倫理委員会へまわされた。委員会は、ベラとその医師だけではなく、ほかにも多くの人に面談調査をおこない、ペースメーカーの動作停止は、「思いやりのある温情的な」行為であるとの結論を下した。

ベラはいま、自分の経験について回顧録を執筆中だ。彼女が父親と対話を試みると、彼は次第に、亡くなって久しいたいせつな人たちのことを話すようになったという。その会話とは、次のようなものだ。

（亡くなった）お父さんとお母さんのことを思い出す？

うん。

（亡くなった）奥さんがそばにいなくて、さびしい？

うん。

両親や奥さんに会いたいと思う？
うん。
どうすれば、みんなのいるところへ行けるか知ってる？
いや。
わたしに助けてもらいたい？
うん。

法的な医療後見人として、ベラは父親をデュプレックスの家に連れ帰った。医療機器メーカーからスタッフがやってきて、いくらか躊躇したのちに、ペースメーカーの動作を停止させた。ベラと彼女の娘は、居間に置いてあったふたつのベッドをくっつけた。その前の窓からは海が見えた。ベラと娘は、衰弱していく父親と暮らし、夜もいっしょに寝て手をつなぎ、頭をくっつけあっていっしょに眠った。ペースメーカーが無効化されてから一週間と一時間後、父は自宅でわが子の腕に抱かれ、愛に包まれて安らかに息を引き取った。ベラが懸命に手を尽くしたおかげで、父親は過剰な医療処置から解放され、われわれの祖先がたいせつに考えていたよき死を——自宅で家族の胸に抱かれ、死を受容して——迎えたのだ。それは、生命倫理の時代にふさわしい新しい死の迎え方と見ることもできる。そこでは、ファストメディスンが提案する、あくまで治療をやめない誤った選択肢を拒み、死を受け入れる見識が求められるのだ。

ベラの父親のケースで下された決断は、スローメディスンの最良の形と言えるものだった。条件反射のように臓器の治療や延命を重視するのではなく、家族全員の苦しみを考慮し、みんなでたどり着いた結論だったのだ。それは重荷を背負った人々を力づけた。ヒーローのように介入し、あとはご家族でよろしくと言わんばかりに去っていく医師ではなく。この結論では、ベラの父親がふたつの不治の病――認知症と心臓病――をかかえていたことを受け入れている。介護に疲れた娘がひとりで決めたのではなく、倫理の問題に携わるコミュニティの支援と確認を経て決定がなされたのだ。家族と医療機関のあいだで、このようにみごとな協力が成立して実を結ぶことはまれだ。愛のある、美しい崇高な決定だったと思う。

このような形の死も、ひとつの選択肢となりうる。

それからまもなく、ブライアンとわたしは別の人の死に立ち会い、アメリカ人の死に方には、医療界のゆがんだ金銭至上主義よりはるかに根深い問題があることを思い知らされた。その元凶は、死が目前に迫るまで、真摯に死と向きあいたがらないわたしたちの文化だ。ブライアンの親しい友人のひとりに、コロラド川のガイドをしている頑健そのものの五九歳の男性がいた。ホメオパシーと呼ばれる代替医療の専門家でもあった。その彼が突然、発作に見舞われ、嘔吐したのだ。病院では末期の悪性黒色腫（メラノーマ）と診断された。すでに肝臓や腸や脾臓をふくむ多くの臓器に転移が見られた。脳だけでも一一個の腫瘍ができている可能性があった。ホスピスをすすめられたが、わたしたちが恐怖にとらわれて見守る前で、その男性、デイビッドは、提案をことごとくことわり、治癒の見込みがどれだけ薄くとも、できるかぎりのことをしてほしいと要求した。彼は数週間かけて全脳照射を受けた。当時の脳神経外科では最後の手段だった。照射を担当した脳神経外科医は、すでに治療の準備が整った時点で、はじめてデイビッドと顔を合わせ、この処置が有効に働く確率は五〇パーセントにも満たないと言い、状態が悪化するリスクもあることを認めた。それでもデイビッドはお願いしますと言い張り、治療室へ入っていった。このときの彼は話すことも歩くこともメールを書くこともでき、自分で意思決定もできた。だが目覚めたときには、意味のある言葉をひとことも口にできなくなっていた。おむつをあてていて、歩くことも、よき死を迎えるのに必要な精神活動もできなかった。彼はその状態で、癌の診断を受けてから九週間後に亡くなったのだ。

ジャーナリストのマイケル・ウルフの母親、マーガリートの例についても考えたい。彼女は八四歳のとき、ありがちな道をたどって〝生き地獄〟へと迷い込んでしまった。生活支援型高齢者住宅で暮らしていたマーガリートは、頻繁に失神するようになり、心臓の手術を受けるために病院へ移された。そのころには、すでに記憶力が著しく低下し、ひとりで暮らすことはおろか、数を数えることも、感謝祭のディナーを計画することも、時計を読むこともできなくなっていた。手術は成功したが、マーガリートは病的なまでに興奮したり、徘徊したり、人をたたいたりするようになったうえ、急激に記憶が失われ、言葉も出なくなっていった。ほどなく、あまりに多くの支援が必要になったため、生活支援型住宅にいられなくなり、マンハッタンのアパートを借りて、そこで二四時間態勢の介護をつけることになった。その費用は子供たちが負担した。マーガリートは発作を繰り返し、しゃべらなくなり、歩くこともできなくなり、たえず腹を立てていた。心臓が徐々に衰えれば楽にぽっくり逝けることは古くから知られていたのに、いまやその道も完全に閉ざされていた。「その責任は、わたしたち子供にある」と、ウルフは二〇一二年に「ニューヨーク」誌に書いた。遅まきながら、そのときのことを振り返り、母親がもう長く生きられないという現実に向きあわず、よく考えもせずに手術に同意したことを悔やんでいた。「一度も頭に思い浮かばなかったが、ほんとうはこう言ってやればよかった。『認知症が進行している八四歳のばあさんに心臓の大手術をやりたいって？　いったい何さまのつもりだ？　ばかを言え！』と」

　最後に、元エンジニアのケネス・ハリス・クリーガーという男性の場合について考えてみよう。今日、わたしたちの多くが彼と同じような形で死を迎えている。二〇一一年の夏、八八歳で、落ち葉のかき集め方を忘れる程度の認知症だったクリーガーは、原因不明の血流感染で倒れた。娘のライザは、サンノゼ・マーキュリーニューズ紙のサイエンスライターだった。彼女はすぐに父親を生活支援型住宅から病院へ救急搬送してもらった。クリーガーは蘇生処置禁止指示書に署名していて、自然死を望んでいたが、こうした希望をかなえるにはどうしたらいいか、誰も娘のライザに具体的な方法を教えていなかった。ライザは緩和ケアやターミナルケアを受けることなど、考えてみたこともなく、しかもひとりぼっちだった。誰も彼女を、父親についてきたもうひとりの患者とは見なさなかった。ライザは父の死期が近づいていることを受容していなかったのだ。

　クリーガーはスタンフォード病院で治療を受けた。心臓移植手術で画期的な成果をあげてきたことで全国的に有名な病院だ。ライザと面談した医師たちは、蘇生処置禁止指示書は、お父さんをICUに移すことを禁じるものではない、と説明した。人工呼吸器を使って、抗生剤が効いてくるまでの時間を稼ぎましょう、と。クルーガーは鎮静剤を投与され、その後、二度と意識が戻らなかった。

薬はことごとく効かなかった。それ以降は、次々に〝追加〟の決断が下されていったと、ライザは二〇一二年二月の新聞記事に書いている。別の薬を投与すると、また別の問題が生じ、別の治療法を試したら、さらに別の臓器系が侵されて、別の高額な薬を使うことになった。クルーガーは、連鎖状球菌の感染が広がり、壊死性筋膜炎を起こしていた。最後の手段として、手術で壊死組織を切除する方法を提案されたが、ライザはことわり、クルーガーは息を引き取った。入院してから一〇日後のことだった。この間の、はた目にも痛々しい医療処置にかかった費用の総額は三二万三〇〇〇ドルにのぼった。これには、ＩＣＵのベッド代一日あたり二万五〇〇〇ドルと、免疫グロブリン製剤を一日だけ投与した費用四万八〇〇〇ドルもふくまれる（そのほとんどは、スタンフォード病院が負担したか、なんらかの形でコスト転嫁をしたと思われる）。クルーガーは、ホスピス病棟のベッドに移され、意識を取り戻すことなく死んでいった。

わたしは父にさようならを言う幸運に恵まれたが、ライザにはついにその機会が訪れなかった。その後彼女は、父親の悲惨な最期と事前指示書と緩和ケアをテーマに、精力的に記事を書いていった。ライザの父親のたどった道は、決して特異なものではない。家族の側になんの準備もできていない中で、あわてて救急救命室に運びこまれ、何十万ドルもの公費、私費が費やされる。家族と面識もなかった医師たちが、蘇生処置を望まない本人の意思も認知症であったことも無視し、老人が死にかけているという事実を認めてその真実を告げもせず、次から次へと苦痛を強いる無益な処置を繰り出していく……。それは、ファストメディスンによってもたらされた死だった。高額の費用をかけて先延べにされ、遺族の心に深い傷を残すような死だったのだ。このような死を理想とする人はまずいないだろう。

　一九七〇年代に自然分娩を求める運動が起きて、医療の介入から出産を取り返したように、現在は、わたしたちのような家族が次々と声をあげて、医療から死を取り戻す動きが進んでいる。ホスピスや緩和ケアのプログラムが増加し、医師のあいだでも、とりわけ老年科やプライマリケア、救急救命科、呼吸器科、心臓血管科、腫瘍科で、スローメディスンを――本人はそう呼ばないかもしれないが――実践する人の数が増えている。

　けれども、死の床を取り戻す流れを止めようとする経済的な力は、絶大だ。先進医療技術は用い方によっては患者にとって責め苦となるが、医療関係者は、これを使えば保険から高額の支払いを受けられる。メーカーの販売担当者は住宅ローンの返済ができ、病院は、採算がとれていない救急外来のコストをカバーでき、外科医はセカンドハウスやサードハウスを買うことができ、シーメンス社やセント・ジュード・メディカル社は株主に配当金を支払うことができる。医師や病院が介入を控えて適切に対応しても、不適切な過剰処置をしても、支払額が同等になるようにしなければ、状況は大きく変わらないだろう。

　ある医師はわたしにこんなことを話してくれた。彼は緩和ケアサービスの交替勤務をしているが、この報酬をメディケアからの支払いだけに頼るとすれば――実際は大学病院研究医としての給料にふくまれているのだが——一年間フルタイムで働いても、四万ドルの収入にしかならないというのだ。また、患者に癌の転移が発見された場合、動揺する家族に一時間かそこらをかけて、腫瘍科医がこれ以上化学療法をしても治癒する見込みは薄いと、心を込めて説明しても、ほとんど報酬は得られない。だが、臨床試験も経ていないぞっとするような怪しげな薬を、自分でも最良の選択肢だと思っていないのに処方するような医師は、患者ひとりに割く時間はずっと少ないのに、はるかに多額の収入を得て、薬代の利ざやまで手にすることができる。もし複数の疾患をかかえて終末期を迎えた——一カ月以内の死亡が見込まれる——重症患者に、心臓血管外科医が最後の手段と称して手術を施せば、もっと軽症で長期に生きられそうな患者に同じ手術をするより、はるかに高額の支払いを受けることができるのだ。

このような金銭的な事情が治療方針に影響をおよぼしていると言うと、侮辱されたと感じる医師が少なくない。だが住宅ローン控除が住宅の購入をうながすように、経済的要因は意欲を高めることもあれば、削ぐこともある。患者が死にかけていることへの困惑、〝死の判定員〟を務めたとして訴えられ、起訴される不安、プロとして失敗するわけにいかないという思いも手伝って、専門医は、患者の死が数日後に迫るまで、ホスピスに送ることができない。だが実質的にそれは、苦しむ患者の体を利用してありとあらゆる高額な処置を試した末にホスピスに押しつけ、モルヒネに尻ぬぐいをさせるのと同じことだ。ホスピスに入った患者の半数が一八日以内に亡くなっている理由はそこにあるのではないだろうか。状況がちがっていたなら、こうした患者も最長六カ月間ホスピスに入院し、身体面、精神面、感情面のケアはもちろん、個々の現状に合った実のあるサポートを受けられたかもしれないのだ。

　メディケアの給付システムの改革も一助となる。たとえば、希望の持てない生命維持処置への給付は期待しない、と意思表示をした人には、二年間の在宅緩和ケアをカバーするというプランを作ってもよい。このような生命維持処置とは、一発逆転を狙う三万五〇〇〇ドルの除細動器植え込み手術、術後はただ衰弱していくだけとわかっている治療できない脳腫瘍の除去手術、五万ドルかかるのに、ほんの二カ月の延命しか望めない苦しい化学療法、助かる見込みのない三〇万ドル相当の集中治療、それに、五〇万ドルかかる人工心肺装置の使用などを指す。イギリスの国民保健サービスをもっと見習ってもよいだろう。この国営事業では、慢性病をかかえる高齢者には手厚い在宅支援をおこなうが、延命を目的とする薬や処置に対する給付については、一年あたり五万ドルを上限としている。わたしたちもいつかは勇気を持って、病院で毎日のように人が死んでいる現実を認め、より人道的なケアを提供できる仕組み作りをめざすべきだろう。そして、九一一とは別に特別な緊急通報番号を設け、緩和医療や終末期医療の専門チームが家庭に急行して、動揺した家族を安心させ、死に瀕した患者の苦痛に適切に対応できるシステムを作るのだ。九一一から救急救命室へ、ＩＣＵへと患者を送り込み、強引に最後の旅立ちに向かわせるのではなく。

　このような改革は、スローメディスン——人道的で、現実的で、適切だが必ずしも安価ではなく、ときに（技術は駆使しないものの）時間のかかる終末期医療——を提唱する医師や介護家族の草の根運動がなければ、実現しないだろう。過剰医療への対抗策は、過少医療ではない。適切なケアだ。身体面の治癒が絶望的な状況になっても、家族に対しては——その心にとっては——まだ救いの道があるはずだ。

介護危機が深刻化すれば、介護家族による草の根運動は、このようなケアに対する経済的支援の充実を求めるようになるだろう。そしていずれは、病院や医師、製薬会社、医療機器メーカーから成る強力な医療業界ロビーと拮抗する力を持つことになるだろう。一九九八年から二〇一一年にかけて、製薬会社と医療機器メーカーは、ロビー活動に二三億ドルを注ぎ込み、議会議員に対する唯一最大の影響勢力となった。議員たちはメディケアと連邦機関に対し、ロビイストたちの利益にはつながるが、患者にとってはしばしば不利益となる法規を作るよう働きかけた。

このロビー活動の隠れた力は、メディケアの制度改革を妨げ、医療界でもっとも大きな力を持つプレーヤーの懐が潤う一方、実践的なセラピーやプライマリケアに携わる人々が報われない給付制度を温存させてきた。二〇一二年の医療改革法案では、議会から独立した専門委員会を設置してメディケアに関わる多くの決定を可能にすることが提案されたが、反対派は、高齢者の命運を〝顔の見えない官僚〟にゆだねるものだとしてこれを攻撃した。企業の利潤追求を目的とするロビーや彼らと手を結ぶ議員にまかせたほうがよい、というわけだ。いまも高齢者の命運は効果的に彼らの手に握られている。

現代の死を尊厳あるものに返そうと広く訴えようとするなら、それは医療配給制を正当化する議論だとそしられることを覚悟しなければならない。さらに、〝死の判定団〟を肯定し、ケボーキアン医師〔尊厳死を提唱した米国人医師。みずから考案した装置でＡＬＳ患者の自殺を幇助し、一九九九年に有罪判決を受けた〕を崇めて、高齢者や認知症患者や障害者を差別する考え方だと批判されるだろう。〝配給制〟という言葉は、現在の死に方がコストと苦しみを大きくしている事実を直視するまいとする態度の表れだ。〝死の判定団〟という表現は、人の死亡率が一〇〇パーセントである現実を見えにくくする。ケボーキアン医師に対する中傷は、彼が解決しようとした問題――過剰医療が終末期の患者から自己決定権を奪っている実態――を無視している。差別と非難してみても、多くの人が認知症の発症は死ぬより苛酷なことだと考えている現実を覆い隠すことはできない。経管栄養など、苦しみを長引かせる延命処置を施される確率がもっとも高いのは、身寄りのない認知症の人々なのだ。八〇歳の体や脳は若いころのようには回復しないし、マラソンランナーの体でさえ、どんなにたくさんの技術を駆使しようとも、最後には七〇〇〇通りもの不可逆的変化にさらされて衰えていく。その事実を認めることは、高齢者差別にはあたらない。

　スローメディスンの草の根ロビーが力をつけている徴候を、ニューヨーク州に見ることができる。ここでは、コンパッション・アンド・チョイシズの提出した法案が、米国医師会の猛反対にもかかわらず、二〇一一年に圧倒的賛成多数で可決した。いまは医師たちが終末期の患者に、緩和ケアとホスピスについて偽りのない情報を与え、カウンセリングをおこなうことが義務づけられている。けれども、ほかの先進国と同じように、非営利的な医療がすべての国民に平等に行き渡るシステムを整備しないかぎり、よき死にいたる道にはつねに多大な困難がともなうだろう。あなたにとっても、あなたが愛し、責任を持っている人にとっても。

もちろん、わたしたちは誰も死にたいとは思っていない。愛する人にさようならを言いたくはない。医師に「もう十分です」と告げるはめにはなりたくないのだ。そういう意味では、わたしたちは決してひとりではない。わたしたちの祖先だって、やはり死にたくなかったのだ。一六世紀の石版画では、死神は歯をむき出してにたにた笑う骸骨の姿をしていて、農民や徒弟や奥方や商人の手首をつかみ、ダンスをしようと誘っている。みんなは死ぬよりずっとだいじなことがたくさんあると言って抵抗している。でも遅かれ早かれ、わたしたちは踊らなければならないのだ。

だが前もってダンスのステップを練習しておけば、少しは状況がましになる。自然死にいたる道をふたたび、昔のように神聖でなじみ深いものにする方法を見つけておけば、死に向きあう勇気を取り戻せるかもしれない。それをせずに終末期を迎えれば、科学的医療がわたしたちの不安や無知と結託して、そこから利益を得る構図は続くだろう。死がまだ遠くにあるうちに、死に備える新たな通過儀礼をこしらえておかなければ、わたしたちは今後も、恐怖を商業的に利用され、死はいくらでも先延ばしにできるという空約束に振りまわされることになるだろう。

死は神聖なものだ。どんなに悲惨な状況でも、それを崇高にすることはできる。わたしの知っている緩和ケア専門の若い女性医師は、老人ホームに入所しているお年寄りに尊厳ある死を迎えてもらうことができた。その入所者は、ユニットのベッドに横たわり、スタッフに囲まれて、メアリ・オリバーの詩を朗読してもらいながら安らかに旅立っていった。身寄りのないその人に、宗教によらない祝福を与え、敬意のこもった看取りができたのだった。また、ある小児腫瘍科の元看護師は、子供の死にいたる過程が長引いてつらいものになったときには、両親をわきへ連れていき、お子さんに、死んでもいいんだよと言ってあげてくださいと助言したという。両親が別れを告げると、子供がほっとしたように息を引き取ることがあるらしい。家族は心を慰められ、かけがえのない贈り物をもらう。看護師が〝シスター〟と呼ばれ、ひとつの職業であると同時に、宗教的な天職であった時代に戻ったようだったという。信仰心の薄い人でさえ、多くがこのときばかりは、愛する人と心を通わせ、未解決のことを解決したいと直感的に願うのだ。

死を受け入れ、重んじること、死について語ることが許されない時間的制約や管理体制の中でも、あたたかい気持ちを持ち続けて苦闘している医師や看護師たちもいる。そうした姿勢に敬意を払うべき時代が訪れたのだ。ほとんどの人が自宅で死を迎える時代はもう二度と来ないだろう。だからわれわれは、好むと好まざるとにかかわらず、ＩＣＵや病院のフロアがホスピスでもあり救命の場でもあることを認めたほうがよさそうだ。家族が生命維持装置の解除に同意を求められる会議室は、厳かな通過儀礼の場であり、手放す決意を固める儀式の場となる。こうした部屋は、陣痛室や分娩室のように美しくなければならない。壁にはキルトを掛け、床にはロッキングチェアを置く。産科病棟に赤ちゃんの写真を掲示するように、その病棟で亡くなったお年寄りの写真をたくさん貼ったコルクボードも備えておく。スタッフの昼食の食べ残しが置いてあったり、壁にスケジュール表が貼ってあったりしてはいけない。わたしたちの世俗的な文化にはさまざまな宗教が共存するが、それでもわたしたちは、額入りの詩や、宇宙や蓮の花の写真など、特定の信仰とは関係のない神聖なイメージを表すものを飾って、傷ついた家族への気遣いを示すことができるのだ。

わたしたちの祖先は、医療に介入されない自然死を理想の死と考えていた。専門家は必要なかった。それは自宅で迎える死であり、急でもなく、長引くわけでもなかった。現代に生きるわたしたちと同様、昔の人々も、住み慣れたところで、親しい友人や家族に囲まれて死にたいと思っていた。安全な環境で、必要なときにはやさしく世話をしてもらいたかった。最後の言葉を口にし、それを記憶にとどめてもらうことを願っていた。愛し、許すことをみんなに伝え、自分も愛と許しの言葉を返してもらいたかった。よき死を迎えたいと思うのは、わたしたちの本能かもしれない。南北戦争のころには、兵士たちがその思いをとりわけ強くし、故郷を遠く離れた戦地で命を落とした場合に備え、母親や姉妹の写真を胸ポケットにしのばせて出征した。そうして可能なかぎり理想に近い死を再現しようとしたのだった。

わたしたちの祖先の中でも、信心深い人々は――そういう人が多かった――死に向かいつつある時間を利用し、神を信じてそのご意志を受け入れることを誓い、みずからの罪を悔い、天国へ行けるよう心を整え、準備をした。効果的な鎮痛剤が広く使われるようになる前の時代には、よき死は必ずしも痛みのない安らかなものではなかった。〝死の苦しみ〟〝死の苦悶〟などという言葉が生まれたのには理由があったのだ。しかしそれは誠実な死だった。その部屋に死が存在しないかのようにふるまう者はひとりもいなかったのだ。

わたしたちの祖先は、死を受容することが、勇敢な死にざまだと考えていた。今日では、どんな死亡記事を見てもわかるように、死者は、「家族に囲まれて安らかに息を引き取った」人と、「勇敢に癌と闘い」、ありとあらゆる形の死に戦いを挑んで、決してあきらめなかったと讃えられる人とに二分されている。

母の死は、またひとつの勇気を見せてくれた。みなさんにもそれを見ていただけたと思っている。母の死から学んだことを、わたしは生涯たいせつにしていこうと思う。

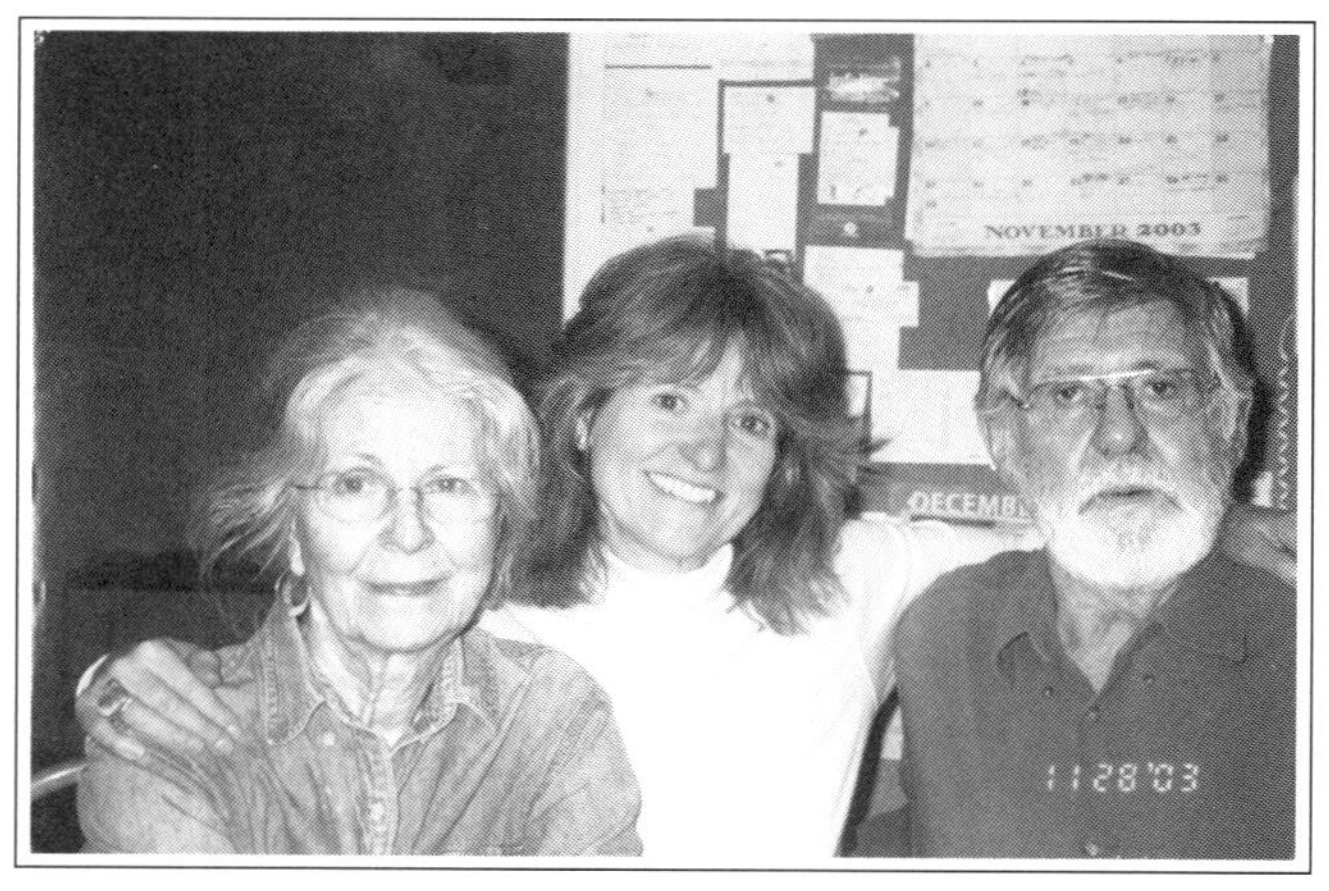

バレリー、ケイティ、ジェフリー。2003年11月、コネティカット州ミドルタウン、パイン・ストリートにて
Photograph by Toni Perez-Palma

第7部

光の中へ

穏やかな最期のために

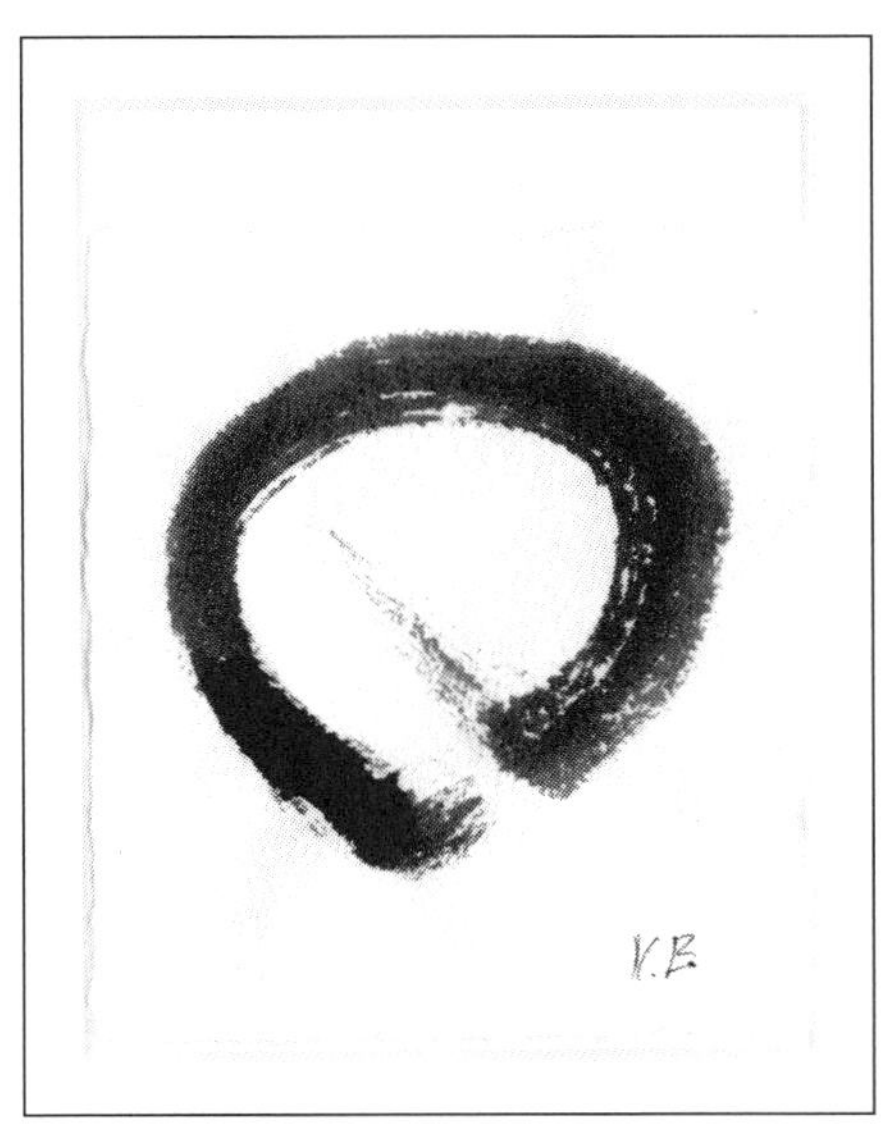

2009年9月、バレリー・バトラーが描いた円相。「わたしの葬儀のために」という言葉が添えられていた
Enso by Valerie Butler

迷路を進むための道しるべ

わたしが知っていればよかったと思うのは、自然死はもはやあたりまえではないということだ。自分のため、愛する人のためにそれを望むのなら、なんとかして自力でその道をさがし出さなければならない。だがこれは意外にむずかしい。適正な書類に署名をし、機械につながれるのはいやだと友人たちに言っておくだけでは十分ではない。なぜなら、重要な決定は、患者を乗せたストレッチャーが救急救命室の扉に到着するよりはるか以前に、すべてすませておく必要があるからだ。だがよくない死に向かっているときには、最後の手段を提案する医師にイエスと答え、自分の気持ちに嘘をついて希望を持つことが、愛と思いやりのしるしのように思えてしまうものだ。

力尽きて死ぬという標準仕様の道は、まちがった終着点が表示された広い高速道路のようなものだ。そこへ合流していく一般道は路面がなめらかで、あかあかと照明に照らされている。時がたつにつれ、この高速道路を走る車のスピードは増し、出口が次第に少なくなり、やがて、絶対に死ぬと言わせてもらえない集中治療という、ただひとつの停止地点へまっしぐらに向かっていく。そこでは、初対面の医師が対応にあたる。そして最後の最後になってから、本人の家族に生命維持装置の取り外しへの同意を求め、とてつもなく重い倫理上の責任を押しつけるのだ。

これに対して、自然死にいたる道はそう簡単には見つからない。門は生い茂る雑草に覆われているかもしれない。それをさがし出すには、自分の倫理基準をコンパスとし、愛と勇気でみずからを奮い立たせ、支援グループの助言も仰がなければならないだろう。自分の恐怖に向きあい、否認したい気持ちも希望も捨てなければならない。祖先がたいせつに考えていたような死を迎えるチャンスを、自分や愛する人が手にするには、それが必要なのだ。孤独を感じるかもしれないが、あなたは決してひとりぼっちではない。

スローメディスンとともに死に向かう道は、受容に通じている。それは苦しみからの解放を約束しない。その苦しみはどれもはっきり目にすることができる。受容への道は、あなたが思っているよりも早く見つけなければならない。死が現実となる日より、何年も前に。わたしは、両親とともに死の陰の谷を行く長い旅路の中でこのことを知った。

親を独立独歩の生き方から人の手を借りる生活へ、死について考える日々から死の過程そのものへと導くには、何年もかかるかもしれない。それは精神的な試練だ。受容への道をさがす作業には、はじめてショックを受けた日、つまり、自分の親もいつかは死ぬのだとはじめて気づいた日から、取りかからなければならない。はじめての脳梗塞、はじめての転倒、糖尿病の重い合併症の発現、あるいは、腎不全や肺気腫、膵臓癌や転移癌といった、紛れもなく命に関わる病気であることがはじめてわかったとき、また、親がはじめて道に迷い、自宅へ帰れなくなったとき、ガスを消し忘れて鍋を溶かしてしまったとき……。あなたの親は人生の最後のステージに入ったのだ。とりあえずいまのところは不死身だという幻想は終わる。親の生死は思いどおりにならないが、死の迎え方に影響を与えることはできる。

そこから、すぐに動きださなければならない。先送りにしてはいけない。死の仕事は、誰かに「あなたのお母さんはもうすぐ亡くなられます」と言われてからはじめるのではない。誰もそんなことを言ってくれないかもしれない。たいていは次の治療をすすめられることだろう。

受容は、心を開いて、愛する人の死が近づいている現実を受け入れるところからはじまる。詩でも手紙でも歌でも祈りの言葉でもいい、あなたの心に響く形で、伝統的なもの、崇高なもの、美しいものを取り入れよう。高齢の友人のために誕生日パーティーを開いたときには、胸の内にある思いを伝えよう。それを葬儀の弔辞用にとっておいてはいけない。親には〝心の遺産〟として子に伝えておきたいことを手紙に書いてもらおう。この通過儀礼は、人として避けて通れないものであり、先人たちも経験してきたのだということを思い出そう。いまこそ、なんらかの方法を見つけて「愛している。ありがとう。わたしを許してください。わたしはあなたを許します」と伝えるときなのだ。わたしが父にしてもらったことを手紙に書いて父に送ったように、親への〝遺産〟となる手紙を書いてもいい。たとえ親がやがて死を迎えることについて話したがらなかったとしても、このようなことをしてもかまわないと思う。

そうすれば、ほんとうに「さようなら」を言うときが来るころには――その日は想像以上に早く来るかもしれないし、もっと遅く来て、慎重に考えるべき決断をいくつも必要とするかもしれないが――相応の覚悟ができていることだろう。親の苦しみを取り去ることはできないし、健康体に戻してあげることもできないが、親子関係を修復し、みんなが死を迎える準備を整えることはできるのだ。

さようならを言ったあとには、頭も心も澄みわたり、それまで生きてきた中でもっともつらくて孤独な決断を下すことができるだろう。つねに目標達成に向けて努力するわたしたちの世俗的な文化では、愛とは、より多くのもの――よりたくさんの贈り物、より速い車、より多くの治療法――を与えることだと、長らく定義されてきた。いまでは、関与をなるべく少なくするたいせつさを訴えていくことが、もっとも愛ある行為と言えるかもしれない。

新時代の〝死ぬ技術〟

親や配偶者、友人を人生のフィナーレへと導く過程には、虚弱化、衰弱、機能障害、健康障害、臨死期、死別の悲しみと、六つの明確なステージがあり、ときには行きつ戻りつする場合もある。どの段階も、身体的、精神的課題を乗り越える通過儀礼と言える。これらの課題には、次のことがふくまれる。医療への期待を小さくすること。可能なかぎり自立した生活を送って機能障害に陥る日を遅らせること。現実的に感情との折り合いをつけ、誰かの助けを借りなければならない状態に対処すること。死への準備をすること。臨終の床に付き添うこと。そして死を悼むことだ。

以下、これらのステージひとつひとつに関わる留意点についてお話ししていこうと思う。

第1ステージ　虚弱化

親が加齢によって虚弱化し、命に関わる症状をいくつもかかえるようになったら、全身麻酔や入院を必要とする治療は慎重に考えたほうがいい。病院は、若くてぴんぴんしている人にとっても危険なところだ。

医療支援の性質は変化する。少なければ少ないほど有益だ。キーワードは、洞察力。

収穫逓減の法則〔ある限度を越すと労力に応じて利益が上がらなくなること〕を重んじよう。八〇歳を超えれば、ひとつ年をとって自立度が一段階下がるごとに、身体の回復力が落ち、保険給付を受けられる確率は低くなり、医療効果があがらないリスクは増していく。場合によっては身体的制約を受け入れて、精神的適応力を損なう恐れのある処置を受けないほうがよいかもしれない。人工股関節置換術、心臓切開手術、全身麻酔は、すべて認知機能の深刻な低下を招く危険性をはらんでいる。高齢の人は、退院するたびによくなるどころか状態が悪くなっていくときが必ず来るのだ。

非現実的な〝治療〟を望むより、発想を変えて、いつでも可能な〝ケア〟に希望をつなごう。延命よりも、快適さ、幸福感、可動性、自立度を最大限にしよう。苦しみが軽減するのであれば、局所麻酔によるヘルニア手術や、心臓の痛みをやわらげるためのステント留置術を受けるのはよい選択だ。除細動器の植え込みや心臓バイパス手術は延命効果はあるが、生活の質を向上してはくれない。どんな治療方法に同意するときも、たとえ簡単な処置に思えたとしても、高齢者の場合は重大な決定を下すのだと思ってほしい。医師には「いいえ」「もう少し待ちます」と言えるようになろう。恩恵と、負担やリスクを天秤に掛けてみよう。利点と欠点について尋ね、ほかの選択肢はないのか、きいてみよう。マンモグラフィーなどの診断検査は、結果によってプランを——治療するか否かもふくめ――変更する予定がないのなら、忘れてもらうことにしよう。あなたのお父さんやお母さんの人生最後の数年間を、疲れるだけの無意味な診察予約で埋め尽くす必要はないのだ。

第2ステージ　衰弱

愛する人がどんな薬も効かない状態になることは、医療ネグレクトを擁護することとはちがう。死期ではなく、能力の低下をできるだけ遅らせよう。必要なら自己負担をしてでも、作業療法士に家に来てもらおう。小さなことでも、自立の維持には大きく役立つのだ。転倒を防ぐためのバランス訓練、怪我を予防するための転倒訓練のほか、排泄訓練、言語療法、自助グループへの参加、リハビリヨガ、精神的な刺激になるデイケアサービス、定期的な運動などもよい。認知症でも、幸福で多くの人と接する機会を持っていれば、孤独で抑うつ状態にある人よりも、長期にわたり機能がよく保たれる。壁に手すりを取りつけ、めくれやすいラグを取り除こう。それから、よけいなおせっかいは承知で言わせてもらう。必要になる前に助けを求め、援助の手をさしのべよう。介護をする側、される側が倒れる直前では遅すぎる。きょうだいや近所の人に、なるべく早い時期から手を貸してもらおう。賢く援助をして、できるだけ長く自立した生活を送れるようにしてあげよう。たとえば、高校生をアルバイトとして雇い、運転や買い物をまかせれば、あなたの親は友だちの近くにいて、自宅での暮らしを続けられるだろう。

第3ステージ　機能障害

親が人手を借りなければ生活できなくなると、家族の序列はひっくり返る。個人で誰か雇ったほうが、生活支援型高齢者住宅に入れたり、事業所から介護員を派遣してもらったりするより安くてすむ場合があるが、手配にはより時間がかかる。このような高齢者住宅や〝終身介護（ライフケア）コミュニティ〟については、慎重に調べたほうがよい。見た目がりっぱだからといって、うまく運営されているとはかぎらないし、いったん決めたら撤回するのはむずかしい。元ニューヨークタイムズ紙の記者だったジェーン・グロスは、介護マニュアルを兼ねた回顧録、『ほろ苦い季節』〔原題 *A Bittersweet Season*〕の中で、スキルの高い看護部門を併設していない〝生活支援型〟住宅には入居させるべきではないと述べている。もし親のナルシシズムや暴力や実質的な虐待が原因で親との関係に問題があった場合は、親を自宅に引き取ったり、あなたが親の家に移り住んだりする前に、よく考えたほうがよい。ここでは、ベビーブーマーがたいせつに考えている〝けじめ〟という言葉がものを言う。

介護者のケア

介護は短距離走ではなく、マラソンと心得よう。長期にわたって介護をする人は、極度の疲労、あいまいな喪失に対する悲しみ、怒り、金銭問題、罪悪感と闘っている。彼らは不眠、抑うつ、不安、首や腰の痛み、病気、早すぎる死に見舞われやすい。助けを求める前にがんばりすぎて倒れてしまうというのが、典型的なパターンだ。介護を必要とする人だけではなく、自分自身にも思いやりをかけてほしい。

プライドはのみ込もう。わたしもそれができればよかったと思う。早く助けを求めれば、それだけ多くの支援が受けられる。きょうだいと定期的に集まったり電話をかけあったりして相談し、しなければならないことをリストアップして分担しよう。わたしの弟マイケルは、母の話を共感的に聞く役目をしてくれた。わたしは医療に関わるプランナーと代弁者と、ソーシャルワーカー、支援者の役割を務めた。下の弟、ジョナサンは、物資調達と人材確保を引き受け、避けて通れない難局が訪れたときにトニと交渉してくれた。母が新車を買うときも手助けしてくれた。親と遠く離れた土地で暮らす人はお金をいくらか送り、実家の近くに住んでいるきょうだいが日常の介護をより多く担うという形をとるのもよい。

一〇年以上もの時間と収入を犠牲にして親の介護をした人が、遠くからよけいな口出しばかりして何もしなかったきょうだいと同等の遺産を相続するケースもある。また、きょうだいのひとり（たいていは介護らしい介護をしていない者）がひそかに高齢の親にお金を無心したり、銀行口座からさっさと預金を引き出せとせっついていたりする例もある。

誰が介護をしていて、誰が支援チームのメンバーなのか、はっきりさせておこう。金銭の管理や種々の決定は、実際に介護の大部分を引き受けている人にまかせよう。男きょうだいに責任逃れをさせてはいけない。わたしも弟たちに、もっと率直に介護負担の分担を頼めばよかった。もし金銭的余裕があるのなら、介護の大半を負担するきょうだいにお金を払うことや、遺産を多く相続してもらうことも考えよう。こうしたことはガラス張りで進め、親の死後かなりたってからしこりが大きくなるような事態を避けたほうがよい。

迷いはつきものだ。友人やパートナー、セラピスト、ソーシャルメディア・グループや自助グループの仲間に胸の内を吐き出そう。

限界を明確にし、不完全をめざそう。できるときにできることをし、必要なときにはノーと言おう。かかえきれなくなって投げ出すよりも、少しのことを一貫して続けるほうがよい。地域高齢者福祉局全国協会（www.n4a.org）に所属する各地域の高齢者福祉局が、低所得家庭を対象にレスパイト・サービス〔介護者が休息をとれるよう、一時的に介護を代行する〕を提供している。

第4ステージ　健康障害

ホスピスの職員が〝臨死期〟と呼ぶ、三日から一〇日のプロセスを迎える前に、親は数カ月、あるいは数年にもおよぶ〝衰弱〟期を、場合によっては寝たきりで過ごす。親が口にする言葉を聞き、言い残していたことにも耳を傾けよう。「もう病院はたくさんだ」とか「わたしは長生きしすぎている」などと言うときは、その裏に隠された思いを汲んでくれというサインだ。それは、また入院したり、老人ホームに入ったりするくらいなら、死んだほうがましだという意味だろうか。どういう状況なら、人生は生きるに値すると思うのだろうか。お別れは何カ月も先になるかもしれないが、その日に備え、気持ちの整理をつける作業をはじめよう。ホスピスのプログラムの中には、〝予期される喪失〟のためのワークショップがある。愛する人がまだホスピスの患者ではない場合でも、自費で参加することができる。緩和ケアプログラムの利用も考え、後述する法的な文書について話しあおう。

緩和ケアは死を前提にした医療行為ではない。命が脅かされている場合や、最終的には死にいたる場合もふくむが、これにかぎらず、慢性病をかかえた人の生活の質を最大限に引き上げ、可能なかぎり快適に過ごしてもらえるように力を注ぐのだ。余命数年（数カ月ではなく）の重病人はこのケアを通じて、ホスピスのメリットの多くを享受できる。たとえば、患者の残存機能をできるかぎり生かし、症状を緩和することに専心する訪問診療もそのひとつだ。いまでは多くの病院が、入院患者を対象とした緩和ケア部門を設けている。外来患者向け（訪問看護方式）の緩和ケアプログラムにも需要が高まってきた。しかしこうした診療は、求めなければ受けられないかもしれない。病院であなたの担当医が緩和ケアを紹介してくれるか否かは、その医師個人の医療観によるからだ。ニューヨーク州以外の地域では、医師はそのようにする倫理的、法的義務を負わない。だから、声をあげよう。わたしの経験では、医師も家族も、死が扉をたたくまでの時間を長く見積もりすぎる傾向にある。

緩和ケアを申し込むには、ホスピスケアとちがって、死期が近いことを記した医師の診断書は必要ないし、治療的処置をあきらめる必要もない。しかし緩和ケアを受けている患者は円滑にホスピスケアに移行できる。なぜなら、ケアの理念――苦痛軽減の優先、共同意思決定（医師が示した選択肢の中から、患者や家族が治療法を決定する方式）、医療目標の明確化、家族全員に対する連携支援、実用主義、負担のかかる介入の制限――がたがいに似通っているからだ（ホスピスケアは、緩和ケアの一種であり、どちらもスローメディスンの一形態だが、すべての緩和ケアがホスピスケアであるとはかぎらない）。緩和ケアは、より積極的な医療よりもしばしば延命効果がある。二〇一〇年に「ニューイングランド・ジャーナル・オブ・メディスン」誌で報告された研究によると、早くから緩和ケアを受けていた肺癌患者は、入院頻度が少なく、侵襲的な治療をことわる傾向にあった。[*1]抑うつ症状を経験することも少なく、生活の質が向上し、腫瘍科の標準治療を受けている人より平均二・七カ月長く生きたという。

親や配偶者が最後の衰弱期に入ったと感じたなら、ホスピスケアか緩和ケアを受けさせたい、と声を大にして、できるだけ早く要求しよう。ホスピスケアの対象となるには、こちらの気持ちをよく理解して、六カ月以内の死亡が見込まれると手紙に書いてサインしてくれる医師をさがさなければならない。その手紙にはさらに、患者に対するすべての治療的処置を中止し、症状管理、疼痛管理、緩和的処置のみをおこなう、と書いてもらう（しかし、気が変わったときや、健康状態が回復した場合はいったんやめて、あとで再開することもできる）。ある種の癌にかかっている人、確実に死にいたると診断された人がもっとも受け入れられやすいが、老衰、心不全、認知症の人も対象となりうる。医師は余命を長めに見積もることが多い。わたしの父がホスピス病棟への入床を認められたのは、死ぬわずか一〇日前、母の場合は三〇日前だった。もよりのホスピスに問い合わせてみれば、あなたと同じ価値観を持つ医師を紹介してくれるかもしれない。

第5ステージ　臨死期

老人ホームでは、患者に死期が迫った場合、九一一に通報し、暴力的な心肺蘇生法（ＣＰＲ）をおこなうことを標準的手順としているところが多いが、高齢者施設の入居者（など、自立した生活を送れない衰弱したお年寄り）のうち、ＣＰＲで助かるのはわずか三パーセントで、その人たちでさえ一週間後には死亡しているのが現実だ。あなたの家族が老人ホームに入居しているのなら、施設内でターミナルケアが受けられないか、きいてみるとよい。残念ながら、メディケアはしばしば、スキルの高い看護サービスか、ホスピスか、ふたつにひとつの選択を迫ってくる。両方を受けることはできるが、どちらか一方は自己負担となる。州の認可したブレスレットで証明されている蘇生処置禁止指示は、後述するように、現実主義と慈悲に根ざした行為だ。

〝入院禁止〟指示もまた、救済措置と言えるだろう。多くの老人ホームでは、死に瀕した患者は病院搬送するのが標準対応とされていて、ときには、それが生涯最後の二、三カ月を、病院と施設のあいだを何度も行き来して過ごす事態を招いてしまう（病院関係者はこれを〝たらいまわし（ターフィング）〟と呼ぶ）。病院へ送る理由は、本人が心の安らぎを得られるか、楽になれるかといったこととはほとんど無関係で、むしろ不条理きわまる給付制度の経済的側面や、法的責任に対する組織的な恐怖に深く関わっている。医師が署名する〝生命維持治療に関する医師の指示書（ＰＯＬＳＴ）〔Physician's Orders for Life-Sustaining Treatment〕〟は、以下に説明するように、このリスクの軽減に役立つだろう。ホスピスケアや緩和ケアに入ることもやはり、終末期に虐遇を受けるリスクを減らす一助となる。なぜなら、老人ホームが医療ネグレクトのかどで〝ピオリアの甥〟から訴えられる心配をせずにすむようになるからだ。

ホスピスのプログラムでは、訪問看護師、ソーシャルワーカー、ボランティアから成るチームを派遣してくれるほか、さまざまな形で家族と患者を支援する態勢を整えている。しかし事業者に償還される費用が徐々に抑制される傾向にあるため、患者に心地よく過ごしてもらえるだけの看護サービスを十分に提供することはできない。フルタイムで家族が介護するか、人を雇って補う必要がある。

認知症についてひとこと。これは死にいたる病であり、みじめな死を迎えることが多い。だから引き延ばしてはいけない。栄養チューブは不快なものであり、食事や水分の摂取ができなくなるのは、自然で苦痛のない伝統的な死へと通じる道筋なのだ（不治の病をかかえた高齢者の中でも感受性の強い人は、自分の意思で飲食をやめてしまうことが多い。彼らが合法的に命を絶てる数少ない選択肢のひとつだ)。感染症による痛みは、抗生剤ではなく、鎮痛剤で抑えることができる。認知症の親から自然死を奪うことは、愛情の表れと見えるかもしれないが、本人のためになることはめったにない。あなたの行為が多かれ少なかれ、親や社会に苦しみをもたらそうとしてはいないか、考えてみてほしい。こう思って自分を慰めよう――人生最後の数週間、数カ月を、チューブを通して栄養剤と抗生剤を注入されて過ごすはめにもっともなりやすいのは、身寄りのない認知症の人なのだ、と。ノーと言うことが愛情表現となりうる場合もある。

死を迎えることは緊急事態ではない。九一一通報システム、救急救命室、ICUは、どれも自然死を食い止めることを前提にしている。関わるときには注意しよう。本書の中でいちばん重要な言葉は、次の四つかもしれない。「緩和ケアについて相談させてください」「ホスピスを紹介していただけますか」「緩和的な処置のみお願いします」「わたしは生活の質に関心があるのです」

第6ステージ　死別の悲しみ

その昔、自分の生まれ育った町で死んでいく人の割合がいまより多かった時代には、喪失の悲しみや哀悼はコミュニティのイベントであり、心理学で扱われる症状ではなかった。ビクトリア時代には、未亡人は少なくとも一年間、ときには生涯、黒い服を着ていた。おびただしい数の犠牲者が出た第一次世界大戦のあとには、イギリスの村や町や都市で一年に一度、人々が通りに並んでともに五分間の黙禱を捧げた。

わたしが子供のころに暮らしたイングランドでは、第二次世界大戦中にドイツの爆撃で破壊された建物がそこかしこに残っていた。さほど遠い昔ではなかったこの時代でも、人の死を嘆き悲しむのは、きまりの悪いことではなかった。葬儀があると、人々は上着の袖に黒の喪章を巻き、終日それを着けていた。わたしは二〇代のころ、当時住んでいたサンフランシスコのノースビーチ地区で、ブラスバンドが中国人の葬列を先導して、グリーン・ストリートを行進するのを見たことがある。黒い霊柩車には、花や写真できれいに飾り付けがしてあった。いま、わたしたちが死についてもっと率直に話をし、その神聖さをもっと尊べば――〝生の神聖さ〟を偏重したり、死は自然や神の計画の一部ではないかのようにふるまったりしなければ――死に直面したときには、もっと賢明に乗り切り、死後にはもっと十分な対応ができるかもしれない。わたしはそう思わずにはいられないのだ。

今日では、おおっぴらに喪失の悲しみや哀惜の念を表現しにくくなっている。親や出生地から遠く離れたところに住む人にとっては、とりわけそれがむずかしい。自分を愛してくれる人たちが、みんな親のことも知っているとはかぎらない。親を愛していた人たちが子である自分のことをほとんど知らない場合も多い。それでも、出生、結婚、成人、そして最後には必ずやってくる自分の命の終わりや、愛する人々の旅立ちといった大きな節目には、儀式やコミュニティを求める思いがしばしば強くなる。

葬儀や追悼式では、参列者とともに悲しみ、心を癒やす力をもらおう。古い形を基本にして、必要な改変を加え、自分の支えになるようにすればよい。〝気持ちの区切り〟をつけるという考えにとらわれてはいけない。性急に、葬儀を〝生を祝う会〟と銘打ったり、参列者に涙を流さないでくださいなどと言ったりしないことだ。わたしの場合は、儀式――とくに両親の葬儀をしたこと、お悔やみ状に返事を書いたこと、毎年、両親の命日にヤルツィートの蠟燭をともして在りし日を偲ぶこと――によって、両親の死後に渦巻いていた根深い複雑な感情（悲しみ、後悔、苦悩、茫然自失、喪失感、罪悪感、疲労感、良心の呵責、孤独への渇望、いらだち、ひそかな安堵感）のひとつひとつを明らかにすることができた。

親の旅立ちに寄り添ったわたしの知人のほとんどが、あまりにあれこれしすぎた、あるいはもっとしてあげればよかったと後悔したり、早すぎた死、遅すぎた死に見舞われた親の苦しむ姿がいつまでも忘れられなかったりしている。もしそうなら、どうか自分を許してあげてほしい。あなたはベストを尽くしたのだ。よき死のイメージに押しつぶされてはいけない。

ホスピス・プログラムでは、死別の悲しみをかかえた人のための自助グループを運営しているし、郡のメンタルヘルス・センターがグリーフケアを提供している場合もある。無料サービスを受ける資格がない人も、たいてい少額で利用することができる。わたしの場合も、地元のホスピスのプログラムが、払ったお金に見合うだけのすばらしいものだった。

参考資料

わたしが有用だと思った書籍や資料、情報をご紹介しておく。

●介護、意思決定支援

Bailey, Elizabeth. *The Patient's Checklist.* New York: Sterling, 2011. 入院にともなうリスク予防マニュアル。目からうろこの一冊。

Byock, Ira. *Dying Well: Peace and Possibilities at the End of Life.* New York: Riverhead Books, 1997. 〔アイラ・バイアック『満ち足りて死ぬこと——バイアック博士のホスピス医療』三浦彊子訳、翔泳社〕終末期の感情への向きあい方を助言するすぐれたガイドブック。

Coste, Joanne Koenig. *Learning to Speak Alzheimer's: A Groundbreaking Approach for Everyone Dealing with the Disease.* New York: Houghton Mifflin, 2003. 〔ジョアン・コーニグ・コステ『アルツハイマーのための新しいケア——語られなかった言葉を探して』阿保順子訳、誠信書房〕

Dunn, Hank. *Hard Choices for Loving People.* Lansdowne, VA: A & A Publishers, 2009. 〔ハンク・ダン『終末期医療、いのちの終わりを受け容れる——愛する人への最期のケア』足立智孝、楠瀬まゆみ訳、河出書房新社〕著者はホスピスのチャプレン。簡素なパンフレットだが、この本と同等の重さの黄金に等しい価値がある。緩和ケア、心肺蘇生処置、経管栄養、抗生剤、人工呼吸器、人工透析、静脈内輸液の各セクションを設け、医療上の決断をする際の倫理的、実際的な枠組みを示す。

Gross, Jane. *A Bittersweet Season: Caring for Our Aging Parents--and Ourselves.* New York: Alfred A. Knopf,

2011. メディケア、メディケイド、老人ホーム、生活支援型高齢者住宅についての手引き書。著者のグロスは、みずから開設したニューヨークタイムズ紙のすばらしいブログ、"New Old Age" (http://newoldage.blogs.nytimes.com) の記事をもとに、"Caring for the Elderly〔高齢者介護〕"と題した詳細な資料ガイドを作成している (http://www.nytimes.com/ref/health/noa_resources.html)。

McCullough, Dennis. *My Mother, Your Mother: Embracing "Slow Medicine," The Compassionate Approach to Caring for Your Aging Loved Ones*. New York: HarperCollins, 2007.〔デニス・マッカラ『スローメディシンのすすめ——年老いていく家族のケアに向きあうあなたへ』寺岡暉、レブリング・寺岡朋子監修、三谷武司訳、勁草書房〕老衰から死にいたるまで、何年にもおよぶ医療介護についての、唯一にして最高の手引き書。著者は、元ダートマス大学メディカルスクールのトップ老年科医。

Moyers, Bill. "On Our Own Terms." 公共放送ＰＢＳのドキュメンタリー番組『フロントライン』で放送された、アメリカの終末期介護をテーマとする全四回のシリーズ。図書館でＤＶＤを借りるか、ネットフリックスの配信サービスを利用すれば見ることができる。

●介護家族へのケア

Boss, Pauline. *Ambiguous Loss: Learning to Live with Unresolved Grief*. Cambridge, MA: Harvard University Press, 1999.〔ポーリン・ボス『「さよなら」のない別れ 別れのない「さよなら」——あいまいな喪失』南山浩二訳、学文社〕

Hargrave, Terry. *Loving Your Parents When They Can No Longer Love You*. Grand Rapids, MI: Zondervan, 2005. クリスチャン心理療法家としての観点から、家族介護にまつわる諸問題に助言をする、すぐれた手引き書。

Jacobs, Barry. *The Emotional Survival Guide for Caregivers*. New York: Guildford Press, 2006.〔バリー・Ｊ・ジェイコブス編『がん告知 そして家族が介護と死別をのり越えるとき——物語とＱ＆Ａで理解する介護家族の心のケ

ア』渡辺俊之、山田宇以、近藤強、釋文雄、エイムズ唯子訳、星和書店〕

Kabat-Zinn, Jon. *Full Catastrophe Living*. New York: Delacorte Press, 1990.〔ジョン・カバットジン『生命力がよみがえる瞑想健康法――〝こころ〟と〝からだ〟のリフレッシュ』春木豊訳、実務教育出版〕

Lao-tzu. *Tao Te Ching*. Translated by Stephen Mitchell. New York: Harper & Row, 1988.〔老子『道徳経』〕

Satow, Roberta. *Doing the Right Thing: Taking Care of Your Elderly Parents Even if They Didn't Take Care of You*. New York: Penguin, 1995. これもまた、すぐれたガイドブックである。ニューヨーク在住の精神分析医としての観点から、家族介護の問題に助言をする。

●政府の支援

連邦の家族／医療休暇法（Family and Medical Leave Act）は、介護家族が離職に追い込まれることなく、無給休暇が取得できることを保証する〔一二カ月以内に職場復帰することが条件〕。カリフォルニア州とニュージャージー州はさらに一歩進んで、給与所得者が病気の親や家族の介護のために仕事を休む場合は、一年につき数週間の〝有給家族休暇〟を認めるという、失業保険に似た制度を設けている〔雇用者が強制加入し、保険料を支払う〕。ワシントン州にも似たようなプログラムがあるが、子供の世話に限定されている。ワシントンＤＣでは雇用者が従業員に、ある程度の有給家族休暇を与えるよう求めている。カリフォルニア州のプログラムは雇用開発局によって運営されていて、もっとも配慮が行き届いている。介護家族は年間最大六週間の有給休暇が保障され、しかもこうした休暇は連続してとる必要がなく、よその州にまたがる遠距離介護、電話を使った介護も対象となる。

たいていの州では、メディケア加入対象となる低所得高齢者は、参加者主導サービス国家資源センター（the National Resource Center for Participant-Directed Services）〔障害者支援を業務とする〕を通じて、介護をしてくれる家族にお金を払うことができる。また、ＡＡＲＰ〔五〇歳以上の中高年の生活支援を目的とするＮＰＯ。元の全米退職者協会〕のウェブサイト内、介護情報センター（Caregiving Resource Center）の〝How to Get Financial

Help for Taking Care of Mom, Dad” http://www.aarp.org/relationships/caregiving-resource-center を閲覧のこと。

●各種機関

ＡＡＲＰの介護情報センターが、役に立つ情報や記事をインターネットで公開している。ＡＡＲＰのウェブサイト（http://www.aarp.org）で読むことができる。

ホワイトページに掲載のもよりのアルツハイマー協会（Alzheimer's Association）では、ありとあらゆるタイプの認知症患者をかかえた家族のための自助グループを運営している。問い合わせ先は、http://www.alz.org. 1-800-272-3900.

介護家族連合（Family Caregiver Alliance）は、講習会の開催や、長年見過ごされてきたこの大きな利益集団の権利を守る活動をしている。問い合わせ先は、http://www.caregiver.org. 785 Market Street, Suite 750, San Francisco, CA 94103. 415-434-3388. 1-800-445-8106.

緩和ケア推進センター（ＣＡＰＣ：The Center to Advance Palliative Care）は、使い勝手のよいすぐれたウェブサイトを通じ、介護家族に向けて緩和ケアに関する情報を発信し、市や州が提供するプログラムを紹介している。http://www.getpalliativecare.org. 1255 Fifth Avenue, Suite C-2, New York, NY 10029. 1-212-201-2670.

全米ホスピス緩和ケア協会（The National Hospice and Palliative Care Organization）では、もよりのホスピス・プログラム提供機関を紹介してくれる。ウェブサイトでは、緩和ケアやメディケアの適用範囲、終末期に関する希望について話しあう方法などについて、助言をおこなっている。http://www.nhpco.org. 1731 King Street, Suite 100, Alexandria, Virginia 22314. 1-800-658-8898.

コンパッション・アンド・チョイシズ（Compassion and Choices）は、死ぬ権利を認める法律の制定や、医師による自殺幇助の合法化をめざすＮＰＯ組織である。ここでは、治療的処置の差し控えや中止を望み、制度の壁にぶつかっている家族に、無料のカウンセリングをおこなっている。わたしたち家族もこのサービスを利用し、大いに助けられた。http://www.compassionandchoices.org. P.O Box 101810, Denver, CO 80250. 1-800-247-7421.

●参考図書――全般的な理解のために

わたしたちが失ってしまった〝死に方〟、その喪失がどこへ向かったかを概観したい人におすすめの本。

Aries, Philippe. *Western Attitudes toward Death from the Middle Ages to the Present*. Baltimore: Johns Hopkins University Press, 1974.〔フィリップ・アリエス『死と歴史――西欧中世から現代へ』伊藤晃、成瀬駒男訳、みすず書房〕

Brownlee, Shannon. *Overtreated: Why Too Much Medicine Is Making Us Sicker and Poorer*. New York: Bloomsbury, 2007.

Nuland, Sherwin B. *How We Die: Reflections on Life's Final Chapter*. New York: Vintage Books, 1993.〔シャーウィン・ヌーランド『人間らしい死に方――人生の最終章を考える』鈴木主税訳、河出文庫〕

法的な観点

わたしたちには、どのような医療処置でも、自分のため、または自分を法的な医療後見人と定めた人のために、これを拒否したり、中止を求めたりする権利が憲法で保障されている。救急車を呼んだあとでも、医師の助言を受け入れずに、家族をＩＣＵから連れ帰る人もいる。患者の利益となる行動をとるというヒポクラテスの誓いを、医師がどう解釈していようが、あなたの自己決定権はつねに優先される。医師の中にはこの誓いを誤解し、自分たちはより多くのことをすべきだ（そして患者も従うべきだ）と考える人がいる。医師があなたの希望どおりにしたくないときには、代わりの人を紹介する義務がある。見解の相違の溝を埋められなかったら、ほかの医師をさがそう。意思表示ができない患者に代わって要求をするときには、自分が本人のためによかれと思うことではなく、本人が希望するだろうと思うことを、法的に妥当な言葉で表現しなければならない（患者の要望がわからないときにのみ、本人にとって「最大の利益」と考えられる道を選ぶことができる）。

よき死を迎えるには、的確な書類作成がもっとも重要なことだとして、推奨される場合がある。残念ながら、事はそう単純ではない。しかしそこが出発点となる。

●蘇生処置禁止

患者と医師の双方が署名をする蘇生処置禁止（ＤＮＲ）指示書は、電気的除細動や胸部圧迫を受けずに自然死を迎える権利を確認する。病院外で蘇生処置を受けた人の惨憺たる生存率を考えれば、これは言葉の響きほど過激なものではない。しかし、気が動転して九一一に通報すれば、医療技術者が飛んでくる。そして、たとえこの書類を持っていても、さらに州から認められたことを証明するＩＤ――たいていは公式のプラスチックのブレスレット――がなければ、蘇生処置を施されてしまう。州によって規定は異なるが、メディックアラート財団で買える金属製のブレスレット〔医療情報などを刻印したタグがついている。会員になれば、緊急の際に財団のデータベースから医療機関に情報を提供してもらえる〕は、すべての州で認められている。http://www.medicalert.org. 1-888-633-4298.

●事前指示書（〝リビングウィル〟をふくむ）

弁護士が作成する書類の中でも、ないよりはましな時代遅れで紋切り型のこの書面は、昏睡状態に陥った場合か、六カ月以内に死亡すると推定される場合にのみ、生命維持治療をしないでほしいという意向を記すものだ。もっと進んで、認知症や抗生剤、経管栄養、ペースメーカーのような機器などに関わるグレーゾーンについての具体的な指示までふくむオーダーメードの書類を作りたければ、老人福祉法専門弁護士か、緩和ケア専門医、または老年科医に相談するとよい。カリフォルニア州サンフランシスコでグループ診療をおこなうジェニファー・ブロコウ医師は、このようなスペシャリストである。

●生命維持治療に関する医師の指示書（POLST）

目を引く明るいピンクの書類で、医師と患者の双方が署名をする。医師や病院に対しては、リビングウィルや蘇生処置禁止指示書よりも重みを持つ。指示内容がより具体的で、人工呼吸器や不必要な搬送、入院、経管栄養、抗生剤、静脈内輸液も対象とする。チェックマークをつけて、「緩和的処置のみ」を選ぶこともできるようになっている。POLSTカリフォルニア（POLST California）のウェブサイトから書式をダウンロードすることも可能だ。http://www.capolst.org.

The Coalition for Compassionate Care of California は、法律、医療に関わるすばらしい書類作成ガイドを提供している。http://www.coalitionccc.org/advance-health-planning.php.

事前計画について、明確に手っ取り早く情報を得たければ、サンノゼ・マーキュリーニューズ紙のライザ・クリーガーによる「死ぬコスト（"Cost of Dying"）」のページを閲覧のこと。http://www.mercurynews.com/cost-of-dying.

●医療後見人

医療に関する永続的委任状は、自分では医療上の選択ができなくなったときに備えて、信頼する人に決定を下す権限を与えておくものだ。ほかの法律文書と同様、これもほんの出発点にすぎない。家族とよく話しあった末に合意を得て患者がみずからおこなった意思表示のほうが強い効力を持つ。家族全員の見解が一致していなければ、医師が〝医療に関する委任状〟を無視し、訴訟を恐れて最大限の治療をおこなう場合もある。

コミュニケーションが破綻するとき

病院は独立した世界だ。横の連携がなくばらばらで、同族意識が強く、指揮系統が機能していないことも多い。基本的に、病院は手術室と看護と診断業務を提供し、ひとりひとりの医師は独立した契約者として設備を使い、診療にかかった費用の償還請求を個別におこなう。自動車修理工場がこのような仕組みになっていたら、顧客は、ラジエーターを直した整備工と、ブレーキの点検とサンルーフの修理をした整備工、さらには、作業場のフロアとリフトを提供した人から、別々に請求書を受け取ることになる。それぞれが自分の担当業務のみに専念し、全体を監督する者がいないわけだ。

その結果、総合的なプランもなく、重要な臓器を近視眼的にひとつだけ診る医師が寄ってたかって断片的な治療をしていくようなことが往々にして起きる。だが緩和ケア医なら、一貫性のあるプランを提供する手助けをしてくれるはずだ。病院の患者支援相談員やソーシャルワーカー、ホスピス医、病院総合診療医（ホスピタリスト）、臨床倫理コンサルタントも、この厄介な文化との交渉を助けてくれるだろう。もし家族が過剰な処置を受けている、あるいは十分な治療を受けていない、まちがった手当てをされている、といった場合は、臨床倫理コンサルタントか緩和ケア・コンサルタントに相談しよう。匿名で相談できる臨床倫理ホットラインを設けている病院もある。

ペースメーカーと除細動器を無効化する権利

アメリカ心臓協会、不整脈学会、米国心臓病学会は、ペースメーカーや除細動器の無効化は、自殺幇助でも安楽死でもない、との見解を発表している。医師に次の資料を参照してもらうとよい。

Lampert, Rachel, et al. "HRS Expert Consensus Statement on the Management of Cardiovascular Implantable

Electronic Devices (CIEDs) in Patients Nearing the End of Life or Requesting Withdrawal of Therapy." *Heart Rhythm*. 7, no. 7 (July, 2010): 1008-1026. 不整脈学会（the Heart Rhythm Society）のウェブサイト、"Clinical Guidelines and Documents" の項で読むことができる。 http://www.hrsonline.org/Practice-Guidance/Clinical-Guidelines- Documents/Expert-Consensus-Statement-on-the-Management-of-CIEDs.

残念な死

次の経験談は、事前の準備ができていないと、どのような結果を招くかを教えてくれる。

Krieger, Lisa. "The Cost of Dying: It's Hard to Reject Care Even as Costs Soar." *San Jose Mercury News*, Feb. 5, 2012. http://www.mercurynews.com/cost-of-dying/ci_19898736. ライザ・クリーガーの八八歳の父親が一〇日間を集中治療室で過ごし、三二万三〇〇〇ドルを費やした末に死を迎えるまでの詳細を綴った記事。

Windrum, Bart. *Notes from the Waiting Room: Managing a Loved One's End-of-Life Hospitalization*. Boulder, CO: Axiom Action, 2008. 六〇ページ以降に、貴重な実践的アドバイスが書かれている。

Wolff, Michael. "A Life Worth Ending: The Era of Medical Miracles Has Created a New Phase of Aging, as Far from Living as It Is from Dying. A Son's Plea to Let His Mother Go." *New York*, May 20, 2012. http://nymag.com/news/features/parent-health-care-2012-5. 著者の母親は、心臓弁手術を受けて心臓病を治したが、認知症が悪化した。

死別の悲しみ

ホスピス・プログラムは、愛する人との死別を経験した人の自助グループを無料で運営しているほか、患者の死後一年間、遺族に無料のカウンセリングを実施している。収入に応じた金額で受けられる自己負担のサービスもある。次も参照のこと。

Safer, Jeanne. *Death Benefits: How Losing a Parent Can Change an Adult's Life-for the Better*. New York: Basic Books, 2010.〔ジーン・セイファー『親を亡くしたあなたへ――親を失った後、人生はどう好転するか』吉田利子訳、飛鳥新社〕

原注

※文献の邦訳情報については、本文と参考文献リストに紹介されていないものをここに記した。

題辞 "I Fell," by Makeda, Queen of Sheba, translated by Jane Hirshfield, from Jane Hirshfield, ed., *Women in Praise of the Sacred*. (New York: HarperCollins, 1994).

プロローグ

1 Anton Chekhov, *Peasants and Other Stories* (New York: New York Review of Books, 1999), 328. From the short story "Peasants."

2 老人ホームに入所する認知症高齢者の半数以上が、生涯最後の二週間に抗生剤を投与されている。Erika D'Agata and Susan L. Mitchell, "Patterns of Antimicrobial Use among Nursing Home Residents with Advanced Dementia," *Archives of Internal Medicine* 168, no. 4 (2008): 357-62.

3 たとえば、Lake Research Partners and the Coalition for Compassionate Care of California, *Final Chapter: Californians' Attitudes and Experiences with Death and Dying* (Oakland: California Health Care Foundation, 2012), 1を参照のこと。http://www.chcf.org/publications/2012/02/final-chapter-death-dying.（二〇一二年九月二三日閲覧）

4 "Underlying Cause of Death 1999-2009 on CDC WONDER Online Database," Centers for Disease Control and Prevention, National Center for Health Statistics, released 2012.

5 Allan Garland, “Improving the Intensive Care Unit,” in *Surgical Intensive Care Medicine*, 2nd ed., ed. O’Donnell and Flávio E. Nácul (New York: Springer, 2009), 685.

6 Lisa Krieger, “The Cost of Dying,” *San Jose Mercury News*, February 5, 2012, http:// www.mercurynews.com/cost-of-dying/ci_19898736.（二〇一二年九月二三日に閲覧）

7 この表現は、ロンドンのペスト大流行（一六六五年）を描いたDaniel Defoeのセミノンフィクション、*A Journal of the Plague Year* (London, 1722) から引用したものだ〔ダニエル・デフォー『ペスト』平井正穂訳、中公文庫〕。

8 Gerald F. Riley and James D. Lubitz, “Long-Term Trends in Medicare Payments in the Last Year of Life,” *Health Services Research* 45, no. 2 (2010): 565-76; “Medicare,” Congressional Budget Office, http:// www.cbo.gov/topics/retirement/medicare.（二〇一二年八月一六日閲覧）

第一章　クロツグミがやってきた

1 Sherwin B. Nuland, *How We Die: Reflections on Life’s Final Chapter* (New York: Knopf, 1994), 65.

2 Richard Tames, *Penicillin: A Break-through in Medicine* (Chicago: Reed Elsevier, 2000), 20.

3 “prolonged and attenuated dying”という美しい表現は、老年医学のパイオニア、デニス・マッカラ（Dennis McCullough）博士の著書、*My Mother, Your Mother: Embracing “Slow Medicine,” the Compassionate Approach to Caring for Your Aging Loved Ones* (New York: HarperCollins, 2008) からの引用である。ここでの使用を快諾してくださった博士に感謝する。

第2章　猶予期間

1　National Alliance for Caregiving and AARP, *Caregiving in the U.S. 2009* (Bethesda, MD: NAC and AARP, 2009).

2　Medicare Payment Advisory commission, “Report to the Congress: Medicare Payment Policy (March 2012),” 282, http://www.medpac.gov/chapters/Mar12_ch11.pdf.

3　Paul Walsh, ed., PDR 56 Edition 2002 *Physicians' Desk Reference* (Montvale, NJ: Medical Economics/ Thomson Healthcare, 2002), 3194.

4　National Alliance for Caregiving and AARP, *Caregiving in the U.S. 2009* (Bethesda: NAC and AARP, 2009). ここに掲載されている統計値は、本書とは少し異なっている。

5　Mark Merlis, “Caring for the Frail Elderly: An International Review,” *Health Affairs* 19, no. 3 (2000): 141-49.

6　わずかに例外もある。低所得のメディケイド加入者を介護する家族に給付をおこなうプログラムを実施している州があるし、連邦にもそのような制度がある。詳細については、〝参考資料〟の項を参照のこと。

7　June R. Lunney, Joanne Lynn, and Chris topher Hogan, “Profiles of Older Medicare Decedents,” *Journal of the American Geriatrics Society* 50, no. 6 (2002): 1108-112.

8　I-Fen Lin and Susan L. Brown, “Unmarried Boomers Confront Old Age: A National Portrait,” *Gerontologist* 52, no. 2 (2012): 153-65.

9　二〇一二年五月二日、Centers for Medicare and Medicaid Services の Public Affairs Specialist である Ellen Griffith から著者へのEメールによる。

第3章　通過儀礼

1 Senate Special Committee on Aging, *Long-Term Care Report*, 107th Cong., 2d sess., 2002, S. Prt. 107-74.

第4章　希望という名の暴君

1 Sherwin B. Nuland, *How We Die: Reflections on Life's Final Chapter* (New York: Knopf, 1994), 53.

2 Alberto Dolara, "Invitation to 'Slow Medicine,'" *Italian Heart Journal Supplement* 3, no. 1 (2002): 100-101.

3 Alberto Dolara, "Avoiding Haste in Clinical Cardiology," *Acta Cardiologica* 60, no. 6 (2005): 569-73.

4 二〇一二年四月、Francesco Fioristaへのインタビュー。Francesco Fiorista, "'Fast Medicine' and 'Slow Medicine,'" *Italian Heart Journal Supplement* 3, no. 6 (2002): 685も参照。

5 Dawn Stacey, et al., "Decision Aids for People Facing Health Treatment or Screening Decisions," *Cochrane Database of Systematic Reviews* 10 (2011): 38, doi: 10.1002/14651858.CD001431.pub3.

6 Mick P. Couper, "Medical Decisions in America: the Patient Perspective," PowerPoint presentation, Foundation for Informed Medical Decision Making Research and Policy Forum, Washington DC, January 28, 2009.

7 T. J. Mattimore, et al., "Surrogate and Physician Understanding of Patients' Preferences for Living Permanently in a Nursing Home," *Journal of American Geriatrics Society* 45, no. 7 (1997): 818-24.

8 Eldrin F. Lewis, et al., "Preferences for Quality of Life or Survival Expressed by Patients with Heart Failure," *Journal of Heart and Lung Transplantation* 20, no. 9 (2001): 1016-24. Lynne W. Stevenson, et al., "Changing Preferences for Survival after Hospitalization with Advanced Heart Failure," *Journal of the American College of Cardiology* 5 (2008): 1702-8, doi:10.1016/jacc.2008.08.028.

9 Jim Dwyer, "Distortions on Health Bill, Homegrown," *New York Times*, August 25, 2009, http://www.nytimes.com/2009/08/26/nyregion/26about.html?ref=betsymccaugheyross.（二〇一二年五月二八日閲覧）

10 これは議論の的となる領域だ。父がペースメーカーなしにあとどのくらい生きたか、確信を持って言える人はひとりもいないからだ。多くの心臓専門医は、ペースメーカーは生活の質を高めるが原則として延命効果はないと言う。また、加齢とともに心臓がさらに弱り、新たな問題が出てきて、患者が「ペースメーカーに依存」するようになれば、機器を無効化したとたんに、急死する可能性が高いと述べる医師もいる（たとえばわたしの父は、発作性心房細動と診断され、亡くなる前の二年で房室ブロックが悪化した）。グレーゾーンはほとんどないらしく、ペースメーカー装着者の寿命が延びたことをうかがわせる研究成果も発表されている。Ann G. Coumbe et al., "Long-term follow-up of older patients with Mobitz type I Second degree atrioventricular block," *Heart*, October 19, 2012, http://www.heart.bmj.com（二〇一二年一二月五日閲覧）も参照のこと。第18章で取り上げた具体的な事例や資料からの引用ではないケースについて考察するにあたり、わたしは父を診療した内科医と心臓専門医の見解を参考にした。ふたりとも、父はペースメーカーなしでは一、二年しか生きられないだろうと考えていた。

11 Janet Moore, "Pace-makers: Still Ticking at Age 50," *Minneapolis Star-Tribune*, September 28, 2008, http://www.startribune.com/business/29828484.html.（二〇一二年五月一日閲覧）

12 James Walsh, "Secrecy on Medical-Device Prices Hurts Buyers, GAO Says," *Minneapolis Star Tribune*, February 11, 2012. Healthcare Supply Chain Association の会長、Curtis Rooney へのインタビューがふくまれている。

13 Barry Meier, "As Their Use Soars, Heart Implants Raise Questions," *New York Times*, August 2, 2005, http://www.nytimes.com/2005/08/02/business/02device.html?pagewanted=3&_ r=1.（二〇一二年五月九日閲覧）

14 Government Accountability Office, Medicare: Lack of Price Transparency May Hamper Hospitals' Ability to Be Prudent Purchasers of Implantable Medical Devices (2012), GAO- 12-126, 26.

心臓病関連の医療テクノロジーの誕生については、おもに Kirk Jeffrey, *Machines in Our Hearts: The Cardiac Pacemaker, the Implantable Defibrillator, and American Health Care* (Baltimore, MD: Johns Hopkins University Press, 2001)――とりわけ第２章――を参照した。ピーター・ベント・ブリガム病院については、Renée Fox, *Experiment Perilous: Physicians and Patients Facing the Unknown* (Glencoe, IL: Free Press, 1959); Renée C. Fox and Judith P. Swazey, *The Courage to Fail: A Social View of Organ Transplants and Dialysis* (Chicago: University of Chicago Press, 1973) のほか、ブリガム病院の「暗黒時代」について綴った貴重な記事、Atul Gawande, "Desperate Measures," *New Yorker*, May 5, 2003, 70-81を参考にした。アトゥール・ガワンデのこの記事を読み、わたしはムーアの自殺に注目したのだった。

1 Kirk Jeffrey, *Machines in Our Hearts: The Cardiac Pacemaker, the Implantable Defibrillator, and American Health Care* (Baltimore, MD: Johns Hopkins University Press, 2001), 36; P. M. Zoll, "Resuscitation of the Heart in Ventricular Standstill by External Electric Stimulation," *New England Journal of Medicine* 247 (1952): 768-71; P. M. Zoll, "Development of Electric Control of Cardiac Rhythm," *Journal of the American Medical Association* 226, no. 8 (1973): 881-86.

2 David C. Schechter, "Background of Clinical Cardiac Electrostimulation VI: Precursor Apparatus and Events to the Electrical Treatment of Complete Heart Block," *New York State Journal of Medicine* 72 (1972): 954. Jeffrey, *Machines in Our Hearts*, 53.

3 一九八〇年八月一四日、ミネソタ州ミネアポリスにて、アール・E・バッケンによるシーモア・ファーマンへのインタビュー。Pioneers in Pacing Video Series, Bakken Museum and Library; Seymour Furman, "Attempted Suicide," editorial, *Pacing and Clinical Electrophysiology* 3 (1980): 129; quoted in Jeffrey, *Machines in Our Hearts*, 54.

4 Fox and Swazey, Courage to Fail, 202-3; Deborah Illman, ed., "Pioneers in Kidney Dialysis: From the Scribner Shunt and the Mini-II to the 'One-Button Machine,'" *Pathbreakers: A Century of Excellence in Science and Technology at the University of Washington* (University of Washington, 1996), http://www.washington.edu/research/pathbreakers/1960c.html.（二〇一一年四月三〇日閲覧）

5 W. B. Kouwenhoven, et al., "Closed-Chest Cardiac Massage," *Journal of the American Medical Association* 173, no.10 (1960): 1064-67; Diana Berry, "History of Cardiology: Desmond Julian, M.D." *Circulation*, 115(22) (2007):113-14.

6 二〇一一年一一月、Nicolas Tilney, MDへのインタビュー。

7 J. J. Collins and Dwight Harken. "The Legacy of Mitral Valvuloplasty," *Journal of Cardiac Surgery* 9 (1994): 210; cited in Nicholas Tilney, *A Perfectly Striking Departure* (Sagamore Beach, MA: Science History Publications, 2006).

8 W. Gerald Rainer, "Pioneer Interviews: Dr. Dwight Harken," Cardiothoracic Surgery Network, July 4, 2004, http://www.ctsnet.org/sections/residents/pioneerinterviews/article-1.html. Stephen Westaby and Cecil Bosher, *Landmarks in Cardiac Surgery* 147 (Oxford, England: Isis Medical Media Ltd., 1997)も参照のこと。

9 Dwight Harken, "Fifteen-to-Twenty-Year Study of One Thousand Patients Undergoing Closed Mitral Valvuloplasty," *Circulation* 48 (1973): 357-64.

10 Atul Gawande, "Desperate Measures," *New Yorker*, May 5, 2003, 70-81.

11 Paul Ramsey, *The Patient as Person* (New Haven, CT: Yale University Press, 1970), 238.

12 "Surgery, the Best Hope of All," *Time*, May 3, 1963. 特集記事はhttp://www.time.com.で読むことができる（著者閲覧は二〇一一年一一月二〇日）。

13 Atul Gawande, "Desperate Measures," *New Yorker*, May 5, 2003, 70-81.

14 Francis D. Moore, *A Miracle and a Privilege: Recounting a Half Century of Surgical Advance* (Washington, Dc:

Joseph Henry Press, 1995), 161.

15 James Fogerty, *Converzatione* with Manuel Villafaña, "Pioneers of the Medical Device Industry in Minnesota Oral History Project," Minnesota Historical Society, St. Paul, Minnesota, November 20, 1997, 68.

16 Wayne G. Miller, *King of Hearts: The True Story of the Maverick Who Pioneered Open Heart Surgery* (New York: Times Books, 2000), 62, 148.

17 David Rheesによるアール・バッケンのインタビュー。"Pioneers of the Medical Device Industry in Minnesota Oral History Project," Minnesota Historical Society, Fridley, Minnesota, August 28, 1997.

18 この画期的な偉業を成し遂げたのは、ウィルソン・グレートバッチだとされることがあるが、これは誤っている。彼はこの翌年に、別のタイプの植え込み式ペースメーカーを発明した人物だ。Jeffrey, *Machines in Our Hearts*, 96-105を参照。誤った情報が掲載されているのは、Barnaby Feder, "Wilson Greatbatch, Inventor of Implantable Pacemaker, Dies at 92, " *New York Times*, September 28, 2011, http://www.nytimes.com/2011/09/28/business/wilson-greatbatch-pacemaker-inventor-dies-at-92.html.（二〇一二年九月二四日閲覧）

19 Janet Moore, "Pacemakers: Still Ticking at Age 50," *Minneapolis Star-Tribune*, September 28, 2008, http://www.startribune.com/business/29828484.html.（二〇一三年五月一日閲覧）

20 William Colby, *Unplugged: Reclaiming Our Right to Die in America* (New York: AMACOM, 2006), 62-66.〔ウィリアム・H・コルビー『死ぬ権利はだれのものか』大野善三、早野ZITO真佐子訳、西村書店〕

21 Joyce James, *Dubliners* (New York: Random House, 1954), 7.

22 Elie Azoulay, et al., "Risk of Post-Traumatic Stress Symptoms in Family Members of Intensive Care Unit Patients," *American Journal of Respiratory and Critical Care Medicine* 171 (2005): 987-94.

23 Renée C. Fox and Judith P. Swazey, *Spare Parts: Organ Replacement in American Society* (New York: Oxford University Press, 1992).

24 Shinmon Aoki, *Coffinman: The Journal of a Buddhist Mortician*, trans. Wayne Yokoyama (Anaheim, CA: Buddhist Education Center, 2002), 52-53.

25 J. D. Hill, et al., "A Randomized Trial of Home-Versus-Hospital Management for Patients with Suspected Myocardial Infarction," *Lancet* 311, no. 8069 (1978): 837.

26 H. G. Mather, et al., "Myocardial Infarction: A Comparison between Home and Hospital Care for Patients," *British Medical Journal* 1, no. 6015 (1976): 928.

27 "Emergency Activity and Critical Care Capacity," U.K. Department of Health, http://www.dh.gov.uk/en/Publicationsandstatistics/Statistics/Performancedataandstatistics/EmergencyActivityandCriticalCareCapacity/index.htm.（二〇一一年六月二四日閲覧）

28 "Health Forum, 2010 American Hospital Association Annual Survey of Hospitals," American Hospital Association. このアンケートに応じた医療機関のすべてがこの設問に回答したわけではないので、実際の比率はもっと高いかもしれない。

29 William St. Clair Symmers, "Correspondence: Not Allowed to Die," *British Medical Journal* 1 (1968): 442.

30 Francis D. Moore, M.D., *A Miracle and a Privilege: Recounting a Half Century of Surgical Advance* (Washington, D.C.: Joseph Henry Press, 1995), 237.

31 Diane E. Meier, Stephen L. Isaacs, and Robert Hughes, *Palliative Care: Transforming the Care of Serious Illness* (San Francisco: Jossey-Bass, 2010), 24.

第6章　父が心を開く

1 Terri G. Monk and Barbara G. Phillips-Bute, "Longitudinal Assessment of Neurocognitive Function in Elderly

"Patients after Major, Noncardiac Surgery," *Anesthesiology* 101 (2004): A62; J. Canet, et al., "Cognitive Dysfunction after Minor Surgery in the Elderly," *Acta Anaesthesiologica Scandinavica* 47 (2003): 1204-10.

2 Eileen Boris and Jennifer Klein, "Home-Care Workers Aren't Just 'Companions,'" *New York Times* Opinion Pages, July 1, 2012.

3 Guy Butler, *Stranger to Europe: Poems 1939-1949*(Capetown, South Africa: A.A. Balkema, 1952).

第7章　よくならない

1 二〇一二年五月三一日、Health Care Regulatory Analysis for American Speech-Language-Hearing Association の Director、Mark Kander への電話インタビュー。

2 Robert Pear, "Settlement Eases Rules for Some Medicare Patients," *New York Times*, October 22, 2012.

第8章　心の友

1 "Alzheimer's Drugs: Summary of Recommendations," *Consumer Reports*, http:// www.consumerreports.org/health/best-buy-drugs/alzheimers.htm.（二〇一一年九月二九日閲覧）

2 Katie Thomas, "Drug Dosage Was Approved Despite Warning," *New York Times*, March 23, 2012, B1-B2.

3 Jane Gross, *A Bittersweet Season*(New York: Random House, 2011), 159.

4 Adrienne Rich, *Of Woman Born: Motherhood as Experience and Institution* (New York: W. W. Norton, 1995), 236.

5 Mary Main and Judith Solomon, "Discovery of an Insecure-Disorganized/Disoriented Attachment Pattern," in *Affective Development in Infancy*, ed. Berry T. Brazelton and Michael W. Yogman (Westport, CT: Ablex Publishing, 1986), 95-124.

6 Stephen Mitchell, trans., *Tao Te Ching*(New York: HarperPerennial, 1988), 47.

第9章　崩れ去った城

1 David H. Schroeder and Timothy A. Salthouse, "Age Related Effects on Cognition between 20 and 50 Years of Age," *Personality and Individual Differences* 35 (2004): 393-404.

2 二〇一二年九月一〇日、バージニア大学心理学部、Timothy Salthouse へのインタビュー。

3 Timothy Salthouse, "Consequences of Age-Related Cognitive Declines," *Annual Review of Psychology* 63 (2012): 201-226, 211.

4 John H. Morrison and Patrick R. Hof, "Life and Death of Neurons in the Aging Brain," *Science* 278 (1997): 412-16.

5 J. Bischkopf, et al., "Mild Cognitive Impairment--A Review of Prevalence, Incidence and Outcome According to Current Approaches," *Acta Psychiatrica Scandinavica* 106, no. 6 (2002): 403-414.

6 Atul Gawande, "The Way We Age now," *New Yorker*, April 30, 2007, 50?59.

7 Steven Austad, *Why We Age* (New York: John Wiley & Sons, 1997), 134.〔スティーヴン・N・オースタッド『老化はなぜ起こるか――コウモリは老化が遅く、クジラはガンになりにくい』吉田利子訳、草思社〕

8 Leonard Hayflick, *How and Why We Age* (New York: Ballantine, 1994), 135.〔レオナード・ヘイフリック『人はなぜ老いるのか――老化の生物学』今西二郎、穂北久美子訳、三田出版会〕

9 Austad, *Why We Age*, 8, 52-69, 123-45.

10 二〇一一年九月二一日、Steven Austad へのインタビュー。

11 Andrew Pollack, "Cheaper Drug to Treat Eye Disease is Effective," *New York Times*, April 28, 2011.

12 "Risk Factors for Dementia and Cognitive Decline," Source Document, National Health Service of Scotland, October 2003, http://www.healthscotland.com/uploads/documents/dementia_LR.pdf.（二〇一一年九月二九日閲覧）

13 "Alzheimer's Association--Boomer's Report," Alzheimer's Association, http:// www.alz.org/boomers.（二〇一一年九月二九日閲覧）

14 "Alzheimer's Association--Boomer's Report."

15 *Alzheimer's & Dementia*, http://www.alzheimersanddementia.org/ に発表された "Health and Retirement Study," University of Michigan Institute for Social Research and U.S. National Institute on Aging; cited in Marsha King, "U.S. Dementia Rates Are on the Decline--Memory Loss Isn't Inevitable," Seattle Times, February 21, 2008, http://seattletimes.com/html/ health/2004193111_dementia21m.html.（二〇一一年九月二六日閲覧）

16 Maria M. Corrada, et al., "Dementia Incidence Continues to Increase with Age in the Oldest Old: The 90+ Study," *Annals of Neurology* 67 (2010): 114-21.

17 Benedict Carey, "At the Bridge Table, Clues to a Lucid Old Age," *New York Times*, May 21, 2009, http://www.nytimes.com/2009/05/22/health/research/22brain.html?pagewanted=all.（二〇一一年九月三〇日閲覧）

18 Judith Graham, "It Comes as a Shock," *New York Times*, Science Times section, September 25, 2012, D7.

19 Jane Hirshfeld, *Come Thief* (New York: Alfred A. Knopf, 2011), 19.

20 "Enchanting Ruin: Tintern Abbey and Romantic Tourism in Wales--Romanticism and Ruins," University of Michigan, http://www.lib.umich.edu/enchanting-ruin-tintern-abbey-romantic-tourism-wales/ruins.html.（二〇一一年八月三〇日閲覧）

第10章　泡立つ急流

1 Pauline Boss, *Ambiguous Loss: Learning to Live with Unresolved Grief* (Cambridge, MA: Harvard University Press, 2000), 17.

2 "Yale-New Haven Hospital Profile," *U.S. News & World Report*, http://health.usnews.com/best-hospitals/yale-new-haven-hospital-6160400（二〇一二年九月一四日閲覧）

3 "How Safe is Your Hospital?" *Consumer Reports*, August 2012, http://www.consumerreports.org/cro/magazine/2012/08/how-safe-is-your-hospital/index.htm.（二〇一二年九月二五日閲覧）

4 Bart Windrum, *Notes from the Waiting Room: Managing a Loved One's End-of-Life Hospitalization* (Boulder, CO: Axiom Action, 2008), 20.

5 Statistics from the American Geriatrics Society and Sharon Inouye, MD, of Harvard Medical School, cited in Pam Belluck, "Hallucinations in Hospital Pose Risk to Elderly," *New York Times*, June 20, 2010, http:// www.nytimes.com/2010/06/21/science/21delirium.html.（二〇一二年九月二五日閲覧）

6 Pam Belluck, "The Vanishing Mind: Children Ease Alzheimer's in Land of Aging," New York Times, November 25, 2010, http://www.nytimes.com/2010/11/26/ health/26alzheimers.html?pagewanted=all.（二〇一二年九月二五日閲覧）

第11章　魔法使いの弟子

1 Melvin Echols Peterson, et al., "Differences in Level of Care at the End of Life According to Race," *American Journal of Critical Care* 19 (2010): 335-43.

2 Lewis M. Cohen, *No Good Deed: A Story of Medicine, Murder Accusations, and the Debate over How We Die* (New York: HarperCollins, 2010).

3 モルヒネに強い患者の場合は死にいたる可能性が低くなる。Gina Korata, "When Morphine Fails to Kill," *New York Times*, July 23, 1997.

4 二〇〇七年一月、カトリーナ・ブラームシュテットへのインタビュー。

5 Paul S. Mueller, et al., "Deactivating Implanted Cardiac Devices in Terminally Ill Patients: Practices and Attitudes." *Pacing and Clinical Electrophysiology* 31, no. 5 (2008): 560-68.

第12章　救命ビジネス

「メディカルアレー」の興隆とその後のスキャンダルについては、Kirk Jeffrey, *Machines in Our Hearts: The Cardiac Pacemaker, the Implantable Defibrillator, and American Health Care* (Baltimore: Johns Hopkins University Press, 2001) を主資料とした。また、the Minnesota Oral History Project の一環としておこなわれた、初期に関わった人々へのインタビュー（多くは Jeffrey による）を補足資料として使用した。

1 Kirk Jeffrey による Anthony J. Adducci へのインタビュー。"Pioneers of the Medical Device Industry in Minnesota Oral History Project," Minnesota Historical Society, Roseville, Minnesota, August 9, 2000, 15-28.

2 David Rhees による Manuel Villafaña へのインタビュー。"Pioneers of the Medical Device Industry in Minnesota Oral History Project," Minnesota Historical Society, Plymouth, Minnesota, January and May, 1998, 35.

3 Kirk Jeffrey,20より、Anthony J. Adducci へのインタビュー。

4 Stephen Westaby with Cecil Bosher, *Landmarks in Cardiac Surgery* (Oxford: Oxford University Press, 1998), 155.

5 James Fogerty, *Converzatione* with Manuel Villafaña, "Pioneers of the Medical Device Industry in Minnesota Oral History Project," Minnesota Historical Society, St. Paul, Minnesota, November 20, 1997, 70.

6 David Rhees による Ronald A. Matricaria へのインタビュー。"Pioneers of the Medical Device Industry in Minnesota Oral History Project," Minnesota Historical Society, Little Canada, Minnesota, April 21, 2000.

7 Sandeep Jauhar, "Out of Camelot, Knights in White Coats Lose Way," *New York Times*, January 31, 2011, http://www.nytimes.com/2011/02/01/ health/01essay.html.（二〇一一年九月一七日閲覧）

8 Paul Starr, *The Social Transformation of American Medicine* (New York: Basic Books, 1982), 359-60.

9 一九八二年九月一〇日、上院小委員会（the Senate Special committee on Aging）による公聴会における Howard F. Hefferman の証言。*Fraud, Waste and Abuse in the Medicare Pacemaker Industry*, 31. Transcript reprinted from the collection of the University of Michigan Library. HP. Lexington, Ky. 2012

10 Jeffrey, *Machines in Our Hearts*, 200-201.

11 Henry Greenberg, "In Praise of Sudden Death," *Annals of the New York Academy of Science* 382 (1982): 181-82.

12 James S. Todd, Letter to Editor, "Do Practice Guidelines Guide Practice?" New England Journal of Medicine 322 (1990): 1822-23.

13 Arthur Owens, "How Much Did Your Earnings Grow Last Year?" *Medical Economics*, September 5, 1988, 161.

14 二〇一一年六月、匿名を条件におこなった心臓血管外科医へのインタビュー。

15 Centers for Medicare and Medicaid Service, "Health Care Industry Market Update," December 5, 2003; cited in Reed Abelson, "Possible Conflicts for Doctors Are Seen on Medical Devices," *New York Times*, September 22,

2005, http://www.nytimes.com/2005/09/22/business/22devices.html?fta=y.（二〇一一年九月二五日閲覧）

16 “CABG DRG Counts, 2003 CY 100% MEDPAR Short-Stay Files,” Centers for Medicare and Medicaid Services. 総額はわたしが計算した。機器に関わる心臓外科手術のみを対象とした。

17 “The North America Medical Instruments & Equipment Sectors: A Company and Industry Analysis,” (2004), Mergent, 8-14, http://webreports.mergent.com.（二〇一一年七月一五日閲覧）

18 Kenneth N. Gilpin, “MARKET INSIGHT; Is It a Drug or a Device? Nowadays, Maybe Both,” *New York Times*, May 25, 2003, http://www.nytimes.com/2003/05/25/business/market-insight-is-it-a-drug-or-a-device-nowadays-maybe-both.html.（二〇一一年一二月一二日閲覧）

19 Robert Pear, “White House Alters Plan to Make Large Cuts in Hospitals’ Medicare Payments,” *New York Times*, August 3, 2006, http://www.nytimes.com/2006/08/03/washington/03medicare.html.（二〇一一年九月二五日閲覧）

20 P. B., “Lobby Shops,” *National Journal*, 22 April 2006.（LexisNexisを通じてアクセスした）

21 Stephen J. Ubi, “AdvaMed: Ensuring Medical Innovation for All,” Medmarc, http:// www.medmarc.com/Life-Sciences-News-and-Resources/Articles/Pages/Ensuring-Medical-Innovation-for-All.aspx#.（二〇一一年六月一〇日閲覧）

22 “OpenSecrets Lobbying Database,” Center for Responsive Politics, http:// www.opensecrets.org/lobby/index.php.（二〇一一年六月二四日閲覧）

23 Medical supplies manufacturing and sales 2006 campaign contributions, MapLight.（二〇一一年六月二二日にホームページを閲覧）

24 Pear, “White House Alters Plan.”

25 Ubi, “AdvaMed.”

26 ドニジアンの告発内容は、すべてUnited States *ex rel.* Charles Donigian v. St. Jude Medical, Inc. (D. Mass.

January 19, 2010), Third Amended False Claims Act Complaint, 17, 18, 28, 32-33で読むことができる。

27 "Minnesota-Based St. Jude Medical Pays U.S. $16 Million to Settle Claims that Company Paid Kickbacks to Physicians," U.S. Department of Justice News Release, January 20, 2011.

28 "Code of Business Conduct," St. Jude Medical, available at Code of Business Conduct page at http://www.sjm.com/.（二〇一一年一一月一一日閲覧）

29 "ACC/AHA/HRS 2008 Guidelines for Device-Based Therapy of Cardiac Rhythm Abnormalities: A Report of the American College of Cardiology/American Heart Association Task Force on Practical Guidelines," *Circulation* 117 (May 15, 2008): e405-e6.

30 "Heart Rhythm Society & Foundation FY11 Revenues from External Sources," Heart Rhythm Society, available at http://www.hrsonline.org/（二〇一一年四月一九日閲覧）ここでは ProPublica に掲載された Charles Orenstein と Tracy Weber による調査リポート、"Financial Ties Bind Medical Societies to Drug and Device Makers," *USA Today*, May 5, 2011に拠った。

31 United States *rel.* Charles Donigian v. St. Jude Medical Inc.

32 "Fortune 500: St. Jude Medical Snapshot," CNNMoney, http://money.cnn.com/magazines/fortune/fortune500/2011/snapshots/10595.html.（二〇一一年九月二五日閲覧）

第13章　動作停止をめぐって

1 Susan J. Mitchell, "A 93-Year-Old Man with Advanced Dementia and Eating Problems," *Journal of the American Medical Association* 21, no. 298 (2007): 2527-36.

2 Center for Excellence on Elder Abuse and Neglect, University of California at Irvine, "Research Brief: Facts You

need to Know," National Center on Elder Abuse, February 2012.

3 Jane Hirshfeld, "Stone and Knife," in *American Poetry Review* 38, no. 5 (September/October 2009), http://www.aprweb.org/issue/septemberoctober-2009.

4 Amanda K. Damjanovic, et al., "Accelerated Telomere Erosion Is Associated with a Declining Immune Function of Caregivers of Alzheimer' s Disease Patients," *Journal of Immunology* 179, no. 6 (2007): 4249-54.

5 K. A. Bramstedt, "Ethics in Medicine: Questioning the Decision-Making Capacity of Surrogates," Internal *Medicine Journal* 33, nos. 5-6 (2003): 257-59.

6 Sherwin Nuland, *How We Die* (New York: Vintage Books, 1994), 254.

7 MedicAlert Foundation のブレスレットは、有効なＤＮＲの証明として、多くの州で唯一、救急医療士が尊重してくれるものだ。http://www.ctacep.org (Connecticut) でＤＮＲに関わる規定の手引きを参照のこと。本書、〝参考資料〟の項もご覧いただきたい。

8 Ken Murray, "Why Doctors Die Differently," *Wall Street Journal*, February 25, 2012に引用された九五件以上のＣＰＲに関する研究（二〇一一実施）。初出は Zocalo Public Square のウェブサイト。

第14章　死ぬ技術

1 Anthony Froude, *Short Studies on Great Subjects* (London: Longmans, 1884), 2: 99; cited in Frances Comper, ed., *The Book of the Craft of Dying and Other Early English Tracts Concerning Death* (London: Longmans, Green, and Co., 1917), xx.

2 Ira Byock, *Dying Well: Peace and Possibilities at the End of Life* (New York: Riverhead Books, 1997), 140. ハワイに古くから伝わり、現在もおこなわれている許しと和解の儀式、ホ・オポノポノでも、似たような言葉が使わ

れている。

3 William M. Bodiford, "Zen in the Art of Funerals: Ritual Salvation in Japanese Buddhism," *History of Religions*, Vol. 32, no. 2 (Nov., 1992): 146-64.

第15章　その後

1 イライザ・バトラーの手紙。Butler family papers, Corey Library, Rhodes University, Grahamstown, South Africa.

2 Samuel Pepys, *The Diary of Samuel Pepys*, ed. Henry B. Wheatley (London: George Bell & Sons, 1893), entries for July 30, 1665, and August 31, 1665, available in an online edition, http://www.pepysdiary.com/.（二〇一一年七月二五日閲覧）

3 Rennyo:16 (Hakotsu no Gobunsho.) Letters in the Five Fascicle Collection (Gojo Gobunsho) in Shinshu Shogyo Zensho, Vol 3. (Kyoto: Oyagi Kobundo, 1941), 513-14. Translated into English by Hisao Inagaki.

第16章　バレリーの決意

1 Arthur E. Weyman and Marielle Scherrer Crosbie, "Marfan Syndrome and Mitral Valve Prolapse," *Journal of Clinical Investigation*, 114, no. 11 (2004): 1543-46.

2 ムーアの晩年については、Atul Gawande による詳細なプロフィール、"Desperate Measures," *New Yorker*, May 5, 2003, 70-81をもとにした。

3 Sandeep Jauhar, "Saving the Heart Can Sometimes Mean Losing the Memory," *New York Times*, September

19, 2000, http://www.nytimes.com/2000/09/19/ science/saving-the-heart-can-sometimes-mean-losing-the-memory.html?pagewanted=all&src=pm.（二〇一二年九月二六日閲覧）

第17章　老梅樹

1　St. Agnes Hospital, Baltimore の心臓血管科費用償還エキスパート、Rebecca Sanzone, MD による概算。このような関連処置に対しメディケアが病院に支払った金額の中央値（五〇パーセンタイル）のデータ（二〇〇九年）も参照した。こうした償還（給付）額は地域により、合併症の有無により大きなばらつきがある。

2　Alvin C. Kwok, et al., "The Intensity and Variation of Surgical Care at the End of Life: a Retrospective Cohort Study," *Lancet* 378, no. 9800 (2011): 1408-13.

3　Donald M. Berwick and Andrew D. Hackbarth, "Eliminating Waste in US Health Care," *Journal of the American Medical Association*, 307, no. 14 (2012): 1513-16.

4　K. P. Alexander, et al., "Outcomes of cardiac Surgery in Patients Aged >/= 80 Years (Results from the National Cadiovascular Network)," *Journal of the American College of Cardiology* 35 (2000): 731-38; cited in Jonathan E. E. Yager and Eric O. Peterson, "Cardiac Surgery in Octogenarians: Have We Gone Too Far or Not Far Enough?" *American Heart Journal* 1147, no. 2 (2004): 187-89.

5　Mohamed Y. Rady and Daniel J. Johnson, "Cardiac Surgery for Octogenarians: Is It an Informed Decision?" *American Heart Journal* 147, no. 2 (2004): 347-53.

6　Eihei Dogen, "Plum Blossoms（梅華）," *Moon in a Dewdrop*, ed. Kazuaki Tanahashi (San Francisco: San Francisco Zen Center, 1985), 114.

7　Wu-men Hui-kai, "Case 19," *The Gateless Gate*（無門関）Stephen Mitchell, trans., *The Enlightened Heart: An*

Anthology of Sacred Poetry (New York: HarperPerennial, 1993), 47.

第20章　新しい死の技法

1　J. S. Temel, et al., "Early Palliative Care for Patients with Metastatic Non-Small-Cell Lung Cancer," *New England Journal of Medicine* 353 (2010): 733-42.

参考文献

Aoki, Shinmon. *Coffinman*. Anaheim, CA: Buddhist Education Center, 1993.〔青木新門『納棺夫日記——増補改訂版』文春文庫〕

Ariés, Philippe. *The Hour of Our Death*. Translated by Helen Weaver. New York: Alfred A. Knopf, Inc., 1981.〔フィリップ・アリエス『死を前にした人間』成瀬駒男訳、みすず書房〕

——. *Western Attitudes Toward Death from the Middle Ages to the Present*. Translated by Patricia M. Ranum. Baltimore: The Johns Hopkins University Press, 1974.〔フィリップ・アリエス『死と歴史——西欧中世から現代へ』伊藤晃、成瀬駒男訳、みすず書房〕

Austad, Steven N. *Why We Age: What Science Is Discovering About the Body's Journey through Life*. New York: John Wiley & Sons, Inc., 1997.〔スティーヴン・N・オースタッド『老化はなぜ起こるか——コウモリは老化が遅く、クジラはガンになりにくい』吉田利子訳、草思社〕

Bailey, Elizabeth. *The Patient's Checklist*. New York: Sterling, 2011.

Bakken, Earl E. *One Man's Full Life*. Medtronic, 1999.

Beaty, Nancy Lee. *The Craft of Dying: The Literary Tradition of the Ars Moriendi in England*. New Haven, CT: Yale University Press, 1970.

Bennett, Amanda. *The Cost of Hope*. New York: Random House, 2012.

Bevan, Joseph Gurney. *Piety Promoted: In Brief Memorials and Dying Expressions of Some of the Society of Friends, Commonly Called Quakers*. London, United Kingdom: Darton and Harvey, 1838.

Boss, Pauline. *Ambiguous Loss: Learning to Live with Unresolved Grief*. Cambridge, MA: Harvard University Press, 1999.〔ポーリン・ボス『「さよなら」のない別れ 別れのない「さよなら」——あいまいな喪失』南山浩二訳、学文社〕

Brownlee, Shannon. *Overtreated: Why Too Much Medicine is Making Us Sicker and Poorer*. New York: Bloomsbury USA, 2007.

Butler, James, and Jane Garner, eds. *Jim's Journal: The Diary of James Butler*. Johannesburg, South Africa: Witwatersrand University Press, 1996.

Byock, Ira. *The Best Care Possible: A Physician's Quest to Transform Care through the End of Life*. New York: Avery, 2012.

——. *Dying Well: Peace and Possibilities at the End of Life*. New York: Riverhead Books, 1997.〔アイラ・バイアック『満ち足りて死ぬこと――バイアック博士のホスピス医療』三浦彊子訳、翔泳社〕

Callahan, Daniel. *Setting Limits: Medical Goals in an Aging Society*. Washington, DC: Georgetown University Press, 2007.〔ダニエル・キャラハン『老いの医療――延命主義医療に代わるもの』山崎淳訳、早川書房〕

Callahan, Daniel and Angela A. Wasunna. *Medicine and the Market: Equity v. Choice*. Baltimore: The Johns Hopkins University Press, 2006.

Caxton, William, and Heinrich Seuse. *The Book of the Craft of Dying, and Other Early English Tracts Concerning Death*. London, United Kingdom: Longmans, Green, and Co., 1917.

Colby, William H. *Unplugged: Reclaiming Our Right to Die in America*. New York: AMACOM, 2006.〔ウィリアム・H・コルビー『死ぬ権利はだれのものか』大野善三、早野ZITO真佐子訳、西村書店〕

Cooper, David K. C. *Open Heart: The Radical Surgeons Who Revolutionized Medicine*. New York: Kaplan Publishing, 2010.

Devettere, Raymond J. *Practical Decision Making in Health Care Ethics: Cases & Concepts*. Washington, DC: Georgetown University Press, 2000.

Didion, Joan. *The Year of Magical Thinking*. New York: Vintage Books, 2005.〔ジョーン・ディディオン『悲しみにある者』池田年穂訳、慶応義塾大学出版会〕

Dormandy, Thomas. *The White Death: A History of Tuberculosis*. New York: New York University Press, 1999.

Dunn, Hank. *Hard Choices for Loving People*. Lansdowne, VA: A & A Publishers Inc., 2009.〔ハンク・ダン『終末期医療、いのちの終わりを受け容れる――愛する人への最期のケア』足立智孝、楠瀬まゆみ訳、河出書房新社〕

Elliot, Carl. White Coat, *Black Hat: Adventures on the Dark Side of Medicine*. Boston: Beacon Press, 2010.

Fadiman, Anne. *The Spirit Catches You and You Fall Down*. New York: Farrar, Straus and Giroux, 1997.

Field, Marilyn J. and Christine K. Cassel, eds. *Approaching Death: Improving Care at the End of Life*. Washington,

Dc: national Academy Press, 1997.
Foote, Susan Bartlett. *Managing the Medical Arms Race: Innovation and Public Policy in the Medical Device Industry*. Berkeley, CA: University of California Press, 1992.
Foucalt, Michael. *The Birth of the Clinic: An Archaeology of Medical Perception*. New York: Vintage Books, 1994.
Fox, Renée C. *Experiment Perilous: Physicians and Patients Facing the Unknown*. Philadelphia: University of Philadelphia Press, 1959.
Fox, Renée C. and Judith P. Swazey. *The Courage to Fail: A Social View of Organ Transplants and Dialysis*. Chicago: University of Chicago Press, 1973.
Gawande, Atul. *Complications: A Surgeon's Notes on an Imperfect Science*. New York: Picador, 2002.〔アトゥール・ガワンデ『コード・ブルー――外科研修医救急コール』小田嶋由美子訳、医学評論社〕
Glaser, Barney G. and Anselm L. Strauss. Awareness of Dying. Chicago: Aldine Publishing Company, 1965.〔Barney G. Glaser, Anselm L. Strauss『死のアウェアネス理論と看護――死の認識と終末期ケア』木下康仁訳、医学書院〕
――. *Time for Dying*. Mill Valley, CA: Sociology Press, 1968.
Greatbatch, Wilson. *The Making of the Pacemaker: Celebrating a Lifesaving Invention*. New York: Prometheus Books, 2000.
Gross, Jane. *A Bittersweet Season: Caring for Our Aging Parents—and Ourselves*. New York: Alfred A. Knopf, 2011.
Gutkind, Lee, ed. *Becoming a Doctor: From Student to Specialist, Doctor-Writers Share Their Experiences*. New York: W. W. Norton & Company, 2010.
Hadler, Nortin M. *Rethinking Aging: Growing Old and Living Well in an Overtreated Society*. Chapel Hill, NC: University of North Carolina Press, 2011.
Hanson, William. *The Edge of Medicine: The Technology That Will Change Our Lives*. New York: Palgrave MacMillan, 2008.
Hall, Stephen S. *Merchants of Immortality: Chasing the Dream of Human Life Extension*. New York: Houghton Mifflin Company, 2003.〔スティーヴン・S・ホール『不死を売る人びと――「夢の医療」とアメリカの挑戦』松浦俊輔訳、阪急コミュニケーションズ〕
Halvorson, George C. and George J. Isham. *Epidemic of Care: A Call for Safer, Better, and More Accountable Health*

Care. San Francisco: Jossey-Bass, 2003.

Harvey, Peter. *An Introduction to Buddhist Ethics*. Cambridge, United Kingdom: Cambridge University Press, 2000.

Hayflick, Leonard. *How and Why We Age*. New York: Ballantine Books, 1994.〔レオナード・ヘイフリック『人はなぜ老いるのか——老化の生物学』今西二郎、穂北久美子訳、三田出版会〕

Holck, Frederick H., ed. *Death and Eastern Thought: Understanding Death in Eastern Religions and Philosophies*. New York: Abingdon Press, 1974.

Illich, Ivan. *Medical Nemesis: The Expropriation of Health*. New York: Pantheon Books, 1976.〔イヴァン・イリッチ『脱病院化社会——医療の限界』金子嗣郎訳、晶文社〕

Jeffrey, Kirk. *Machines in Our Hearts: The Cardiac Pacemaker, the Implantable Defibrillator, and American Health Care*. Baltimore: The Johns Hopkins University Press, 2001.

Jonsen, Albert R. *The Birth of Bioethics*. New York: Oxford University Press, 1998.〔アルバート・R・ジョンセン『生命倫理学の誕生』細見博志訳、勁草書房〕

Joyce, James. *Dubliners*. New York: Random House, 1954.〔ジェイムズ・ジョイス『ダブリナーズ』柳瀬尚紀訳、新潮文庫〕

Jupp, Peter C. and Clare Gittings. *Death in England*. New Brunswick, NJ: Rutgers University Press, 2000.

Kabat-Zinn, Jon. *Full Catastrophe Living*. New York: Delacorte Press, 1990.〔ジョン・カバットジン『生命力がよみがえる瞑想健康法——〝こころ〟と〝からだ〟のリフレッシュ』春木豊訳、実務教育出版〕

Kalupahana, David J. *Ethics in Early Buddhism*. Honolulu, HI: University of Hawai ʻi Press, 1995.

Kaufman, Sharon R. . . . *And a Time to Die: How American Hospitals Shape the End of Life*. New York: Scribner, 2005.

Keown, Damien. *Buddhism and Bioethics*. New York: Palgrave, 1995.

Kiernan, Stephen P. *Last Rights: Rescuing the End of Life from the Medical System*. New York: St. Martin's Griffin, 2006.

Lessig, Lawrence. *Republic, Lost: How Money Corrupts Congress—and a Plan to Stop It*. New York: Twelve, 2011.

Lown, Bernard. *The Lost Art of Healing: Practicing Compassion in Medicine*. New York: Ballantine Books, 1996.〔バーナード・ラウン『治せる医師　治せない医師』小泉直子訳、築地書館（前半）／バーナード・ラウン『医師はなぜ治

せないのか』小泉直子訳、築地書館（後半）〕
Lynn, Joanne. *Sick to Death and Not Going to Take It Anymore!: Reforming Health Care for the Last Years of Life*. Berkeley, CA: University of California Press, 2004.
Lynn, Joanne and Joan Harrold. *Handbook for Mortals: Guidance for People Facing Serious Illness*. New York: Oxford University Press, 1999.
Lynch, Thomas. *The Undertaking: Life Studies from the Dismal Trade*. New York: W. W. Norton & Company, 1997.
Mahar, Maggie. *Money-Driven Medicine: The Real Reason Health Care Costs So Much*. New York: Harpercollins, 2006.
Martensen, Robert. *A Life Worth Living: A Doctor's Reflections on Illness in a High-tech Era*. New York: Farrar, Straus and Giroux, 2008.
Mccullough, Dennis. *My Mother, Your Mother: Embracing "Slow Medicine," the Compassionate Approach to Caring for Your Aging Loved Ones*. New York: Harpercollins, 2007.〔デニス・マッカラ『スローメディシンのすすめ――年老いていく家族のケアに向き合うあなたへ』寺岡暉、レブリング・寺岡朋子監修、三谷武司訳、勁草書房〕
Miller, G. Wayne. *King of Hearts: The True Story of the Maverick Who Pioneered Open Heart Surgery*. New York: Times Books, 2000.
Moore, Francis D. *Give and Take: The Development of Tissue Transplantation*. New York: Doubleday & Company, 1964.〔Francis D. Moore『Give and Take：移植の発展』藤本吉秀、長谷川嗣夫訳、医学書院〕
――. *A Miracle & A Privilege: Recounting a Half Century of Surgical Advance*. Washington, DC: Joseph Henry Press, 1995.
Morris, Charles R. *The Surgeons: Life and Death in a Top Heart Center*. New York: W. W. Norton & Company, Inc., 2007.
Morris, Virginia. *How to Care for Aging Parents*. New York: Workman Publishing, 1996.
Mukherjee, Siddhartha. *The Emperor of All Maladies: A Biography of Cancer*. New York: Scribner, 2010.〔シッダールタ・ムカジー『病の皇帝「がん」に挑む――人類４０００年の苦闘』（上）（下）田中文訳、早川書房〕
Nuland, Sherwin B. *How We Die: Reflections on Life's Final Chapter*. New York: Vintage Books, 1993.〔シャーウィン・B・ヌーランド『人間らしい死にかた――人生の最終章を考える』鈴木主税訳、河出文庫〕

Okun, Barbara and Joseph Nowinski. *Saying Goodbye: How Families Can Find Renewal through Loss*. New York: The Berkley Publishing Group, 2011.

Peitzman, Steven J. *Dropsy, Dialysis, Transplant*. Baltimore: The Johns Hopkins University Press, 2007.

Pipher, Mary. *Another Country: Navigating the Emotional Terrain of Our Elders*. New York: riverhead Books, 1999.〔メアリ・パイファー『アナザー・カントリー――「老い」という未知の国』小林由香利訳、日本放送出版協会〕

Porter, Roy. *The Greatest Benefit to Mankind: A Medical History of Humanity*. New York: W. W. Norton & company, 1997.

Sogyal, Rinpoche. *The Tibetan Book of Living and Dying*. San Francisco: HarperSanFrancisco, 1994.〔ソギャル・リンポチェ『チベットの生と死の書』大迫正弘、三浦順子訳、講談社＋α文庫〕

Rothman, David J. *Beginnings Count: The Technological Imperative in American Health Care*. New York: Oxford University Press, 1997.

――. *Strangers at the Bedside: A History of How Law and Bioethics Transformed Medical Decision Making*. New York: Basic Books, Inc., 1991.〔デイヴィッド・ロスマン『医療倫理の夜明け――臓器移植・延命治療・死ぬ権利をめぐって』酒井忠昭監訳、晶文社〕

Safer, Jeanne. *Death Benefits: How Losing a Parent Can Change an Adult's Life—For the Better*. New York: Basic Books, 2008.〔ジーン・セイファー『親を亡くしたあなたへ――親を失った後、人生はどう好転するか』吉田利子訳、飛鳥新社〕

Sheehy, Gail. *Passages in Caregiving: Turning Chaos into Confidence*. New York: Harpercollins, 2010.

Starr, Paul. *The Social Transformation of American Medicine*. New York: Basic Books, Inc., 1982.

Tanahashi, Kazuaki, ed. *Moon in a Dewdrop: Writings of Zen Master Dogen*. New York: North Point Press, 1985.

Taylor, Jeremy. *Holy Living and Holy Dying, Volume II: Holy Dying*. Oxford, United Kingdom: Clarendon Press, 1989.

Tilney, Nicholas L. *Invasion of the Body: Revolutions in Surgery*. Cambridge, MA: Harvard University Press, 2011.

Tilney, Nicholas L. *A Perfectly Striking Departure: Surgeons and Surgery at the Peter Bent Brigham Hospital 1912–1980*. Sagamore Beach, MA: Science History Publications, 2006.

――. *Transplant: From Myth to Reality*. New Haven, CT: Yale University Press, 2003.

Van Scoy, Lauren. *Last Wish: Stories to Inspire a Peaceful Passing*. San Diego: Transmedia Books, 2012.

Wanzer, Sidney and Joseph Glenmullen. *To Die Well: Your Right to Comfort, Calm and Choice in the Last Days of Life. Cambridge*, MA: Da capo Press, 2007.

Welch, H. Gilbert, Lisa M. Schwartz, and Steven Woloshin. *Overdiagnosed: Making People Sick in the Pursuit of Health*. Boston: Beacon Press, 2011.〔H・ギルバート・ウェルチ、リサ・M・シュワルツ、スティーヴン・ウォロシン『過剰診断――健康診断があなたを病気にする』北澤京子訳、筑摩書房〕

Windrum, Bart. Notes from the Waiting Room: Managing a Loved One's End-of-Life Hospitalization. Boulder, CO: Axiom Action, LLC, 2008.

著者付記

この仕事には、ひとりのジャーナリストとして、ひとりの娘として取り組んだ。そのため、本書は回顧録、医療史、調査報道という三つの側面を持つ結果となった。両親のカルテとメディケアの給付記録はすべて閲覧することができ、ふたりの治療、診察にあたった医師の多くから話も聞くことができた。本文中で紹介した家族以外の人の言葉は、インタビューや手紙、カルテから、ほぼそのまま引用したが、意味を明確にしてリズムを整えるため、わずかに手を加えた場合もある。医師の名前はすべて実名である。わたしが作り出した架空の人物や、ねつ造した引用、合成した場面は皆無だ。

家族のシーンは記憶や手紙、そのころの日記をもとにし、家族にも確認してできるだけ正確に描いた。しかし会話の中には、少々心許ないわたしの記憶だけを頼りに書いたものもある。できごとについても、記憶どおりに書いたが、うっかり時間的な順序をまちがえたところがあるかもしれない。エピソードの内容や、時間的な順序が、ニューヨークタイムズ紙に掲載された記事「父の心を傷つけたもの」とわずかに異なっているのは、あとから手紙や日記の記述など、新たな記録を発見したためだ。

自分の内面を語る際には自由に表現し、適宜、調査したことや、後日思い出したこと、洞察を深めたことを盛り込んだ。プライバシーを考慮して、三人の名前を仮名にし――本書ではマイケル、アンジェラ、ライザとした――、母の自助グループのメンバーについても、個人が特定されないよう、プロフィールに加工をした。だが事実の大半はありのままに書いたつもりだ。

読者のみなさまには、何もかもをお話ししたわけではない。けれども、ここで語った内容は、かぎりなく真実に近いものとご理解いただきたい。

謝辞

本書の執筆にあたっては、ここにお名前を書かせていただいたかた、書くことができなかった多くのみなさまにお世話になった。あたたかく惜しみないご協力に心からの感謝を捧げたい。

わが最愛の〝編集長〟、ブライアン・ドノヒューは、わたしが原稿を音読するのを聞いてくれ、退屈だと思ったときには率直にそう指摘し、いろいろな角度から意見を述べてくれた。弟のジョナサン・バトラーも、トラックを運転して各地をまわりながら、わたしが各章を読みあげるのを聞いては、的確な提案をし、文章のレベルアップに貢献してくれた。そしてわたしを信頼して、ほんとうのことを書いていいと言ってくれた。プロパブリカの元記者、ニコラス・クズネッツは、わたしのために研究成果や統計をさがしてくれ、事実の裏取り調査をし、ロビー活動と医療機器業界に関する貴重な調査取材の資料を提供してくれた。ブライアン、ジョナサン、ニコラスの協力がなければ、この本は誕生しなかったと思う。

ニューヨークでは、わたしの著作権エージェント、インターナショナル・クリエイティブ・マネジメント社のアマンダ・アーバン、そしてスクリブナー社のホイットニー・フリックとナン・グレアムがそれぞれの専門的なお立場から、親身になってお力添えをしてくださった。今日ではもはや、これほどていねいに対応していただけることはまれだと聞いている。

わたしの家族が受けた医療を、広い社会的視野から見るためには、調査や事実確認を万全にしてくれる、優秀な人材を必要とした。お手伝いくださったかたの多くは、その分野では高い水準を誇る、カリフォルニア大学ジャーナリズム大学院の卒業生や院生であった。医療研究に関わる資料をさがし出し、ケアレスミスを訂正してくれたブリジット・ヒューバー、レベッカ・ウルフソン、ロバータ・クォック、キャサリン・トレイウィック、ケイシー・マイナー、ニッキ・グラウドマンは、いつも快活に質の高い作業をしてくれた。パトリッチ・フローレスとレイチェル・ハビーブにもお世話になった。執筆コーチのレスリー・キーナンは、時間の管理方法、戦略的プランニング、執筆手法について、惜しげもなく専門知識を提供してくれた。

古くからの友人やハイキング仲間、ウェスリアン大学の同窓生、同業の文筆家は、原稿の一部またはすべてを読んでくれて、励ましや、率直なフィードバックをしてくれた（ちょっとした原稿整理も手伝ってもらった）。エリザベス・アンドルーズ、アリソン・バートレット、ライザ・ベネット、ローレン・カーギル、ジョナサン・ダン、キャサリン・エリソン、ディアドリ・イングリッシュ、マーク・フラー、ローラ・フレイザー、フィリップ・グーレビッチ、コンスタンス・ヘイル、デイビッド・タラー、ジェーン・ハーシュフィールド、レイチェル・ハウスマンにお礼を申しあげる。

バリー・ジェイコブズ、エリザベス・クリバツキー、ステファニー・マーリス、マニジェー・ナスラバディ、バーバラ・ニューハウス、ノエル・オクセンハンドラー、イブ・ペル、アンナ・クィンドレン、キャサリン・ラミン、キャサリン・アビー・リッチ、デイビッド・ロッシュ、パット・

サリバン、マリアン・サンドマイヤー、ダニ・シャピロ、エバ・ショーシャニー、デイビッド・シェフ、ジュリア・フリン・サイラー、ローレン・スレイター、デイビッド・ステリー、ジェイソン・ロバーツ、バート・ウィンドラム、ロビン・ウォランダー、メル・ジーグラー、パトリシア・ジーグラーにも感謝している。

いくつかの文章は、それぞれ異なった形で、「ニューヨーカー」誌、「マザージョーンズ」誌、「トライシクル」誌、「MORE」誌、「サイコセラピー・ネットワーカー」誌、「ニューヨークタイムズ・マガジン」誌にすでに発表したものである。いずれも、編集者のお力添えで、原稿の段階ではしばしば埋もれていた考えを掘り起こすことができた。チャールズ・マグラス、バーナード・オヘイニアン、ジェイムズ・シャヒーン、ペギー・ノースロップ、ドーン・ラフェル、ナネット・バリアン、リッチ・サイモン、イリーナ・シルバーマン、エリカ・グードにお礼を申しあげる。さらに、『二〇一一年アメリカ科学読み物傑作選〔原題 *The Best American Science Writing 2011*〕』にわたしの手記「父の心を傷つけたもの」を所収してくださったレベッカ・スクルートとそのお父さまのフロイドにも感謝する。

アダム・ホックシールド、ジャック・コーンフィールド、アン・ラモット、デニス・マッカラ、ジョーン・ハリファックス老師、メアリ・パイパー、シャーウィン・ヌーランド、アレクサンドラ・スタイロンには、早々に推薦のお言葉をいただき、たいへん励みになった。みなさまのご厚情に深く感謝する。

ニューヨークタイムズ紙はアメリカの宝である。その記者、寄稿者であるリード・エイブルソン、パム・ベラック、ジェーン・グロス、アネモナ・ハートコリス、ロビン・マランツ・ヘニグ、バリー・マイヤー、ロバート・ペア、タラ・パーカー＝ポープ、ポーラ・スパンにもお礼を申しあげたい。アトゥール・ガワンデの仕事には、どれだけ助けられたか知れない。いくら言葉を尽くしても足りないほどだ。彼が「ニューヨーカー」誌に書いた記事など、多くの著作物を通じ、アメリカの医療システムの込み入った不条理なからくりを理解することができた。本書では、“The Way We Age Now” “Desperate Measures” “The Cost Conundrum” “Letting Go” の四本の記事から、とりわけ多くを引用させていただいた。この禁断のジャンルを探索しておられるほかの著述家に負うところも大きかった。ジョナサン・ローチ、マイケル・ウォルフ、サンドラ・ツィン・ローが一人称で綴ったストーリーにはたいへん勇気づけられた。おたがいに面識はないが、親しく語りあったも同然だと思っている。本書を執筆し、生み出すまでの数年のあいだ、ブルーマウンテン・センター、ヘッジブルック・ファウンデーション、メガ・レフュージには、息抜きの場と、原稿を書いたり考えたりするのに最適の美しい静かな環境を提供してもらった。

また、多くの科学者、医師、研究者がわたしの質問にていねいに答えてくださった。全員のお名前を記したいところだが、ここでは代表として、カトリーナ・ブラームシュテット、S・アンドルー・ジョンソン、リタ・レッドバーグ、チャールズ・ウィザレル、ビクター・パーソネット、ニコラス・ティルリーにお世話になったことをご報告し、みなさまへのお礼に代えさせていただきたい。さらに、お名前はご紹介しなかったものの、メイヨー・クリニックでは、多くの先生がたに「患者中心の医療」のあり方についてご教示いただく幸運に恵まれた。メディケア情報企画室元職員のエレン・グリフィス、彼女の同僚であったヘレン・マリガン、コートニー・ジェンキンズ、キャスリン・セーハは、いつもいやな顔ひとつせず、誇りをもって真摯に、豊富な知識を提供してくださった。

わたしの父の教え子、ボストン小児病院のジェフリー・バーンズ医師は、父の思い出を語ってくださったうえ、ご自身が指導にあたっておられるハーバード大学メディカルスクールの一年生に、お話をする機会を与えてくださった。人生の最終章でおこなう医療上の意思決定について、各地で医師と家族がもっと心を開いて対話を続けていくきっかけになればうれしいと思っている。ニューオーリンズのオシュナー・クリニックのジョゼフ・ブロー医師にもお招きをいただき、院内生命倫理症例検討会の冒頭でスピーチをさせていただく光栄にあずかった。

仏徒の同志、そしてわたしの人生を変え、扉を開いてくださった導師にも厚くお礼を申しあげる。まずは、ティク・ナット・ハン師。スピリットロック瞑想センターのデボラ・チェンバリン・テイラー、ジュリー・ウェスター。それから、サンフランシスコ禅センターのレブ・アンダーソン、リチャード・ベイカー。先生がたのお導きがなければ、今日のわたしはないと思っている。

亡き母バレリーは、わたしが本書のもととなったニューヨークタイムズ紙の記事を書く際に、自分の日記の内容を引用してもよいと言ってくれた。ほんとうはプライバシーをたいせつにする人なのに、わたしたちの家族の物語を書いて発表するよう強くすすめてくれた。お母さん、ありがとう。

母が参加していた介護者自助グループのベン・カールトン、リチャード・エルフィック、ダイアナ・ワイリー、メレン・ケネディ司祭、それから、長年、わたしたち家族を愛し、支えてくださったウェスリアン大学の関係者のみなさま——とりわけ父をランチに連れ出してくださったリチャード・アデルスタイン——にもお礼を申しあげたい。

両親の生涯最後の八年間、わたしたち親子を支えてくださったトニ・ペレス＝パルマ、アリス・テン、かかりつけ医のロバート・フェールズ先生、米国でもっともすぐれた医療機関のひとつである、コネティカット州ミドルタウンのミドルセックス・メモリアル病院の、救急救命室、ホスピス病棟、緩和ケアのスタッフおよび看護師のみなさまにも感謝している。お名前は知らずじまいだったが、父が脳卒中で倒れたあと、はじめてのひげ剃りをしてくださった看護助手の男性には特別の感謝を捧げたい。わたしたち家族に苦難をもたらしたのは、米国医療制度の欠陥であって、これらのすばらしい病院にはなんの落ち度もない。本書でそれを明確に伝えられたことを願っている。

「ニューヨークタイムズ・マガジン」誌の記事にコメントをお寄せくださった読者のみなさまは、母とわたしが決して特異なケースではないこと、このような本が必要とされていることを確信させてくださった。フェイスブック・グループ、〝スローメディスン〟のメンバーであるレイチェル・ハウスマンは、わたしにこんなメールをくださった。「午前三時でも役に立つなら聞いてください。記事を読んで大きく変わったことがあるのです。あなたのおかげで、終末期がどのようなものかを理解することができ、わたしの家族は、あなたたちが耐えるしかなかった苦しみを免れました……あなたから学んだことはほかの人にも伝えていきます」レイチェル、午前三時でも役に立ちました。ありがとう。

転載許可およびクレジット

ここに掲げる書籍、詩、写真等の使用を許諾してくださった著者、訳者、著作権者にお礼を申しあげる。下記出版物に関わるすべての権利は著作権者に所属する。

"I Fell" by Makeda, Queen of Sheba, from *Women in Praise of the Sacred*, edited by Jane Hirshfield (New York: HarperCollins,1994). Translation © Jane Hirshfield, 1994. Reprinted by kind permission of Jane Hirshfield.

Excerpt from "Plum Blossoms" from *Moon in a Dewdrop* by Dogen, translated by Kazuaki Tanahashi. Translation copyright © 1985 by San Francisco Zen Center. Reprinted by permission of North Point Press, a division of Farrar, Straus and Giroux, LLC.

Excerpt from *Tao Te Ching*, translated by Stephen Mitchell (New York: Harper & Row, 1988). Translation © 1988 by Stephen Mitchell. Reprinted by permission of HarperCollins.

Excerpt from "Ten Thousand Flowers in Spring, the Moon in Autumn" by Wu Men, from *The Enlightened Heart: An Anthology of Sacred Poetry* (New York: HarperPerennial, 1993). Translation © 1993 by Stephen Mitchell. Reprinted by permission of HarperCollins.

Excerpt from "Stone and Knife" from *Come Thief*. © Jane Hirshfield (New York: Knopf, 2011). Reprinted by kind permission of Jane Hirshfield.

Excerpt from "Alzheimer's" from *Come Thief* © Jane Hirshfield (New York: Knopf, 2011). Reprinted by kind permission of Jane Hirshfield.

Excerpt from *Coffinman*, by Shinmon Aoki (English translation of *Nokanfu Nikki*), translated by Wayne S. Yokoyama (Anaheim, CA: Buddhist Education Center, 2002). Translation © 2002 Buddhist Education Center and Wayne S. Yokoyama. All rights reserved. Reprinted by kind permission of Buddhist Education Center.

Excerpt from "To Any Young Soldier" from *Stranger to Europe:Poems 1939–1949* by Guy Butler (Capetown, South Africa: A. A. Balkema, 1952). © 1952 by Guy Butler. Reprinted by kind permission of the Estate of Guy Butler.

訳者あとがき

もしあなたのお父さんが若いころに戦争で砲撃を受け、左腕を失っていたとする。そのお父さんが高齢になり、ある日脳梗塞で倒れて右半身に麻痺を負い、失語症となり、心臓にも問題があるとされてペースメーカーを装着したとする。リハビリの効果はあまりなく、その後脳梗塞を再発し、認知症が進行、やがて目も患って視力低下をきたし、意思表示もできなくなって、生きる気力もなくしたように毎日を過ごしていたとしたら……？　あなたはどうするだろうか。

本書の著者、ケイティ・バトラーは、そのような状態に陥った父を救いたいと思った。そして、少しでも早く自然死を迎えられるよう、心臓ペースメーカーを停止させてもらおうと決意した。むろん、そんなことが簡単に実現できるわけがない。医師と交渉をし、さまざまな機関や専門家に相談して道を模索するうちに、ケイティは疑問をいだきはじめる。父はほんとうにペースメーカーを植え込む必要があったのか。あれは過剰医療ではなかったのか。詳しく調べてみたケイティは、医療機器メーカーが暴利をむさぼってきたからくりを知り、怒りを募らせていく。

本書は、著者が遠距離介護で両親を支え、看取った日々を綴る一方、患者の心と尊厳を置き去りにして技術の進歩と利益の拡大を優先してきたアメリカの医療の歴史を――そして実態を――豊富なデータとともに描き出す。きわめて個人的な手記であると同時に、社会的なテーマにも切り込む医療ノンフィクションでもあるのだ。最終章では、みずからの体験を踏まえ、人生のフィナーレを迎えた家族に、可能なかぎり苦痛の少ない自然な死を迎えてもらうための提言がまとめられている。

ケイティにそんな本を書くことができたのは、彼女が経験豊かなジャーナリストだからだ。元サンフランシスコ・クロニクル紙の記者で、一九八〇年代には六週間かけて総合病院の集中治療室を密着取材した経験を持つ。そこで救命と延命の境界線が消え去る瞬間を目の当たりにして以来、死と医療に深い関心を寄せてきた。しかしその彼女でさえ、実際に自分の親が介護を必要とする日が来ようとは思ってもみなかった。きっとふたりが心身ともにずば抜けて強い人だったからだろう。

父親のジェフ・バトラーは南アフリカ共和国の出身で、第二次世界大戦中、出征先のイタリアで重傷を負い、左腕を切断した。しかし歴史学の道を志し、妻子をかかえてイギリスに渡り、オックスフォード大学で博士号を取得した。そしてアメリカへ移住して夢をかなえて、コネティカット州の大学の教授になった。退職後は悠々自適の日々を送っていたが、二〇〇一年、七九歳のときに脳梗塞で倒れ、六年半後に永眠した。

ジェフの妻バレリーは、若いころには芸術家になる夢を持っていたようだが、結婚後は有能な主婦として夫を支えた。彼女は四七歳のとき、乳癌の手術をし、その後みずからの意思で再発予防のため、残っていたほうの乳房の切除手術も受けた。意志の強い人だった。ジェフが倒れたあとも、彼を施設に入れるようすすめられても頑として聞き入れず、子供たちが見つけてくれたへルパーに支えられ、自宅で介護を続けた。そして夫の死から一年後、心臓病のため、その生涯を閉じたのだ。

このふたりのドラマチックな生きざま、死にざまに触れられただけでも、この本を読む価値があったと思わずにはいられない。ある意味、不完全でぶざまな人生であり、またある意味では崇高な美しい人生でもある。ふたりとも自分らしく一生を生き抜いたのだ。著者はそんなふたりを愛おしみ、娘として寄り添おうとしつつも、ときに及び腰になってしまう。両親――それもとりわけ母――に対して複雑な思いがあったからだ。

夫妻は子供たちを厳格に育てた。ケイティもふたりの弟たちも、つねに完璧を求められ、期待に応えられずに、容赦のない叱責を浴びせられた。ケイティは十代のころには両親と衝突を繰り返すようになり、大学を卒業すると、実家を遠く離れたカリフォルニアに移り住んだ。弟たちも同じように、ケイティを追って西海岸に引っ越した。実家と絶縁したわけではなかったが、ケイティは両親と慎重に距離をとってきた。おたがいに愛情はあるけれども、相手を許すことができなかったのだ。やがて父とは和解することができたが、母に対する愛憎半ばする思いはなかなか解消できなかった。実家を訪れては介護を手伝い、母が少しでも楽になるようできるかぎりのことはするが、親と同居する気にはどうしてもなれなかった。遠距離介護の負担に耐えながら、心の葛藤をかかえ、キャリーバッグを引いて実家と自宅を行き来する彼女の姿は、日本人のわたしたちにも、決してなじみの薄いものではない。

ケイティは仏教に帰依し、長年、禅徒として精神修養を積んできた。それでも、現実に両親の死が訪れたときには、動転してその場しのぎの対応をするはめになり、悔いが残った。しかし死の瞬間を〝成功裏〟に迎えることよりも、生きているあいだに、親子でぶつかりあい、ふれあう時間を持てたことのほうにこそ価値があるはずだ。彼女にそんな言葉をかけてあげたくなる。

本書は、著者が二〇一〇年に「ニューヨークタイムズ・マガジン」誌に発表した記事をもとに執筆された。「父の心を傷つけたもの」と題したそのエッセイは大きな反響を呼び、米国科学著述者協会の二〇一一年度「社会における科学」賞、医療ジャーナリスト協会の二〇一〇年度優秀医療ジャーナリズム賞を受賞した。本書も熱い歓迎を受け、ニューヨークタイムズ紙の「二〇一三年のもっとも注目すべき本」に選ばれ、多発性硬化症協会南ニューヨーク支部が選ぶ二〇一四年度ベターライフ図書賞を受賞した。医療や介護に携わる専門家にも感銘を与えたようだ。

翻訳中は、脳と心臓に関わる記述について、疑問点が出てくる都度、看護師の重村淳子様、医師の阿部大数様にご教示を仰いだ。しかしわたしが理解できているつもりで訳した箇所には、不備が残っているかもしれない。お気づきの点はご指摘いただければ幸いである。

日米では文化も制度も異なるので、著者の意見に全面的には賛成しかねる読者もおられるだろう。わたし自身、重度の障害を持つ母親を在宅で長年介護して看取っているので、いろいろと思うところはあった。しかし、アメリカの医療保険制度や介護事情、延命処置をめぐる取り組みへの理解を深め、日本の現状と引き比べて、驚いたり考え込んだりしながら読むうちに、親しい友と話をしているような気持ちになった。重要な決断を前に、両親の死刑執行人になったような心境を何度も味わう彼女の苦しみが痛いほどよくわかり、共感の涙もこぼれた。国は違っても、老いや病のために終末期を迎えた人とその家族が必要とするものは共通している。それは周囲のあたたかい支援だ。いや、支えようとする心だろう。人は誰もが意味ある生を生きている。それを最後の瞬間までたいせつにしたい。この本にはそんな思いがあふれている。

日本の介護世代に、ぜひ手にとっていただきたい一冊である。

二〇一六年六月

布施由紀子

ケイティ・バトラー　Katy Butler

米国人ジャーナリスト、エッセイストで、仏教徒。1949年、南アフリカ共和国生まれ。「サンフランシスコ・クロニクル」紙の記者を12年務めたのち、フリーに転身、「ニューヨーカー」誌、「マザージョーンズ」誌、「ヴォーグ」誌、「ニューヨークタイムズ」紙、「ロサンゼルスタイムズ」紙など、数多くの紙誌に寄稿し、医療や介護、信仰、ベビーブーマーの生き方など、幅広いテーマで記事を執筆してきた。本書のもとになったエッセイ“What Broke My Father's Heart（父の心を傷つけたもの）”は、回顧録と調査報道を組み合わせた秀作と評価され、米国科学著述者協会の2011年度「社会における科学」賞、医療ジャーナリスト協会の2010年度優秀医療ジャーナリズム賞を受賞した。

布施由紀子（ふせ・ゆきこ）

翻訳家。大阪外国語大学英語学科卒業。訳書に、チャールズ・C・マン『1493』（紀伊国屋書店）、マイケル・ドブズ『核時計零時1分前』（NHK出版）、ニック・タース『動くものはすべて殺せ』（みすず書房）、ティモシー・スナイダー『ブラッドランド』（筑摩書房）ほか多数。

Published by arrangement with
The original publisher, Scribner, a Division of Simon & Schuster, Inc.
Through Japan UNI Agency, Inc., Tokyo

亜紀書房翻訳ノンフィクション・シリーズ　II-10

天国の扉をたたくとき
穏やかな最期のためにわたしたちができること

著者　ケイティ・バトラー
訳者　布施由紀子

発行　2016年8月2日　第1版第1刷発行

発行者　株式会社　亜紀書房
東京都千代田区神田神保町1-32
TEL　03-5280-0261
振替　00100-9-144037
http://www.akishobo.com
装丁　間村俊一
装画　毛利彩乃
レイアウト・DTP　コトモモ社
印刷・製本　株式会社トライ
http://www.try-sky.com

ISBN978-4-7505-1440-6 C0036

亜紀書房翻訳ノンフィクション・シリーズ　好評既刊

人質460日
——なぜ生きることを諦めなかったのか

アマンダ・リンドハウト＋サラ・コーベット著
鈴木彩織訳

ハイジャック犯は空の彼方に何を夢見たのか

ブレンダン・I・コーナー著
高月園子訳

13歳のホロコースト
——少女が見たアウシュヴィッツ

エヴァ・スローニム著
那波かおり訳

それでも、私は憎まない
——あるガザの医師が払った平和への代償
イゼルディン・アブエライシュ著
高月園子訳

アフガン、たった一人の生還
（映画「ローン・サバイバー」原作）
マーカス・ラトレル＋パトリック・ロビンソン著
高月園子訳

帰還兵はなぜ自殺するのか
デイヴィッド・フィンケル著
古屋美登里訳

好評既刊

兵士は戦場で何を見たのか

デイヴィッド・フィンケル　古屋美登里訳

●戦争は兵士たちの身体を無慈悲にかつ無意味に破壊する。失明、火傷、四肢切断……本書はイラクで米軍兵士たちの身体がどう破壊されたかを詳細に描いている。自衛隊の派兵の可能性について語る人たちにまず読んで欲しい――内田樹氏・推薦

●心臓が止まるような作品――ミチコ・カクタニ（「ニューヨーク・タイムズ」紙）

●『イーリアス』以降、もっとも素晴らしい戦争の本――ジェラルディン・ブルックス（ピュリツァー賞作家）

二〇〇七年、カンザス州フォート・ライリーを拠点にしていた第十六歩兵連隊第二大隊がイラクに派遣される。勇猛な指揮官カウズラリッチ中佐は任務に邁進するが、やがて配下の兵士たちは攻撃を受けて四肢を失い、不眠に悩まされ、不意に体が震えてくる……

ピューリツァー賞ジャーナリストが、イラク戦争に従軍したアメリカ陸軍歩兵連隊に密着。

若き兵士たちが次々に破壊され殺されていく姿を、目をそらさず見つめる。

兵士たちの心の病に迫った話題作『帰還兵はなぜ自殺するのか』をもしのぐ衝撃のノンフィクション！